El milagro probiótico

El milagro probiótico

La guía definitiva para restaurar tu salud de adentro hacia afuera

Doctora Michelle Schoffro Cook
Especialista en medicina naturista
y salud ortomolecular

Traducción de
María Laura Paz Abasolo

Grijalbo*vital*

El milagro probiótico
La guía definitiva para restaurar tu salud
de adentro hacia afuera

Título original: *The Probiotic Promise.*
Simple Steps to Heal Your Body
from the Inside Out

Primera edición: febrero, 2016

D. R. © 2015, Michelle Schoffro Cook

D. R. © 2016, derechos de edición mundiales en lengua castellana:
Penguin Random House Grupo Editorial, S. A. de C. V.
Blvd. Miguel de Cervantes Saavedra núm. 301, 1er piso,
colonia Granada, delegación Miguel Hidalgo, C. P. 11520,
México, D. F.

www.megustaleer.com.mx

D. R. © 2016, María Laura Paz Abasolo, por la traducción

ISBN: 978-607-314-023-2

Impreso en México – *Printed in Mexico*

El papel utilizado para la impresión de este libro ha sido fabricado a partir de madera procedente
de bosques y plantaciones gestionadas con los más altos estándares ambientales, garantizando
una explotación de los recursos sostenible con el medio ambiente y beneficiosa para las personas.

Penguin
Random House
Grupo Editorial

Para Curtis, el amor de mi vida y mi alma gemela.
Fui bendecida al poder compartir la vida contigo
y dedicarte este libro. Dos nunca se han amado más.

Índice

Capítulo 1
El secreto sobre la salud que todos hemos estado esperando

La salud es un estado de completo bienestar físico, mental y social, y no solamente la ausencia de enfermedad o dolencia.

Organización Mundial de la Salud

Anne se sobrepone al SII

Anne, ama de casa y madre de dos pequeños, llegó a mi oficina buscando un acercamiento natural para el síndrome del intestino irritable que sospechaba tener. Examen tras examen había descartado colitis, enfermedad de Crohn, cáncer de colon y casi todas las demás enfermedades intestinales que puedas imaginar. Había leído sobre el síndrome del intestino irritable y sufrido los síntomas de dicha condición, incluyendo dolores abdominales con episodios de diarrea y estreñimiento, entre otros.

Después de revisar el diario de alimentación que le había pedido llenar la semana anterior a nuestra cita, me di cuenta de que comía como muchas personas, un montón de comida chatarra. Dado que estaba siempre tras su hijo de dos años (¡estoy segura de que la mayoría de las mamás pueden atestiguar que no es una tarea sencilla!), intentando mantener la casa limpia, balanceando el frenesí del

(continúa) ▶

trabajo de su marido y sus viajes con las necesidades de cuidado y atención que requería su mamá, siempre recurría a comidas congeladas o empaquetadas.

Le expliqué que "*en realidad* eres lo que comes: lo que comes se va hacia los bloques fundamentales de cada célula, tejido y órgano de tu cuerpo. Así que si sufres de mala salud, es señal de que tu cuerpo puede estar fallando a nivel celular, no recibiendo la nutrición adecuada para formar células y tejidos sanos". También comenté que nuestro cuerpo no debe comer la miríada de químicos que se encuentran en las comidas congeladas, ni tampoco debe ingerir tanta azúcar. Aunque ella insistió en que no comía mucha azúcar, le enseñé un par de paquetes vacíos de comida congelada que guardo en mi oficina y señalé la cantidad de gramos de azúcar que cada uno contenía. También le expliqué que nunca debemos comer tanta azúcar en una sola comida. Incluso si no comía postre, ya había consumido el equivalente en azúcar, y en cada comida, cada vez que consumía estos alimentos empaquetados.

Todavía no comprendía cuál era el "gran problema" con el azúcar. Le expliqué que grandes cantidades de azúcar pueden literalmente llevar a su cuerpo a un estado de crisis, causando que sus niveles de energía, su estado de ánimo y su intestino reaccionen. Si ese flujo de azúcar en sus intestinos resultaba en dolores, diarrea o estreñimiento, dependía de si estaba comiendo suficiente fibra en cualquier día.

Le pedí que comiera una dieta de alimentos enteros que consistía en verduras, una pequeña cantidad de fruta con el estómago vacío y proteína magra, y que gradualmente aumentara la cantidad de leguminosas, empezando con sólo una cucharada. También la animé a evitar cualquier alimento con más de 10 gramos de azúcar a la vez, así como cualquier alimento con ingredientes químicos que no pudiera pronunciar.

También le recomendé un suplemento probiótico que contiene *lactobacillus acidophilus* y *bifidobacteria bifidum*, explicándole que estos probióticos estaban presentes naturalmente en su cuerpo cuando nació y que los químicos y el azúcar en su dieta, junto con otros factores de estilo de vida, habían agotado sus reservas naturales. Asimismo, le dije que este producto era completamente natural y que a mi parecer era una de las mejores cosas que podía hacer ante el síndrome del intestino irritable.

(continúa) ▶

Volvió un mes después diciéndome que el estreñimiento y la diarrea, así como los dolores, habían mejorado. Estimaba que sus síntomas se habían reducido 70% en sólo un mes. Además, lo que más le sorprendió es que tenía mucha más energía. Sólo un mes atrás apenas y podía seguirle el paso a su hijo de dos años, pero ahora quería hacer más, salir más y pasar más tiempo en el parque con sus hijos, e incluso tenía más energía para preparar las comidas. Una conversa absoluta hacia una dieta probiótica y más sana, Anne ahora se asegura de que su esposo y sus hijos coman la misma dieta saludable.

Cada vez que abro una revista de salud o de nutrición veo probióticos. Cada vez que enciendo la televisión o miro los productos de una tienda naturista veo la oferta de alimentos y suplementos "ricos en probióticos", todos dicen ofrecer esperanza en el tratamiento de enfermedades y su cura. Por donde sea que mire se considera a los probióticos como "los suplementos del año" y "el alimento sano del año". No hay duda de que el tema de los probióticos es extremadamente popular hoy en día.

Incluso si no estás involucrado en el campo de la salud como yo o no has tenido mucho interés en él hasta ahora, aun así es probable que hayas oído hablar de los probióticos aunque sea de pasada, o hayas visto comerciales de televisión y anuncios en revistas para muchos alimentos, bebidas y suplementos que contienen, o al menos dicen contener, cultivos probióticos. Puedes disfrutar de tu yogur como refrigerio en la mañana o en la tarde con la esperanza de recibir los beneficios intestinales que ofrecen, pero incluso si has escuchado hablar de los probióticos, puede que todavía te estés preguntando *qué son exactamente*. Los científicos los describen como "microorganismos vivos que, cuando se administran en cantidades adecuadas, confieren un beneficio para la salud del huésped".[1] Dicho sencillamente, son bacterias vivas y otros microorganismos que tienen la habilidad de renovar tu salud, estimular tu sistema inmunológico, mejorar la digestión y aumentar la capacidad de tu cuerpo de prevenir o combatir enfermedades. Los científicos en todo el mundo están haciendo descubrimientos que cambian dramáticamente nuestra historia médica colectiva, manteniendo la promesa de una salud individual significativamente mayor y la posibilidad de incluso revertir muchas de las enfermedades graves que nos acosan en nuestra era moderna.

Como doctora de medicina natural y periodista sobre temas de salud durante casi 25 años, paso mis días leyendo cuidadosamente las investigaciones científicas sobre alimentos, suplementos, hierbas, nutrientes, aceites y terapias naturales. En mis primeros años de investigación me encontraba ocasionalmente con algunos estudios sobre probióticos, pero conforme pasaron los años también aumentó la cantidad de investigaciones. Ahora se añaden cientos de estudios a la literatura colectiva sobre probióticos cada año. Probablemente hemos duplicado nuestro conocimiento total sobre probióticos en sólo los últimos dos años. Trabajé con Anne, a quien mencioné arriba, hace unos 23 años. Recordarás que Anne se quejaba de sufrir problemas intestinales, principalmente el síndrome del intestino irritable y dolores abdominales. En ese entonces los únicos suplementos probióticos disponibles incluían dos cepas probióticas. Cuando recomendé el producto como parte de su programa general de salud estuvo reacia a tomárselo. Después de todo, consideró que "*lactobacillus acidophilus* sonaba demasiado complejo para ser natural", y Anne quería un acercamiento enteramente natural. Le aseguré que no sólo el producto era completamente natural, sino que serviría para reponer las bacterias que están presentes de forma natural en nuestro cuerpo y en muchos alimentos. Le funcionaron maravillosamente. En un salto a futuro de 23 años, mis clientes en realidad llegan a mi oficina pidiendo probióticos y preocupados de que no haya muchas cepas diferentes. Quieren los productos con miles de millones de cultivos vivos y más cepas de las que puedan contar. Más adelante descubrirás por qué esto no siempre es la mejor idea. De hecho, hoy en día puede ser difícil encontrar un suplemento probiótico con dos cepas, como el que usé con Anne con grandes resultados. Mientras avanza la ciencia, también lo han hecho los productos. Ahora es común que use suplementos probióticos como mis productos "básicos" para casi todos los clientes y condiciones. Eso es porque sientan la pauta para la curación innata del cuerpo.

Lo que las investigaciones significan para ti

No sólo aumentó muchísimo la cantidad de investigaciones probióticas a lo largo de los últimos dos años, sino que los científicos en todo el mundo también empezaron a estudiar los efectos de los probióticos en enfermedades mucho más allá del tracto gastrointestinal. Exploraron y continúan explorando los efectos de los probióticos en todo, desde alergias y artritis, hasta depresión y obesidad. Incluso encontraron que los probióticos son eficientes contra varios tipos de cáncer, así como VIH y sida. Como si eso no fuera suficiente, los probióticos funcionan donde fallan los antibióticos y otras intervenciones médicas para infecciones graves. Esta investigación está iluminando el papel beneficioso que tienen las bacterias en nuestra salud, y va mucho más allá de nuestros intestinos. Estudio tras estudio demuestra que los probióticos son efectivos para curar y merecen un buen lugar entre nuestros botiquines, sin importar que nos sintamos más cómodos con la medicina natural o prefiramos los medicamentos farmacéuticos.

Esto significa que sin importar dónde entres en el espectro de salud a enfermedad, puedes experimentar los beneficios que los probióticos ofrecen. Y si padeces alguna enfermedad, descubrirás que *El milagro probiótico*, la síntesis de las mejores investigaciones que hay, ofrece promesas y esperanzas.

Mucha de esta increíble investigación ni siquiera es información conocida. Escribí este libro para compartir contigo la esperanza de que a través de *El milagro probiótico* puedas descubrir nuevas formas de prevenir las enfermedades, tratar los problemas de salud que padeces, transformar tu salud y experimentar el derecho natural que es la vitalidad. Esta obra incorpora los descubrimientos de algunos de los mejores científicos en un acercamiento fácil de comprender que cualquiera puede usar para mejorar su salud. Esta investigación innovadora ofrece la clave que faltaba para una salud grandiosa que pueda transformar el cuerpo hasta el nivel más pequeño, restaurando el equilibrio microbiano que trabaja en cada sistema del cuerpo y por tanto restaurando la salud en el proceso. Con el tiempo, creo que el conjunto de investigaciones de estos grandes científicos en el mundo seguramente hará que nuestras "maravillas médicas" actuales en el ámbito farmacéutico parezcan minúsculas en comparación con el poder de los probióticos.

No sólo para la salud intestinal

Una interesante investigación reciente demuestra que algunas cepas de probióticos están matando superbacterias incluso cuando los antibióticos dejan de funcionar. Aún más, las investigaciones demuestran que las superbacterias ¡no desarrollan resistencia a los probióticos de la forma en que aprenden a resistir los antibióticos! Esto se debe mucho a la estructura compleja de los probióticos. En comparación, los antibióticos tienen una estructura química muy simple. Las superbacterias no pueden ganarle a los probióticos de la forma en que superan a los antibióticos, lo que implica grandes noticias cuando consideras la rapidez con que aumenta la cantidad de resistencias a los antibióticos: más de 70% de todas las bacterias patógenas en los hospitales son al menos mínimamente resistentes a los antibióticos.[2] También leerás en el capítulo 3 cómo los probióticos pueden ayudar en el tratamiento de infecciones. Los probióticos están listos para convertirse en el arma principal contra las infecciones en el futuro.

La mayoría de la gente piensa que los probióticos, las bacterias encontradas en el yogur, los alimentos fermentados y los suplementos, están enfocados exclusivamente en la salud digestiva. Es el mito que muchos autores, profesionales de la salud y corporaciones perpetúan. Y para ser justos, es probable que sea así porque no están conscientes de la vasta gama de investigaciones que muestran los beneficios de los probióticos más allá del tracto gastrointestinal; pero eso es sólo la punta del iceberg de lo que estos microhacedores de milagros pueden hacer. Una fascinante nueva

¿Qué ganas con esto?

Este libro te ofrece muchos beneficios. Descubrirás:

1. Los mitos rampantes sobre probióticos y cómo evitar caer presa de ellos.
2. Por qué debes incorporar probióticos en tu vida diaria.
3. Los múltiples beneficios científicamente comprobados de añadir probióticos a tu vida, desde la digestión hasta las infecciones, y muchos más.
4. Por qué querrás hacer de los probióticos tu remedio natural "básico" para una amplia variedad de problemas.
5. Cómo elegir los mejores suplementos probióticos para ti en este momento de tu vida. Cómo tus necesidades probióticas pueden cambiar a lo largo de tu vida y cómo varían enormemente de una persona a otra.
6. Que los múltiples alimentos ricos en probióticos van mucho más allá del yogur, y que muchos yogures no son los alimentos saludables que las empresas anuncian, y cómo algunos son en realidad peores que las donas.
7. Cómo añadir más alimentos ricos en probióticos a tu dieta.
8. Cómo preparar más alimentos ricos en probióticos y por qué querrás hacerlo, incluyendo deliciosas recetas nutritivas y ricas en probióticos para ayudarte a comenzar.
9. Una nueva y deliciosa forma de comer que querrás continuar el resto de tu vida.

Finalmente, si implementas las sugerencias de este libro, experimentarás una mejor salud, una reducción en la probabilidad de infecciones y una mayor inmunidad. Si eres como la mayoría de mis clientes, obtendrás más energía, vitalidad y calidad de vida. Tal vez, lo más importante, ganarás un mayor respeto y apreciación de tu cuerpo y los ayudantes probióticos en los que se sustenta.

investigación revela que las bacterias saludables pueden curar a todo un portador de ciertas condiciones de salud, incluyendo alergias, artritis, enfermedad celiaca, depresión y enfermedades cerebrales, y pueden incluso inhibir el cáncer, el VIH y el sida. Discutiremos estas condiciones y los probióticos que las ayudan en el capítulo 4, "Nuevas esperanzas para enfermedades graves" (excepto VIH y sida, que discutiremos en el capítulo 3).

Hoy en día la gente está padeciendo innecesariamente muchos problemas de salud. Esto es porque no están conscientes de la pieza clave en el rompecabezas: el equilibrio microbiano dentro del cuerpo. Sin hacer caso de este fundamento de la salud, su salud consecuente puede ser breve o no tener éxito. Al tomar las cepas de bacterias probióticas *vivas* correctas, en las cantidades y el tiempo correctos, la salud de una persona puede transformarse, aumentando la resistencia del cuerpo para futuros encuentros con las enfermedades. Desafortunadamente pocas personas conocen las cepas correctas, las cantidades o cuándo tomarlas. En cambio, la mayoría de la gente toma probióticos de una forma *ad hoc* y dice que no funcionan, pero su falta de eficacia es un reflejo del mal uso de los probióticos. Explicaré más sobre cómo escoger y tomar suplementos probióticos en el capítulo 5, "Cómo elegir suplementos probióticos", o cómo propagarlos en la comida que preparas en tu propia cocina en el capítulo 6, "Enamórate de los alimentos fermentados".

Muchas corporaciones que fabrican yogur, bebidas con probióticos y suplementos tampoco ayudan a esta situación. Algunas empresas afirman que sus productos contienen "cultivos vivos" cuando no es así. Muchos dicen que sus productos contienen "probióticos importantes" cuando simplemente los llenan de azúcar, lo que puede agravar ciertas condiciones de salud, como sucedió en el caso de Anne. Y los comerciales con caricaturas de moléculas abdominales "bailando" o los nombres ficticios de las bacterias ("BL regularis", por ejemplo, que es un nombre inventado, además de ser marca registrada, y no un tipo real de bacteria probiótica) sólo aumentan la confusión y la ignorancia. Los productos que contienen cultivos bacterianos vivos raramente tienen los múltiples cultivos necesarios para una resistencia firme contra las enfermedades o no suelen contener cultivos vivos en lo absoluto. Leerás más sobre las diversas cepas de bacterias beneficiosas en los alimentos fermentados en el capítulo 6.

Cómo utilizar este libro

....

Algunos de mis primeros estudios sobre nutrición indicaban que la salud intestinal era la clave para una salud vibrante. Han pasado 25 años y ahora los científicos han validado esta creencia con volúmenes enteros de investigación. Nos espera una oportunidad tremenda mientras incorporamos un rango más amplio de probióticos y alimentos ricos en probióticos a nuestra dieta y nuestro estilo de vida para prevenir y en algunos casos también revertir enfermedades. Incluso en esos 25 años hemos recorrido un largo camino desde la creencia de que los probióticos eran esenciales sólo para la salud del tracto digestivo. Es cierto que los probióticos son esenciales para un intestino sano, pero son también esenciales para la salud del cerebro, el corazón, el sistema inmunológico y mucho más. Son críticos para nuestra salud y, sin embargo, siguen siendo la parte más ignorada de nuestro estilo de vida saludable. Compartiré algunos de los secretos más subestimados para una salud mejor en este libro.

He pasado el último cuarto de siglo como una periodista sobre temas de salud, autora de 16 libros y obteniendo títulos en especialidades de nutrición y salud. Durante mi investigación y redacción me topé con estudio tras estudio sobre los beneficios de varias bacterias probióticas. Intrigada, los junté en un fólder que eventualmente se volvió un cajón y después un gabinete lleno de las últimas investigaciones sobre estas bacterias promotoras de la salud.

He traducido la jerga médica y los cientos de estudios científicos en acercamientos reales que puedes usar para mejorar tu salud inmediatamente. Compartiré algunas de las investigaciones más fascinantes a lo largo de *El milagro probiótico*, pero también incluí un apéndice separado al final del libro que resume investigaciones esenciales adicionales ("Investigaciones de vanguardia") para quienes quieran indagar más profundamente en esta ciencia razonada tras *El milagro probiótico*.

Esta investigación transforma la comprensión de nuestro cuerpo, de muchas condiciones de salud e incluso de cómo superar los problemas de salud. Creo que esta investigación es tan importante que está a punto de revolucionar nuestro sistema de cuidados de la salud de la actual forma médica de tratar las enfermedades, a un sistema más natural y armonioso que le dé al cuerpo las herramientas necesarias para superar la enfermedad y restaurar la salud. Esto puede parecer sólo semántica, pero no lo es. Muchos medicamentos simplemente suprimen los síntomas pero nunca restauran la salud. Sin embargo, ¿no es la salud lo que buscamos? Recuerda que la salud no es sólo la ausencia de síntomas, es la restauración de la vitalidad, la energía y la calidad de vida. Y los probióticos definitivamente tienen un papel en ello, pues son los componentes fundacionales de un cuerpo sano.

El milagro probiótico es la culminación de esta sorprendente investigación que muestra el despliegue de los beneficios para la salud que surgen de esta flora beneficiosa. Aunque muchas personas simplemente toman los suplementos probióticos que les recomendó el encargado de su tienda naturista local, este acercamiento generalizado de tomar pastillas probióticas no es realmente tan efectivo. No hay una sola cepa de bacterias probióticas que sea una pastilla mágica para todas las condiciones de salud. La forma más efectiva de obtener resultados con los suplementos probióticos es encontrar las cepas de probióticos científicamente probadas que sean efectivas para la o las condiciones de salud que enfrentas. El mejor probiótico para las alergias no es el mejor probiótico para las enfermedades cerebrales, y los mejores para incrementar la inmunidad contra el cáncer no son los mejores para la depresión, y así.

Muchas personas toman un acercamiento *ad hoc* a los probióticos, esperando que ese acercamiento generalizado las cure milagrosamente de lo que sea que las aqueje. *El milagro probiótico* te armará lo suficiente para asegurar que estés tomando las mejores cepas de bacterias beneficiosas para la condición o las condiciones de salud que experimentas. Leerás más sobre las cepas de probióticos y los mejores alimentos ricos en probióticos para tus condiciones en los capítulos 4 a 6.

También te guiaré en tu selección de suplementos probióticos de alta calidad, explicando cómo saber si los cultivos en tu yogur están realmente *vivos* (véase la prueba de yogur en el capítulo 5) y cómo asegurarte de que permanezcan intactos a lo largo del tracto gastrointestinal. Es importante que estés empoderado para hacerte cargo de tu vida, así que te presento información de salud vital en un formato práctico sobre lo que puedes hacer y continuar por ti mismo.

Los suplementos son sólo una parte de la ecuación; puedes sacar beneficios de los probióticos al incorporar más alimentos fermentados a tu dieta. También compartiré las técnicas de conservación de alimentos casi olvidadas que nuestros ancestros utilizaron durante cientos e incluso miles de años. Aunque estas técnicas se desarrollaron originalmente para conservar los alimentos, también ofrecen un beneficio para la salud en cuanto al incremento en número de microbios beneficiosos de muchos tipos diferentes. Estos alimentos y bebidas ricos en probióticos también se conocen como alimentos fermentados. Utilizaré los dos términos indistintamente a lo largo de *El milagro probiótico*. Estos alimentos son parte de nuestra herencia olvidada y nuestros ancestros los comían en grandes cantidades, contribuyendo a su habilidad para conservar la comida para su consumo durante el invierno, cuando no podían cosechar verduras frescas, así como en tiempos de carestía. Estas técnicas no son reliquias arcaicas de un pasado primitivo, sino que convierten alimentos buenos en superalimentos curativos que ayudan a prevenir y revertir muchas clases de enfermedades. Puede sorprenderte saber que fermentar estos alimentos no sólo estimula sus habilidades curativas, sino que el proceso de fermentación refuerza su valor nutricional y hace que alimentos que de otra forma puedan ser sosos o insípidos sepan deliciosos. Lo que es más, estos alimentos fermentados, nutricionales e incluso salvavidas son fáciles de preparar en casa y en realidad ahorran tiempo y vuelven sencillas las comidas, contrario a lo que puedas haber escuchado. La mayoría de estos alimentos no requiere aparatos especiales.

El capítulo 7 está dedicado a las recetas de algunos de mis alimentos favoritos, deliciosos, fermentados naturalmente y que promueven la salud. Son recetas que pueden incluirse en cada comida, como el delicioso yogur deslactosado estilo griego, el licuado profesional de Curtis con plátano y chocolate, el queso suave y cremoso deslactosado, el té verde fermentado (kombucha), la salsa picante de salsa verde, el queso suave de pimiento rojo asado, el chucrut de manzana y col, el helado de crema y muchas otras.

Incluso si no te interesa preparar alimentos fermentados, en este libro descubrirás qué tanto puede ayudarte la gran variedad de probióticos disponibles y costeables para superar alergias, artritis, cáncer, diabetes y otras condiciones graves de salud. A pesar de tu razón para leer *El milagro probiótico*, espero compartir mi pasión por la terapia probiótica, un acercamiento a la salud que es casi inexplorado y nada menos que milagroso.

Y como mencioné antes, este acercamiento es sobre transformar la salud de adentro hacia afuera, en oposición a poner una curita sobre un síntoma o una condición; por ejemplo, nuestro acercamiento médico al uso de los antibióticos para matar a destajo las bacterias del cuerpo puede funcionar para matar una infección —aunque puede que esto ya no sea así ahora que las bacterias se están volviendo resistentes, lo que discutiré en mayor detalle más adelante—. Los probióticos, como demuestran las investigaciones, trabajan frecuentemente bien y a veces incluso mejor que los antibióticos cuando ya tenemos un desorden infeccioso, pero también son una parte integral de nuestro cuerpo y su diseño, así que restaurarlas ayuda a asegurar que nuestro cuerpo funcione bien y podamos evitar infecciones futuras por completo.

Probióticos *versus* antibióticos

Puede que te estés preguntando cómo los probióticos difieren de los antibióticos. Probiótico literalmente significa "apoyo de vida", mientras que antibiótico significa "contra la vida". Dentro de cada una de estas palabras encontrarás realmente el método sobre el que trabajan. Los probióticos trabajan de muchas formas diferentes, pero todas apoyan la salud para que tu cuerpo pueda estar más fuerte para pelear contra patógenos dañinos. Trabajan principalmente en fortalecer a las bacterias beneficiosas en tus intestinos y en el resto de tu cuerpo. Un aumento en la cantidad de microbios beneficiosos también puede influir en los microbios "intermediarios" para que actúen como microbios beneficiosos. Por el contrario, los antibióticos matan microorganismos indiscriminadamente, tanto beneficiosos como dañinos. Con esa matanza rampante de microbios, los dañinos pueden asentarse más rápidamente y tomar el control del cuerpo, dejándonos vulnerables a infecciones. Por eso muchas personas se quejan de adquirir candidiasis u otra case de infección, o diarrea y otros síntomas desagradables después de usar antibióticos durante un tiempo.

Los antibióticos pueden ser buenos en algunas instancias y han salvado muchas vidas; sin embargo, es el uso excesivo y el mal uso en la actualidad lo que los vuelve un serio problema. De esta manera tienen un papel en la causa de que las bacterias patógenas crezcan de más, ocasionando infecciones o, peor, fortaleciendo y dando cabida a las superbacterias. Aún más, el arma elegida por los establecimientos médicos contra las superbacterias —los antibióticos— se está volviendo cada vez menos efectiva contra estas infecciones. Esto es porque las superbacterias se han adaptado a la composición genética de los antibióticos; esencialmente, ¡les llevan ventaja!

Como dijo tan acertadamente el doctor Hiromi Shinya: "No podemos encontrar nuestro camino hacia la salud al intentar destruir categorías enteras de vida".[3] Sin embargo, ése es exactamente el acercamiento que hemos tomado con los antibióticos. Administramos antibióticos ya sea que tengamos un resfriado, gripe o alguna clase de infección, aunque los antibióticos no funcionen con los resfriados o la gripe, pues son enfermedades virales, no bacterianas. Incluso si la infección es bacteriana, matamos indiscriminadamente las bacterias que nos ayudan a eliminar infecciones junto con las bacterias que las causan cuando tomamos antibióticos.

No estoy sugiriendo que debamos eliminar los antibióticos. Como mencioné, han salvado muchas vidas, pero nuestro uso actual es peligroso y causa el desarrollo de superbacterias que crean una seria amenaza para nuestra salud. Discutiremos los antibióticos y su uso y mal uso con mayor detalle en el capítulo 3, junto con las opciones probióticas para reducir los efectos secundarios dañinos de los medicamentos antibióticos.

Capítulo 2
Los sorprendentes mundos dentro de tu cuerpo

La vida en la tierra es tan buena historia que no puedes perderte el principio [...] bajo nuestras diferencias superficiales, todos somos comunidades caminantes de bacterias. El mundo resplandece, un paisaje puntillista hecho de minúsculos seres vivos.

LYNN MARGULIS, bióloga estadounidense y catedrática de la Universidad de Massachusetts, Amherst

Wes lucha contra el cáncer de una forma natural

Wes, un granjero de 62 años, manejó durante cuatro horas para verme, explicando que quería un acercamiento natural para el cáncer estomacal que se le había diagnosticado recientemente. Como un caballero gentil, Wes rápidamente se volvió uno de mis clientes favoritos, aunque sus circunstancias problemáticas de salud significaban que debíamos tener un acercamiento firme. El cáncer estomacal es frecuentemente terminal, así que supe que debíamos usar las mejores herramientas en el arsenal de la medicina natural.

Él me dijo que los doctores le pronosticaron menos de un año para vivir, algo que siempre me molesta considerando que he visto

(continúa) ▶

mucha gente vivir durante más tiempo del que los doctores predicen. Yo también soy una de esas personas, considerando que no se "suponía" que debiera vivir más allá de los 21. Así que sentí empatía con Wes y quise hacer todo lo que pudiera para ayudarlo a combatir el cáncer.

Puse a Wes en una dieta rica en alimentos anticancerígenos, como ajo, cebolla, semillas de cáñamo, aceites de pescado, verduras de hoja verde, leguminosas, betabel, moras negras, brócoli, col, jitomate y cúrcuma, junto con alimentos fermentados, como chucrut, kimchi, yogur vegano y otros. Sabía por experiencia con una gran variedad de clientes que estos alimentos ayudan al cuerpo a restaurar la salud, y creí que podían fortalecer a Wes para que su cuerpo estuviera lo mejor posible para pelear contra el cáncer. También le pedí que evitara el azúcar y el alcohol, pues muchos tipos de cáncer se alimentan de azúcar.

Le pedí que tomara una alta dosis de probióticos que incluía *bifidobacterium lactis*, o lo que yo llamo "el superhéroe antitumoral"; *streptococcus thermophilus*, el genio de los genes, y *lactobacillus brevis*, "el estimulante de los compuestos anticancerígenos", pues se había comprobado en una investigación que este último aumentaba la producción corporal de compuestos anticancerígenos, conocidos como interferones. Estaba consciente de que estos probióticos habían sido efectivos contra el cáncer en las investigaciones, y esperaba que pudieran tener el mismo resultado en Wes. Además, la fórmula que seleccioné contenía también *B. longum*, *L. salivarius*, *L. rhamnosus* y *L. plantarum*, ya que estos probióticos tienen una historia de ayuda contra la náusea y la inflamación, y ayudan a restaurar el equilibrio de bacterias beneficiosas en el cuerpo.

Dado que Wes necesitaba todo un programa de apoyo en su lucha contra el cáncer, le pedí que tomara una fórmula herbal conocida como Essiac, que usaron originalmente los miembros de los pueblos indígenas de Canadá como remedio anticancerígeno natural y se pasó luego a una enfermera que comercializó el producto. Añadí una enzima que destruye muchos de los compuestos de radicales libres que dañan las células y pueden provocar cáncer, así como superóxido dismutasa, junto con curcumina, que es un extracto de la especia cúrcuma y varias investigaciones han demostrado sus propiedades anticancerígenas. Para ayudar a mantener su energía fuerte, le recomendé ginseng.

(continúa) ▶

Volvió a verme cada mes y me llamaba dos veces a la semana para comentar sus avances, aunque durante los primeros meses pareció que no había ninguno. Luego vino a verme, sonriendo de oreja a oreja. Su último escaneo había mostrado un tumor significativamente más pequeño. No había desaparecido, pero ambos estábamos encantados de ver una mejoría de cualquier clase, considerando su diagnóstico. Wes continuó su lucha contra el cáncer con todas las medicinas naturales que le recomendé junto con la quimioterapia y los tratamientos de radiación que su doctor le había prescrito. Peleó largo y duro, y finalmente, después de casi 13 meses, vino a verme y me dijo que su médico no sabía cómo era posible, pero no había señal del tumor. Yo no podría haber estado más feliz. Aunque me gustaría que éste fuera el caso para todas las personas con cáncer terminal, desafortunadamente no lo es. Sin embargo, me regocijo de que Wes esté vivo y bien. Estaba cansado después de la batalla, pero venció la guerra contra el cáncer.

El paisaje de minúsculos seres vivos

Puedes creer que eres una colección de órganos, huesos y tejidos, y que eres la única conciencia unificadora entre todas estas partes del cuerpo, pero eres mucho más que eso y quizá incluso más de lo que puedas saber. Tu cuerpo es el paisaje sobre el que viven aproximadamente cien trillones de bacterias. Tu cuerpo en realidad contiene más bacterias que células humanas. Una persona promedio tiene cien trillones de bacterias y entre cincuenta y cien trillones de células humanas. Eso puede sonar aterrador, pero sin estas bacterias no podrías existir; las necesitas para vivir.

Por tu hospitalidad al compartir tu vida y tu cuerpo con estas bacterias beneficiosas, ellas contribuyen en muchos aspectos de tu salud y tu supervivencia. Ellas pelean contra las enfermedades por ti, se aseguran de que digieras la comida, fabrican nutrientes que necesitas para formar células y tejidos sanos, y matan a intrusos desagradables que intentan hacerte daño. Ellas buscan reducir o eliminar cualquier dolor que puedas experimentar e incluso regulan la producción de los compuestos en tu cuerpo que estabilizan tu estado de ánimo para que te sientas tan bien como sea posible y estés libre de ansiedad o depresión.

Hacerte amigo de estos habitantes microscópicos internos y estimular su supervivencia es la clave para un mejor estado de salud y resistencia a las enfermedades. Mientras aprendemos más y más sobre probióticos, descubrimos que las enfermedades o la mala salud tienden a llegar cuando nosotros, consciente o inconscientemente, hacemos algo que perturba el equilibrio natural de las bacterias en nuestro cuerpo. Y aunque comer algo de yogur al día puede ser un paso en la dirección correcta, es sólo un paso. Lo que es más, dependiendo del yogur que elijas, en realidad puede hacer más daño que bien, pero me estoy adelantando. Explicaré más sobre esto en un momento.

Una vez que comprendas algunos de los aspectos de las bacterias de los que depende tu salud, te darás cuenta de que una de las mejores formas para transformar tu salud es estimular el desarrollo de ciertos microorganismos dentro de tu cuerpo. ¿Cómo puedes hacerlo? Sigue leyendo y pronto descubrirás las múltiples formas en que puedes apoyar a estas bacterias beneficiosas dentro de tu cuerpo para que te paguen con la gran salud que mereces. Más adelante en este capítulo, y a lo largo de los siguientes capítulos de *El milagro probiótico*, te presentaré toda la gama de bacterias en detalle y explicaré sus múltiples funciones en tu cuerpo, así como las fascinantes investigaciones que están demostrando su efectividad contra tantas condiciones de salud diferentes.

Las buenas, las malas y las indefinidas

Tal vez hayas oído que hay bacterias dañinas en tus intestinos. Si es así, es correcto. También es posible que hayas oído sobre las bacterias buenas que están en guerra con las dañinas para mantenerlas a raya. Aunque esto es en general cierto, no es toda la historia. El doctor Hiromi Shinya, un gastroenterólogo con más de 50 años de experiencia estudiando las bacterias intestinales, la dieta y el vínculo entre ellas, encontró que las bacterias intestinales van más allá del concepto del bien contra el mal. Descubrió que:

> La proporción de bacterias en nuestros intestinos es aproximadamente 20% bacterias beneficiosas, 30% bacterias dañinas, con 50% restante de bacterias intermedias. Las bacterias clave que contribuyen al control del ambiente intestinal son las intermedias. Esto es porque, cuando la proporción de bacterias dañinas aumenta como resultado de comidas irregulares y otros malos hábitos alimenticios, las bacterias intermedias se van hacia el dominio de las bacterias dañinas y entonces la mayoría de las bacterias intestinales actúan como dañinas, descomponiendo los alimentos sin digerir y provocando gas tóxico.[1]

Esencialmente, es como si las bacterias intermedias en nuestros intestinos fueran víctimas de la presión social de las bacterias beneficiosas o dañinas, y nuestras elecciones alimentarias las afectaran aún más. Aunque esto puede sonar atemorizante, en realidad nos empodera. Significa que tenemos una cantidad considerable de control sobre nuestra salud. No sólo significa que nuestras elecciones de alimentación y estilo de vida pueden aumentar dramáticamente ese 20% de bacterias beneficiosas que tenemos en nuestros intestinos, sino que esas elecciones también pueden ayudar a traer a las bacterias intermedias a nuestro lado. El doctor Shinya describe a estas bacterias intermedias como "los votantes indecisos", pues no saben si unirse al campamento de los buenos o al de los malos.

Cuando se trata de los intestinos, lo que sucede en ellos tiene un papel significativo en la salud de todo nuestro cuerpo, por lo que llevar esas bacterias "votantes indecisas" del lado de las bacterias buenas, mientras al mismo tiempo incrementan el número de las bacterias saludables, puede implicar la diferencia entre una gran salud o una salud pobre. Algunas condiciones de salud provocadas por la intolerancia al gluten, incluyendo la enfermedad celiaca o la sensibilidad al gluten, pueden dar ventajas en realidad a los patógenos dañinos y cambiar las condiciones intestinales a su favor, lo que puede llevar a inflamación o incluso condiciones intestinales graves, más allá de la original. Más adelante compartiré información sobre cómo tu salud intestinal interpreta un papel en la determinación de la salud de todo tu cuerpo. Recuerdo uno de mis primeros libros de texto sobre nutrición, hace casi 25 años, que estaba escrito por un hombre sabio y un pionero de la salud, el doctor Bernard Jensen, quien escribió sobre la importancia de los intestinos en la salud en general. Estaba obviamente fuera de su tiempo, y la ciencia ahora está descubriendo que lo que dijo era verdad. En mis dos y media décadas de experiencia trabajando con miles de clientes, puedo decir con seguridad que la salud intestinal *es* el secreto para una salud y un bienestar generales.

Pero tus intestinos no son el único lugar del cuerpo donde residen los probióticos. Exploremos el paisaje bacteriano un poco más.

Nuestros ecosistemas internos

Puedes pensar que tú eres sólo tú. Después de todo, ¿qué más podrías ser? Pero de la misma forma en que los científicos han estado ocupados catalogando el ADN en el Proyecto del Genoma Humano, otros científicos se han dedicado a catalogar las múltiples bacterias que viven sobre o dentro del cuerpo humano en el Proyecto del Microbioma Humano (PMH). Ellos han encontrado que cada persona tiene una colección de ecosistemas en varias partes de su cuerpo. Tenemos ecosistemas en nuestros intestinos, boca, lengua, dientes, en la parte de enfrente y de atrás de nuestras rodillas, en nuestras narices, muñecas, en la mano izquierda, en la mano derecha… Entiendes la idea.

Los científicos se refieren al *microbioma* como las comunidades de microorganismos que habitan nuestra piel, boca, intestinos y otras partes del cuerpo.[2] Aunque la investigación para catalogar los microorganismos en humanos aún sigue en pie, hasta ahora los científicos han descubierto que la mano izquierda de una persona varía significativamente de su mano derecha; sólo 17% de las bacterias en la mano izquierda de una persona serán similares a las de la derecha.[3] Y de la misma manera, tu mano derecha difiere significativamente de la mía. Sabemos por experiencia que nuestras huellas dactilares difieren de todos los otros seres humanos sobre la faz de la tierra; también estamos aprendiendo que no hay dos microbiomas iguales. La colección de bacterias que habitan el cuerpo humano es un producto de nuestra experiencia de vida y es única para cada uno.

Los científicos que trabajan en el PMH están explorando los ecosistemas en lugares dentro del cuerpo humano, incluyendo los conductos nasales, las cavidades orales, la piel, el tracto gastrointestinal y el tracto urinario.[4] Aunque existen muchos otros ecosistemas, actualmente están enfocando sus recursos en catalogar los microbios de estas áreas. Con trillones de bacterias residiendo en nuestro cuerpo, la magnitud de su proyecto es inmensa. Sólo hace unos cuantos años consideramos al Proyecto del Genoma Humano para catalogar el ADN humano como uno de los mayores logros científicos de nuestro tiempo. Sólo por la cantidad de catalogación necesaria para completar el Proyecto del Microbioma Humano, superará la magnitud del Proyecto del Genoma Humano. En este punto, las bacterias aisladas en el PMH no se están estudiando por sus características promotoras o destructoras de la salud, sino sólo si parecen ser "normales" entre las diferentes personas. Con el tiempo, su enfoque podrá cambiar, pero por ahora desarrollar un catálogo de los diferentes tipos de microbios que habitan nuestro cuerpo ofrece luz sobre lo que no habíamos explorado antes. Esto llevará a un mayor entendimiento sobre el cuerpo y cómo interactúa con el mundo en general, así como más información sobre cómo restaurar el equilibrio y superar las enfermedades. No puedo esperar para ver lo que estos científicos seguirán descubriendo, pues estoy segura de que traerá una enorme promesa para el futuro de la salud.

¿Por qué tanto alboroto sobre la salud intestinal?

Lo que sucede en tu intestino tiene un papel significativo para determinar la salud de todo tu cuerpo. Tu intestino representa un

El *New York Times* publicó recientemente información sobre el microbioma desde distintas perspectivas periodísticas. Mi artículo favorito fue "Algunos de mis mejores amigos son gérmenes", en el que Michael Pollan, autor *best seller* de *El dilema del omnívoro*, describió su vida: "Puedo decirte la fecha exacta en la que empecé a pensar en mí mismo en la primera persona del plural, como un superorganismo, en lugar de un ser humano individual común". Compartió después la experiencia de obtener la secuencia de su microbioma por el Instituto BioFrontiers de la Universidad de Colorado en Boulder. Lo que me fascinó no fue la parte de la secuencia del microbioma, aunque es fascinante sin duda alguna, sino su reconocimiento a la nueva ciencia, que nuestro cuerpo contiene incontables bacterias y no debe temerse como algo desagradable, sino debe ser exaltado porque somos mucho más milagrosos de lo que alguna vez soñamos, pues no somos simplemente individuos, sino ecosistemas enteros, y que otros incontables seres vivientes dependen de y cuentan con nosotros para su propia existencia, así como dependemos y contamos también con ellos para la nuestra. Este conocimiento es inmenso y maravilloso.

papel crítico en la salud de tu cerebro, tus articulaciones, tu sistema respiratorio y mucho más. Es un factor en el caso de que experimentes alergias o tengas un sistema inmunológico sano. Aunque más y más gente está hablando sobre la salud intestinal, usualmente no es en el contexto de nuestra salud más allá del intestino. Pero hay una buena razón para empezar a considerar la salud intestinal como un factor clave en el mantenimiento y la restauración de una mejor salud en todo tu cuerpo.

Tu cuerpo contiene trillones de microorganismos, y aunque existen a lo largo de él, se encuentran principalmente en los intestinos. Se estima que más de un trillón de bacterias de miles de especies diferentes residen en tus intestinos.[5] Se estima que los microbios en tu cuerpo pesan un kilogramo.

La presencia de bacterias beneficiosas en el intestino es una parte integral de la salud de tu tracto gastrointestinal, lo que una a una tiene un papel significativo en determinar la salud de todo tu cuerpo, desde el cerebro en nuestra cabeza hasta las articulaciones más pequeñas de nuestros dedos de los pies. Como leíste en el capítulo anterior, es esencial tener suficientes bacterias probióticas en los intestinos, no sólo para que realicen sus múltiples funciones, sino para influir en las bacterias intermedias para que actúen como bacterias beneficiosas. Los probióticos ayudan a la digestión, aseguran la absorción adecuada de nutrientes esenciales, eliminan productos de desecho de los intestinos, ayudan a crear vitaminas críticas, controlan las bacterias dañinas y otras poblaciones de microbios en el cuerpo, calman la inflamación, regulan el sistema inmunológico, metabolizan el exceso de colesterol y realizan otras funciones necesarias.

Cuando se trata de apaciguar la inflamación corporal y regular el sistema inmunológico, los probióticos son verdaderamente superestrellas. Por el contrario, la insuficiencia de probióticos o el exceso de microbios dañinos en los intestinos pueden crear inflamación y resultar en un sistema inmunológico fuera de balance, como es especialmente el caso con las enfermedades autoinmunes. Las investigaciones demuestran que las bacterias probióticas son mucho más inteligentes de lo que habíamos visto. Pueden reconocer los patrones moleculares de los microbios dañinos que causan enfermedades y responden al secretar proteínas que destruyen esos microbios dañinos.[6] Los probióticos beneficiosos también secretan compuestos antiinflamatorios que afectan las paredes intestinales, lo que ayuda a regular al sistema inmunológico y prevenir respuestas excesivas al ambiente, como es el caso de las alergias, o a los propios tejidos del cuerpo, como los desórdenes autoinmunes.

Así que, ¿cómo sabes si tu flora intestinal está desequilibrada? Las muestras fecales que toman los médicos o los laboratorios no miden los probióticos, pero pueden contabilizar bacterias infecciosas dañinas específicamente, así como los hongos que puedan estar presentes en tus intestinos. Típicamente, sin embargo, un médico puede sospechar una infección específica, quizá *E. coli*, y puede ordenar un análisis de laboratorio para determinar si tienes esa infección. El laboratorio no escanea todos los microbios dañinos posibles en una muestra de heces; es simplemente imposible. Así que, aun si estos tipos de exámenes ayudan definitivamente para determinar ciertos tipos de infecciones, ten en mente que presentan una información limitada. Por supuesto, si sospechas que tienes una infección intestinal, recomiendo ampliamente trabajar con un doctor para obtener los análisis de laboratorio relevantes que te ayuden a definir qué está pasando. La sección de recursos en la página 243 de este libro identifica algunos exámenes de diagnóstico para ayudar a tu médico a determinar los factores subyacentes que puedan estar afectando tu salud.

Un desequilibrio entre las bacterias dañinas y los probióticos beneficiosos en los intestinos tiende a causar síntomas incómodos, así que reconocerlos puede ser útil para determinar si tienes un desequilibrio subyacente. Por supuesto, no es a prueba de tontos, así que sólo debería considerarse como una guía general.

Algunos de los signos de un crecimiento excesivo de bacterias dañinas intestinales u hongos incluyen:[7]

- Acné
- Alergias y sensibilidades a alimentos
- Ansiedad
- Antojos de azúcar
- Colesterol alto
- Cualquier desorden del tracto digestivo
- Desórdenes autoinmunes (artritis reumatoide, lupus, tiroiditis de Hashimoto, fibromialgia, etcétera)
- Diarrea
- Dificultad para perder peso
- Diverticulitis / diverticulosis
- Dolores abdominales o calambres
- Dolores de espalda
- Dormir mal
- Eczema o psoriasis
- Eructar
- Estreñimiento

- Fatiga crónica
- Fibromialgia
- Flatulencia
- Indigestión
- Infecciones nasales
- Infecciones por hongos o vaginitis
- Inflamación
- Inflamación y rigidez en las articulaciones
- Mal aliento, enfermedades de encías
  y problemas dentales
- Mala digestión
- Náusea
- Reflujo y acidez
- Síndrome del intestino irritable

Esta lista de ninguna manera es exhaustiva. Muchas condiciones diferentes de salud, aparentemente no relacionadas, pueden ligarse con una mala salud intestinal. El estreñimiento o menos de un movimiento excretor al día están vinculados con las enfermedades. La revista médica *Lancet* publicó un estudio en el que los científicos encontraron un vínculo entre la mala salud intestinal y las enfermedades de senos.[9] Las mujeres que tenían movimientos excretores diarios tenían menos incidencias de enfermedades de senos que quienes no, y las mujeres que tenían dos o menos movimientos excretores a la semana eran cuatro veces más propensas a las enfermedades de senos. Investigaciones adicionales en el *American Journal of Public Health* encontraron un aumento de incidencia de cáncer de mama entre las mujeres que tenían movimientos excretores infrecuentes, heces duras o estreñimiento.[9] En los siguientes dos capítulos descubrirás muchos otros problemas de salud vinculados con la mala salud intestinal o con el crecimiento de microbios intestinales dañinos, así como una deficiencia de bacterias probióticas y, lo más importante, cómo los probióticos se muestran prometedores como una medida preventiva y una ayuda terapéutica.

Candida, la epidemia silenciosa

Hay muchas clases de infecciones oportunistas que pueden habitar nuestros intestinos. Una de las más comunes se conoce como *candida albicans*, que es un tipo de hongo que suele llamarse candidiasis. El doctor Jacob Teitelbaum, autor de *From Fatigued to Fantastic*, encontró que el crecimiento de hongos está vinculado con un aumento de peso promedio de 17 kilogramos por persona,[10] y de acuerdo con algunos estimados, al menos 15 millones de mujeres sufren de candidiasis, una condición ocasionada por el crecimiento excesivo del hongo *candida*. Pero este hongo realmente no discrimina basado en género; los hombres también son vulnerables a sus efectos. La siguiente lista contiene algunos de los síntomas más comunes de candidiasis:[11]

- **Generales:** fatiga crónica, antojos de algo dulce, aumento de peso, condiciones dermatológicas (acné, eczema, psoriasis).
- **Sistema gastrointestinal:** aftas, inflamación, gases, dolores intestinales, comezón en el recto, alternancia entre diarrea y estreñimiento.
- **Sistema genitourinario:** candidiasis vaginal, infecciones frecuentes en la vejiga.
- **Sistema hormonal:** menstruaciones irregulares, síndrome premenstrual, síntomas menopáusicos, fibromas, endometriosis.
- **Sistema nervioso:** depresión, irritabilidad, problemas de concentración, niebla mental.
- **Sistema inmunológico:** alergias, sensibilidades químicas, poca resistencia a infecciones, artritis.

Hay por lo menos 150 especies de hongos colectivamente conocidos como *candida*, pero *candida albicans* es uno de los que crece en exceso más frecuentemente. Libera más de 80 toxinas conocidas que debilitan las defensas del cuerpo y provocan que las membranas se vuelvan cada vez más permeables, lo que permite que las moléculas de proteína sin digerir pasen a través de las paredes intestinales y se absorban en el torrente sanguíneo.

Un huésped de diferentes condiciones de salud, incluyendo alergias, sensibilidades químicas y alimentarias, fibromialgia, artritis reumatoide y muchas otras enfermedades, puede ser el resultado. Discutiré esta condición con mayor profundidad, conocida como síndrome del intestino permeable, en un momento.

¿Qué ocasiona el aumento de *candida* u otros microbios en los intestinos? Hay muchos factores, incluyendo:

- **Consumo de alcohol (vino, cerveza, licor):** muchos microbios dañinos se alimentan del alcohol y los azúcares encontrados en estas bebidas, lo que puede llevar a un crecimiento excesivo de microbios dañinos. La cerveza es un problema especialmente por su contenido de maltosa, un azúcar que alimenta a hongos y a algunas bacterias.

- **Uso de antiácidos:** usar antiácidos comerciales puede eliminar la producción del ácido clorhídrico de tu cuerpo (ahondaré en esto más adelante), que es la primera línea de defensa de tu cuerpo contra los microbios dañinos, dándoles oportunidad de tomar control del cuerpo.

- **Uso de antibióticos:** los antibióticos destruyen muchas de las bacterias dañinas y las benéficas por igual, dándole a las dañinas, especialmente las que han desarrollado resistencia a los antibióticos, una oportunidad de proliferar.

- **Pastillas de control natal:** se componen de la hormona estrógeno. Se ha demostrado que esta forma sintética de estrógeno promueve el crecimiento de hongos y afecta las bacterias intestinales.[12]

- **Desequilibrios en el azúcar de la sangre:** cuando aumenta el azúcar en la sangre, ésta alimenta a microbios dañinos. Cuando el azúcar sanguíneo baja, tendemos a necesitar dulces y carbohidratos refinados que también alimentan microbios dañinos, ocasionando que las bacterias beneficiosas en el intestino mermen y las dañinas se apoderen de todo.

- **Consumo de agua clorada:** el cloro mata las bacterias en nuestros sistemas de agua, pero también mata la flora intestinal beneficiosa. La mayoría del agua de la llave contiene cloro.

- Consumo de alimentos que contienen antibióticos y hormonas sintéticas (pollo, productos lácteos y carne no orgánicos).
- **Diabetes:** la diabetes está vinculada con los niveles altos de azúcar en la sangre, lo que lleva al crecimiento desenfrenado de organismos patógenos y hace más difícil contener las infecciones.
- **Consumo excesivo de azúcar:** los microbios dañinos e infecciosos se alimentan de azúcar, dándoles la oportunidad de propagarse a expensas de nuestra salud.
- **Función hipotiroidea:** una función tiroidea baja puede ser un factor que comprometa la digestión y el sistema inmunológico, y esto puede causar la reducción de probióticos y el aumento de bacterias y hongos dañinos.
- **Drogas inmunosupresoras (esteroides, cortisona, etcétera):** estos medicamentos no sólo interfieren con el sistema inmunológico de nuestro cuerpo que normalmente eliminaría los microbios patógenos, también causan desequilibrio en los niveles de azúcar que le dan a estos microbios una oportunidad para proliferar.
- **Producción insuficiente de ácido clorhídrico:** el ácido clorhídrico se produce naturalmente en el estómago y actúa como una de las primeras líneas de defensa contra microbios dañinos, como los que causan envenenamiento por comida. Su insuficiencia también causa una digestión incompleta, lo que puede resultar en la fermentación de carbohidratos, los cuales alimentan muchos hongos y bacterias patógenas. Los medicamentos que reducen el ácido estomacal también pueden contribuir al problema.
- **Amalgamas dentales de mercurio:** los empastes plateados en tu boca están hechos de hasta 50% de mercurio, el cual se libera en su mayoría como vapores hacia tu cuerpo. El mercurio mata las bacterias beneficiosas y por tanto permite que los microbios dañinos asuman el control.
- **Múltiples parejas sexuales o sexo con una persona infectada:** algunas enfermedades infecciosas, incluyendo la

candidiasis, pueden propagarse por medio del contacto sexual.

- **Deficiencias nutricionales:** las deficiencias alimentarias de vitaminas, minerales, aminoácidos y ácidos grasos esenciales ayudan al crecimiento de los microbios dañinos. Sin estos nutrientes, la inmunidad del cuerpo puede quedar comprometida.

- **Dieta pobre:** una dieta alta en azúcares y carbohidratos refinados (piensa en bizcochos, galletas, pasteles, donas, pan blanco y pasta) alimentan a los microbios dañinos, dándoles la oportunidad de vencer.

- **Uso de drogas recreativas:** muchas drogas dañan el tracto digestivo y eliminan las bacterias probióticas beneficiosas.

- **Estrés, particularmente constante, crónico:** el estrés causa que las glándulas suprarrenales, dos glándulas en forma de triángulo que se encuentran arriba de los riñones, liberen la hormona cortisol, la cual con el tiempo puede deprimir el sistema inmunológico y causar un aumento en el azúcar de la sangre, lo que conlleva a alimentar a los microbios dañinos.

- **Exposiciones tóxicas:** además del mercurio, otros metales tóxicos pueden matar a las bacterias beneficiosas, permitiendo que los microbios dañinos proliferen. Muchas toxinas de plásticos, conocidas como xenoestrógenos, también actúan como potentes estrógenos en el cuerpo y pueden promover el crecimiento de bacterias y hongos dañinos en los intestinos.

- **Inmunidad débil:** un sistema inmunológico en riesgo puede permitir que los microbios dañinos crezcan en el cuerpo sin la respuesta inmune normal. Por el contrario, un radio desequilibrado de bacterias dañinas contra beneficiosas en los intestinos también puede debilitar la inmunidad.[13]

El hongo *candida*, y posiblemente otros microbios dañinos, también produce sustancias parecidas a hormonas que interfieren con la producción hormonal normal. Estas sustancias pueden afectar el equilibrio hormonal normal del cuerpo, especialmente en las mujeres. Además, los estudios sugieren que el crecimiento de *candida* es un factor subyacente probable en algunas reacciones alérgicas y en el aumento de alergias que ha habido a lo largo de las últimas décadas.[14]

Para ahora ya te habrás dado cuenta de que una discusión así en un libro sobre probióticos y alimentos fermentados debe significar que ayudan, y tienes razón. Restaurar el equilibrio sano del intestino con alimentos ricos en probióticos, junto con suplementos de alta calidad, puede destruir el hongo *candida* y reducir cualquier síntoma negativo asociado con él, pues sólo puede tomar el control si tenemos en primer lugar un desequilibrio bacteriano en el intestino, así que restaurar el balance es el primer (y mejor) paso hacia mantener a raya el *candida*.

¿Tienes las entrañas necesarias para una buena salud?

Antes de que podamos experimentar una muy buena salud en general, debemos restaurar la salud del tracto gastrointestinal y reducir la inflamación del cuerpo, ahora vinculada con casi todas las condiciones de salud crónicas —desde artritis hasta cáncer—, y asegurar una inmunidad saludable hacia las enfermedades. Para comprender el vínculo entre el intestino y la inflamación corporal generalizada será útil primero hacer un pequeño recorrido por el sistema gastrointestinal.

Tu sistema gastrointestinal

El proceso digestivo es en realidad transformador, pero la mayoría de la gente nunca piensa en él ni por un momento hasta que ocurre algún síntoma incómodo. Los alimentos que comes contienen proteínas, carbohidratos y grasas, los cuales necesitan descomponerse en aminoácidos, azúcares y ácidos grasos, respectivamente. Éstos son algunos de los pilares de cada célula, tejido y órgano en tu cuerpo. Idealmente, los alimentos que comes también contienen vitaminas, minerales y muchos otros compuestos, como enzimas, fitonutrientes y probióticos. Todavía escucho regularmente a alguien decir que "las vitaminas son innecesarias", pero en realidad lo son. El diccionario Oxford define *vitamina* como "cualquier grupo de compuestos orgánicos *esenciales* para un crecimiento y una nutrición normales, y que se requieren en pequeñas cantidades en la alimentación porque no pueden ser sintetizados por el cuerpo".[15] Los minerales son sustancias inorgánicas encontradas en los alimentos, esenciales para el funcionamiento del cuerpo, como calcio, magnesio, hierro y otros.

El sistema gastrointestinal comprende muchos órganos, incluyendo la boca, las glándulas salivales localizadas en la boca, el estómago, el intestino delgado, el intestino grueso, el hígado, la vesícula biliar, el páncreas y otros, pero éstos son los principales que discutiremos. El tracto gastrointestinal de una persona promedio mide alrededor de seis metros, procesa aproximadamente 25 toneladas de comida en el transcurso de una vida y realiza muchas otras funciones en tu cuerpo.

Cuando comes alimentos, la digestión empieza inmediatamente en tu boca por el acto de masticar. Cuando estás ocupado masticando los alimentos para descomponerlos, tus glándulas salivales empiezan a secretar jugos digestivos llenos de enzimas que descomponen aún más los alimentos, particularmente los almidones y los azúcares. Si estás ocupado trabajando, manejando o entretenido conversando durante las comidas y no masticas adecuadamente tus alimentos, en realidad estás minimizando un paso crítico en la digestión tanto por el hecho de que los alimentos no se descompondrán lo suficiente como porque no se mezclarán adecuadamente con las enzimas salivales.

Una vez que tragas, los alimentos pasan hacia un tubo conocido como esófago hasta que llegan al estómago. En el estómago, los alimentos permanecen alrededor de 20 o 30 minutos, mezclándose con cualquier enzima dentro de los alimentos (sólo los crudos) y con las enzimas salivales, lo que descompone aún más la comida. En este punto, los alimentos, particularmente los que son altos en proteína, pasan por un *baño ácido* mientras se mezclan con el ácido clorhídrico secretado por el estómago.

Los alimentos pasan entonces hacia el intestino delgado, donde los nutrientes se absorben a través de las vellosidades en las paredes intestinales y pasan directamente al torrente sanguíneo, donde viajarán hacia los lugares donde se necesiten más. Por ejemplo, el calcio viaja frecuentemente a través de las paredes intestinales, hacia la sangre y luego hacia los huesos, músculos, nervios y otras partes de nuestro cuerpo que necesiten de él para funcionar adecuadamente.

Nuestro cuerpo depende de muchas vitaminas y minerales necesarios para construir las células. La deficiencia de un solo nutriente puede causar una serie de problemas en el cuerpo. Ésa es una de las razones por las que mantener la salud del intestino delgado es crítica para la buena salud. Explicaré otras razones en un momento.

El hígado, el cual se encuentra bajo tu caja torácica, del lado derecho de tu cuerpo, produce una sustancia verdosa llamada bilis, la cual envía a la vesícula biliar para guardarla o secretarla según sea necesario para ayudar en la descomposición de los alimentos grasos. La vesícula biliar secreta esta bilis, la cual comienza las contracciones de los intestinos para empujar fuera de tu intestino delgado la materia de desecho que queda después de que se extraen el agua y los nutrientes de los alimentos.

Ahora considera que la dieta común es deficiente en vitaminas, minerales, otros nutrientes de plantas, agua y fibra. También es alta en azúcar, químicos artificiales y conservadores, y grasas que provocan inflamación, y puede generar toda una sarta de otros problemas nutricionales. Esta dieta provoca un caos en las paredes intestinales por las vellosidades que sobresalen como elementos dactilares. Éstos no sólo se vuelven menos capaces de absorber nutrientes de nuestros alimentos y suplementos, también se pueden inflamar por el daño e incluso cambiar de forma con el tiempo, lo que afecta todavía más su habilidad para llevar a cabo sus responsabilidades en la extracción de nutrientes.

Las paredes intestinales dañadas e inflamadas conducen a problemas en el balance normal de los microbios beneficiosos a patógenos, lo que se llama *disbiosis*. Este desequilibrio puede permitir después que otras bacterias y hongos dañinos se multipliquen, causando una serie de síntomas negativos dependiendo del tipo de infecciones presentes. La disbiosis puede causar un aumento en la permeabilidad de las paredes intestinales, haciendo más fácil que los microbios dañinos secuestren los procesos de absorción de nutrientes y permitan que los productos de desecho y los microbios patógenos tengan un acceso directo al torrente sanguíneo.

Aunque muchos médicos científicos continúan buscando la causa o causas de los desórdenes autoinmunes —en los que el cuerpo ataca a su propio tejido—, que son más de 80, incluyendo condiciones como artritis reumatoide, enfermedad celiaca, lupus y esclerosis múltiple, creo que la disbiosis es una de las causas principales de enfermedades autoinmunes y de un amplio rango de otras enfermedades.[16] También creo que la disbiosis es un factor subyacente para muchas otras condiciones de salud. Reincorporar una buena alimentación, sanar el intestino y restaurar un equilibrio saludable entre los microbios beneficiosos y patógenos es esencial para tratar la mayoría de las enfermedades. Restaurar los microbios beneficiosos ayuda a defender a nuestro cuerpo contra bacterias dañinas, virus, hongos, parásitos, desórdenes inflamatorios e incluso de los efectos perjudiciales de medicamentos como los antibióticos.

La conexión entre el intestino y la inflamación

Más y más investigaciones muestran que la inflamación es una causa fundamental para la mayoría de las enfermedades y es frecuentemente el resultado de las cantidades excesivas de microbios dañinos y las cantidades insuficientes de microbios probióticos en los intestinos. Cuando esto sucede puedes experimentar inflamación silenciosa sin siquiera darte cuenta. Peor que eso, puede estarse robando tu salud sin que lo sepas. Una creciente cantidad de investigaciones ligan la inflamación con fibromialgia, fatiga crónica, artritis, cáncer, enfermedades cardiacas, diabetes, obesidad y muchos otros problemas de salud.[17] Sin embargo, muy pocas personas alguna vez consideran su salud intestinal como un factor originario de estas condiciones graves y debilitantes. Por lo general, la gente asume que algunas de estas enfermedades son simplemente señales de envejecimiento. Pero incluso ciertas señales del envejecimiento que consideras inevitables pueden realmente ser el resultado del "uso y el abuso" de nuestros malos hábitos alimentarios y nuestros patrones de estilo de vida a lo largo de los años, o de los cambios de las bacterias en nuestro intestino con el paso del tiempo.

Las investigaciones muestran que el envejecimiento está vinculado con reducciones marcadas de varias especies de probióticos importantes, especialmente bifidobacterias y bacteroides.[18] Una reducción de estas bacterias beneficiosas puede sentar el escenario para una sensibilidad inmune inapropiada por parte del tejido linfoide en el intestino, también conocido como *tejido linfoide asociado al intestino*, lo que lleva al aumento de la inflamación y la permeabilidad intestinal, frecuentemente referida como "síndrome del intestino permeable". Cuando esto sucede, el cuerpo responde aumentando la producción de muchas proteínas inflamatorias que no sólo mantienen inflamado el intestino, sino causan una inflamación que puede extenderse a cualquier parte del cuerpo.[19] Así que podrías experimentar molestia y dolores en tus dedos o tal vez en tus rodillas, y no darte cuenta de que se originaron en tus intestinos.

Tu cuerpo puede ser capaz de lidiar con la inflamación a corto plazo, pero cuando la inflamación alcanza cierto nivel, muchas condiciones y enfermedades pueden surgir como resultado, incluyendo enfermedades cardiacas, disfunciones hepáticas o renales, condiciones autoinmunes, enfermedades neurológicas, obesidad, resistencia a la insulina, diabetes tipo 2 y muchas enfermedades infecciosas. El doctor Leonard Smith, reconocido cirujano cardiovascular y oncólogo, añade que "es interesante notar que el VIH y el envejecimiento comparten similitudes inmunológicas celulares".[20]

El vínculo con el intestino permeable

Algunos miembros de la comunidad médica están renuentes a reconocer que un aumento en la cantidad de bacterias patógenas y la insuficiencia de microbios beneficiosos puede llevar a incrementar la permeabilidad de los intestinos, también conocida como *síndrome del intestino permeable*. Ésta es una condición en que las paredes intestinales se vuelven cada vez más permeables, permitiendo que contenidos intestinales, como bacterias, virus, toxinas, partículas de alimentos o desechos intestinales, pasen al torrente sanguíneo, volviéndonos vulnerables a inflamación, condiciones inmunes y muchos otros problemas de salud. Pero la evidencia de que el síndrome del intestino permeable es un factor en muchas enfermedades, particularmente en condiciones inmunes, está aumentando.[21] Algunos de los síntomas del intestino permeable incluyen inflamación, cólicos, fatiga, sensibilidades alimentarias, enrojecimientos, dolores en articulaciones, dolores de cabeza y salpullidos. Esto puede tener como resultado enfermedad celiaca, enfermedad de Crohn, alergias, inflamación intestinal, colitis ulcerada, síndrome del intestino irritable, artritis, psoriasis, eczema y asma. Dado que puede dar acceso a virus al torrente sanguíneo, puede sentar las bases para condiciones virales como hepatitis viral e incluso VIH. También se ha vinculado con la enfermedad de Alzheimer.[22] Investigaciones recientes en el *Journal of Alzheimer's Disease* y *PLoS One* encontraron que la formación de placa amiloide en los cerebros de víctimas de Alzheimer es en realidad un compuesto antimicrobiano hecho por el cerebro para pelear contra virus, como herpes simple tipo 1 y otros.[23]

Y de acuerdo con nuevas investigaciones que compartiré en el siguiente capítulo, el desequilibrio microbiano del cuerpo sienta las bases para los síntomas del envejecimiento y la vulnerabilidad hacia enfermedades como el VIH.

Quienes padecen enfermedades graves no son los únicos que pueden experimentar inflamación de bajo grado y desequilibrio en la flora intestinal gracias a su estilo de vida moderno, con pocos alimentos frescos y una abundancia de alimentos sobreprocesados,

cargados de azúcares y llenos de elementos añadidos. Adicionalmente, nuestras dietas altas en proteínas animales con pocos alimentos vegetales pueden desequilibrar nuestra flora intestinal aún más
y llevar a una inflamación subclínica libre de síntomas. Luego añade
una ronda o dos de antibióticos, pastillas anticonceptivas, medicamentos generales para el dolor u otras drogas que dañen todavía
más el microbioma, y quedas vulnerable a infecciones y otros problemas de salud.

Si sospechas que tu flora intestinal está fuera de equilibrio, puedes preguntarte qué hacer para matar los microbios patógenos dañinos en los intestinos, reponer los probióticos, curar el daño a las
paredes intestinales y calmar la inflamación que empieza en los
intestinos. Muchas de las condiciones vinculadas con desequilibrios bacterianos intestinales y con el exceso de permeabilidad intestinal pueden corregirse con algunas mejoras en la dieta, la adición
regular de alimentos fermentados, el consumo de suplementos probióticos y algunos retoques que devuelvan a tu intestino a un estado más sano.

Comer más alimentos fermentados y tomar suplementos probióticos de calidad son formas excelentes de ayudar a restaurar el
equilibrio probiótico en nuestros intestinos. Pero como leerás en
el capítulo 6, no todos los alimentos fermentados están hechos
de la misma forma. En realidad, nuestro alimento rico en probióticos más común, el yogur, es sorprendentemente uno de los alimentos ricos en probióticos menores. Sigue siendo una buena
elección cuando los cultivos están vivos, pero te sorprenderá saber
que hay muchos otros alimentos fermentados que son superiores
al yogur en cuanto a la salud intestinal. Veamos un poco más de
cerca cómo tu dieta juega un papel crítico en la determinación
de tu salud en general.

Eres lo que comes

El adagio "eres lo que comes" puede que nunca haya sido más
cierto que ahora. De acuerdo con nuevas investigaciones, tu salud

puede determinarse por lo que comes y qué microorganismos lo acompañan. Aunque puede parecer un tanto obvio que una dieta alta en azúcar alimente microbios dañinos que causan enfermedades residiendo en los intestinos, puede sorprenderte saber que otros aspectos de tu dieta regular pueden afectar tu salud intestinal, como la cantidad de proteína animal que comes. Un nuevo estudio de la Universidad de Harvard, publicado en la revista *Nature*, encontró que la dieta altera rápidamente los microorganismos residiendo en los intestinos,[24] y si comes una dieta rica en carne o productos lácteos, puede que no te gusten los resultados. Desde hace mucho se sabe que la alimentación influye en el tipo y la actividad de los trillones de microorganismos residiendo en el intestino humano, pero los científicos de Harvard encontraron que incluso lo que comemos a corto plazo tiene efectos drásticos en el tipo y la cantidad de microbios intestinales, y su capacidad para incrementar la inflamación en el tracto gastrointestinal.

Los científicos descubrieron que los microbios encontrados en la comida misma, incluyendo bacterias, hongos y virus, colonizaron rápidamente el intestino, y tal vez más notablemente, descubrieron que una dieta basada en animales causaba el crecimiento de microorganismos capaces de provocar inflamación intestinal sólo dos días después de comer estos alimentos. Todavía más, la investigación ligó la inflamación causada por microbios con enfermedades crónicas graves, lo que significa que el estudio de Harvard tiene implicaciones trascendentales para la prevención y el tratamiento de enfermedades.

Los científicos trabajaron con voluntarios bajo una dieta de carne y queso, luego los pasaron a una rica en fibra, basada en plantas, para rastrear el efecto de los microbios intestinales. Comían huevos y tocino en el desayuno, un almuerzo de costillas y falda de res, y salami, prosciutto y un surtido de quesos para cenar, junto con cueritos de cerdo como refrigerios. Después de una pausa en esta dieta, los voluntarios comieron una dieta basada en plantas, con granola para desayunar; arroz jazmín, cebollas, jitomates, calabaza, ajo, chícharos y lentejas cocidas para comer, y una cena similar, con plátanos y mangos como refrigerios.

Los científicos analizaron los microbios de los voluntarios antes, durante y después de cada comida. Los efectos de la carne y el queso fueron inmediatos. La abundancia de bacterias cambió un día después de que la comida llegara al intestino. Después de tres días en cada dieta, las bacterias en el intestino también habían cambiado su comportamiento.

El científico encargado, el doctor Lawrence David, admite que la dieta de carne y queso usada en sus experimentos es extrema; sin embargo, una dieta así ayuda a pintar una imagen clara del resultado de una dieta pesada de queso y carne, y francamente, ésta es una típica alimentación para muchas personas que usan dietas altas en proteína para perder peso o quienes comen una dieta común. Esta dieta alta en proteínas animales claramente demuestra el impacto microbiano de la alimentación alta en proteína animal. El doctor David dijo en una entrevista con *Radio público nacional*, una revista digital: "Me encanta la carne [...] pero diré que definitivamente me siento mucho más culpable ordenando una hamburguesa [...] desde que trabajo en este campo".[25] También indica que el estudio abre una avenida potencialmente nueva para tratar las enfermedades intestinales. Yo añadiría que abre verdaderamente vías para tratar otras enfermedades inflamatorias en el cuerpo, dado que las enfermedades cardiacas, la diabetes, la artritis e incluso el cáncer se han vinculado con la inflamación del cuerpo.

¿Qué significa esto para ti? Pues, si quieres restaurar tu salud intestinal y general, puede que quieras reconsiderar comer esa salchicha envuelta en tocino, esa charola de quesos o esas costillas. ¿Esto significa que debas volverte vegano? Por supuesto que no, a menos de que así lo desees. Significa que la gente que come mucha carne se sentiría mejor si redujera su consumo de proteína animal en favor de opciones basadas en plantas.

Pocas personas siquiera se dan cuenta de que hay una gran variedad de excelentes fuentes de proteína vegetal, así que comparto mi lista para ayudarte a cambiar.

Principales fuentes de proteína libres de carne

Las dietas altas en proteína, como Atkins o South Beach, han dejado a muchas personas pensando que los productos animales son las únicas opciones para obtener suficiente proteína. Esto simplemente no es verdad. Mucha gente come cantidades excesivas de proteína de estas fuentes y, además de descontrolar el delicado balance microbiano en su intestino, crean altos niveles de acidez que sus riñones deben atender. Considera que nuestros ancestros más delgados y saludables comían sólo alrededor de 5% de su consumo calórico en proteína animal, mientras que nosotros comemos 40% de calorías de proeína animal, es decir, unos impactantes 113 kilogramos de carne por persona cada año.

Si buscas reducir tu consumo de carne, aquí hay algunas fuentes veganas de proteína que puedes incluir en tus comidas:

- **Aguacate**
- **Coco**
- **Leguminosas**, como alubias, frijoles negros, frijoles blancos, frijoles pintos, garbanzos, frijoles de soya, edamame
- **Nueces** (de preferencia crudas y sin sal), incluyendo almendras, nueces de Brasil, nueces de la India, nueces de macadamia, nueces pecanas, pistaches y nueces de Castilla (para mi delicioso yogur deslactosado estilo griego, véase la página 190)
- **Productos de soya** (orgánicos solamente, pues la soya está modificada genéticamente en gran medida), como tofu, miso y tempeh (para más información sobre alimentos fermentados de soya, véase el capítulo 5)
- **Quinoa**
- **Semillas**, como chía, linaza, semillas de cáñamo, pepitas, semillas de girasol y ajonjolí
- **Alternativas para lácteos**, incluyen leche de almendras, de coco, de semillas de cáñamo y de soya

Puedes notar que los polvos proteínicos no están en la lista. Aunque existen muchos polvos proteínicos de excelente calidad, también hay un número significativo de éstos que están muy procesados, cargados de azúcar o que contienen el neurotóxico glutamato monosódico dentro de sus múltiples disfraces, particularmente como "aislados". Si estás usando proteína en polvo, te recomiendo un polvo proteínico de alta calidad de semillas de cáñamo o de calabaza sin endulzantes ni añadidos. Asimismo, agrega otros tipos de semillas molidas, como calabaza, chía, linaza o girasol, a tu licuado para añadir proteína buena, grasas esenciales y fibra a tu dieta. También es una muy buena forma de alimentar los microbios beneficiosos para que ayuden a fortalecer tu salud contra la enfermedad.

La carne no es el único alimento que causa un cambio rápido en el ambiente microbiano intestinal. Las investigaciones presentadas en la revista *Anaerobe* encontraron que los adultos sanos que comían dos manzanas diariamente durante dos semanas presentaban cambios significativos en el número de probióticos en sus heces, un indicador del número de probióticos en el intestino. Los investigadores descubrieron que después de siete días de consumir manzanas, el número de bifidobacterias aumentó y el número siguió así cuando los investigadores revisaron nuevamente las muestras de heces después de otros siete días. También hallaron que los números de otros probióticos, como lactobacilos y enterococos, tendieron a aumentar. Ten en mente que no se administraron probióticos como tal en este estudio, así que el aumento en probióticos se basó en la proliferación de probióticos ya existentes en el intestino. Los científicos atribuyen el aumento de microbios al tipo único de fibra que se encuentra en las manzanas, llamado pectina, así como a otros compuestos de las manzanas que aún necesitan investigarse. Además, encontraron que los números de bacterias patógenas dañinas, como *E. coli* y *clostridium perfringens*, no aumentaron. De hecho, estas últimas en realidad disminuyeron, sin la administración de medicamentos antibacterianos o de remedios. Simplemente añadir manzanas a las dietas de los participantes fue suficiente para reducir las colonias de bacterias dañinas.[26]

Construir un mejor bioma

Construir un mejor microbioma en tu cuerpo no es sólo una de las mejores formas de prevenir los problemas de salud, es también una excelente forma de restaurar la salud óptima. El primer paso en la construcción de un equilibrio microbiano más sano es mejorar tu digestión. Aquí hay algunas formas naturales para mejorar tu digestión, atender las infecciones microbianas e inclinar la balanza a favor de los microbios beneficiosos.

Ser regular para una gran salud

La salud intestinal no es exactamente lo que podrías llamar un tópico de conversación casual. La eliminación de desechos es un asunto privado y a veces una lucha privada para muchas personas. Las opiniones profesionales varían sobre cuántas excreciones debería tener un adulto, variando entre tres al día y tres a la semana. Yo creo que si no tienes por lo menos una o dos excreciones sanas al día, es posible que sufras de estreñimiento. Si esto se vuelve la norma, puedes sufrir estreñimiento crónico, o tu falta de eliminación regular puede ser síntoma de otra condición.

Y si recuerdas nuestra exposición sobre cómo los nutrientes y el agua se extraen de los alimentos que comes, entonces probablemente te darás cuenta de la importancia de eliminar cualquier materia fecal que pueda estar atorada en tus intestinos antes de que las toxinas dañinas se absorban hacia el torrente sanguíneo por este medio. Además, estar estreñido puede dañar las delicadas vellosidades en las paredes intestinales, dejándote más susceptible a la enfermedad. Cuando la materia fecal se acumula, también puede contribuir a un desequilibrio entre las bacterias buenas y las malas.

Los intestinos constipados son comunes y pueden ser el resultado de numerosos factores. Insuficiente fibra insoluble en la dieta y no beber suficiente agua son las razones más comunes para que la gente se estriña. La buena noticia es que estos asuntos se

Estrategias para una mejor digestión

Aquí hay algunas estrategias simples para mejorar tu digestión, recuerda que la buena salud empieza con la buena digestión.

- Evita beber mucho con las comidas. El líquido diluye las enzimas digestivas naturales de tu cuerpo, las cuales se necesitan con toda su fuerza para lidiar con todos los alimentos pesados que la mayoría de nosotros ingerimos. Limita tu consumo de líquido en las comidas a una taza. Si bebes en las comidas, elige bebidas fermentadas, como kéfir o bebidas con una base de yogur.
- Toma más refrigerios y come porciones más pequeñas a lo largo del día en lugar de hacer grandes comidas. Tu cuerpo puede digerir mejor la comida en pequeñas cantidades.
- Tómate tu tiempo. Mastica tu comida bien y en verdad saborea los alimentos al bajar la velocidad. Masticar mezcla los alimentos con las enzimas digestivas que empiezan inmediatamente a mejorar la digestión. Recuerda nuestra exposición sobre la digestión: el estómago y los intestinos no pueden hacer el trabajo de los dientes, así que asegúrate de masticar bien.
- Come temprano en el día y no mucho antes de acostarte. Tu cuerpo necesita un tiempo adecuado para la digestión. Recostarte muy pronto después de comer es la receta para la acidez, la indigestión y una mala absorción de nutrientes.
- Intenta no comer cuando te sientas estresado. Si estás estresado frecuentemente, intenta crear una situación más relajante para comer. Las hormonas del estrés mandan la energía necesaria para la digestión hacia otras partes de tu cuerpo y eso puede resultar en indigestión.
- Come más alimentos fermentados. Chucrut no pasteurizado, yogur, kéfir, kimchi o kombucha (una bebida fermentada de té) son sólo algunos ejemplos de estos deliciosos alimentos promotores de la salud. Las bacterias presentes naturalmente ayudan en la digestión y regeneran las bacterias corporales naturales en el intestino. Leerás más sobre tus múltiples opciones de alimentos fermentados en el capítulo 6.
- Incluye un suplemento probiótico con el estómago vacío al levantarte por la mañana. Elige una fórmula que contenga un rango de

flora intestinal probada, como *lactobacillus acidophilus* y *bifidobacterium bifidus*. Al regular la flora intestinal, también regularás tus movimientos excretores y mejorarás tu digestión. (Para más información sobre cómo elegir entre todos los suplementos que hay, véase el capítulo 5.)

- Complementa con un producto enzimático digestivo de amplio espectro. Debe contener un rango amplio de enzimas, ya que cada una sirve un propósito único. La lipasa ayuda a la digestión de grasa, la proteasa ayuda en la digestión de proteína, la amilasa ayuda con la digestión de carbohidratos, la lactasa ayuda con la digestión de azúcares lácteos, la celulasa y la hemicelulasa ayudan con la descomposición de la fibra vegetal.

- Toma vinagre de manzana para una mejor digestión. Si batallas con la digestión, empieza con una cucharada de vinagre de manzana orgánico sin filtrar, diluido en media taza de agua alrededor de 10 minutos antes de tus comidas. El vinagre de manzana fermentado naturalmente estimula la producción natural del cuerpo de ácido clorhídrico para ayudar en la digestión de proteína. Evita el vinagre de manzana si te han diagnosticado una úlcera estomacal. Sin embargo, muchas personas que sufren de acidez en realidad tienen una insuficiencia de ácido clorhídrico.

- Disfruta de un té herbal de menta o jengibre. Se ha demostrado que ambos mejoran la digestión. Tómalos varias veces durante el día, aunque es mejor si se beben entre comidas en lugar de con ellas, así que espera al menos una hora después de comer para disfrutar estas bebidas deliciosas. En lugar de azúcar, elige stevia, un endulzante que es naturalmente de 300 a 1 000 veces más dulce que el azúcar, sin tener impacto alguno en el torrente sanguíneo o en los niveles de insulina.

- Come una dieta basada mayormente en plantas y reduce tu consumo de carne. La carne y los productos lácteos afectan negativamente los microbios intestinales durante las 24 horas siguientes a su consumo. Come más alimentos y fuentes de proteína vegetales (véase la página 49 para una lista de estos alimentos).

arreglan fácilmente al beber más agua y comer más alimentos altos en fibras, como verduras, leguminosas, nueces, semillas, moras y granos enteros (a menos de que tu estreñimiento sea un síntoma de la enfermedad de Crohn o de colitis; fibra adicional podría empeorar la condición). El síndrome del intestino irritable (sii) también puede causar estreñimiento, así como la falta de ejercicio y el uso de medicamentos, como los analgésicos. Cambios temporales en la salud, como el embarazo, también pueden resultar en estreñimiento temporal.

Si has descartado cualquiera de las condiciones médicas mencionadas o el embarazo y aun así no eres regular, aquí están algunos simples remedios para ayudarte a estimular tus funciones intestinales.

Probióticos, las bacterias beneficiosas. Toma un suplemento probiótico de amplio espectro dos veces al día y bien espaciados de las comidas (intenta cuando te levantes y cuando te vayas a dormir). Estas bacterias buenas son necesarias para fabricar nutrientes saludables en los intestinos, incrementar la absorción de vitaminas y controlar la proliferación de bacterias dañinas. No te dejes engañar por los comerciales de televisión, presionándote con yogures y otros alimentos procesados como si fueran soluciones probióticas para tus problemas de salud. Aunque algunos yogures son beneficiosos, hay muchas variedades de estos productos que tienen insuficientes cantidades y variedades de cultivos vivos como para hacer algún bien. Come una gran variedad de otros alimentos fermentados, como los que se tratan con gran detalle en el capítulo 6, para obtener los mejores resultados.

Magnesio. Este mineral es un laxante suave y efectivo que incrementa el contenido de agua en las heces para ayudar a la eliminación. La mayoría de la gente come una dieta deficiente en magnesio, lo que puede corregirse fácilmente al añadir hojas verdes oscuras, como espinacas y col rizada, calabaza y ajonjolí, nueces de la India y almendras, y leguminosas, así como remplazar la carne roja con pescados grasos, como el salmón silvestre. Un suplemento de calcio-magnesio de alta calidad, con al menos 400 miligramos de cada mineral, también es un buen complemento a tu dieta.

Aloe vera. No se escucha mucho sobre el aloe vera hoy en día, pero el jugo de esta planta se ha utilizado durante milenios no sólo para tratar úlceras en el tracto digestivo, sino para estimular la eliminación de materia fecal en los intestinos. Un cuarto de taza de jugo de aloe vera sin azúcar ni añadidos, dos veces al día, te ayudará a regularizarte.

Raíz de regaliz. Esta hierba medicinal sabe parecido a muchos de los dulces que llevan su nombre, pero no poseen sus propiedades terapéuticas. La raíz de regaliz reduce la inflamación intestinal y ayuda a eliminar desechos. Como beneficio extra, una taza de té de regaliz puede darte un estímulo cuando experimentas estrés tanto emocional como físico. La hierba también está disponible en forma de tintura. Los individuos con presión arterial alta o fallo renal, así como la gente que toma medicinas para el corazón deberían evitar el regaliz.

Yoga para llevar. La postura de yoga conocida como *apanasana* es una forma simple y efectiva de apoyar la limpieza intestinal y la eliminación de toxinas. A lo largo del día, toma un momento para estirarte sobre la espalda con las piernas extendidas y los brazos a los costados. Lentamente, levanta las piernas y dobla las rodillas, trayéndolas hacia el pecho, con los pies juntos y los dedos apuntando lejos de ti. Coloca las rodillas juntas sobre el pecho, envuelve los brazos alrededor de las rodillas y mantén la posición durante 20 segundos cuando menos. Con cuidado, gira hacia la izquierda y mantente así durante 20 segundos; luego gira hacia la derecha y permanece así durante el mismo tiempo. Repite todo el proceso al menos tres veces y luego relájate sobre la espalda con los pies extendidos.

Limpieza de colon. Si estos otros remedios y estrategias naturales todavía no funcionan, intenta una limpieza de colon como la que comenté a detalle en mi libro *Weekend Wonder Detox*.

La gran mayoría de la gente que sufre de estreñimiento puede librarse del problema —¡y del desecho!— en cuestión de días con algunos cambios simples en su estilo de vida. Si no ves mejorías después de intentar estos consejos y cambios de dieta, puedes consultar con un médico profesional calificado para que determine si el estreñimiento es un síntoma de una condición de salud subyacente. Sin embargo, la mayoría de la gente se sentirá tanto regular como renovada con algunas modificaciones simples en su estilo de vida.

Una vez que hayas marcado la pauta para una gran salud al mejorar tu digestión y eliminar cualquier clase de estreñimiento, estarás listo para usar los probióticos y obtener el resto de los beneficios para la salud que ofrecen, desde eliminar infecciones que causan enfermedades, hasta estimular tu salud cerebral y aliviar el dolor.

Capítulo 3
Del resfriado común a las superbacterias: probióticos al rescate

> Por lo general no nos enfermamos. Por lo general las bacterias nos mantienen bien.
>
> BONNIE L. BASSLER, bióloga molecular y catedrática
> Universidad de Princeton

Ángela supera la fatiga crónica

Desde el momento en que Ángela despertaba hasta el minuto en que se subía a la cama, estaba exhausta. Sabía que algo estaba mal, pero la pila de exámenes médicos no había encontrado la fuente de su fatiga. Cuando su médico estaba listo para dejarlo pasar, Ángela supo que necesitaba un acercamiento diferente. Entonces vino a verme.

Ángela tenía sólo 35 años cuando la fatiga se estableció después de una serie de eventos estresantes en su vida. Cuando le pregunté qué pasaba en su vida justo antes de la fatiga, me dijo que había perdido su trabajo y le había costado varios meses encontrar uno nuevo, por lo que cayó en una montaña de deudas. Además, le habían diagnosticado cáncer a su mejor amiga. Claramente, Ángela había estado bajo una cantidad tremenda de estrés que pudo haber debilitado su cuerpo. Le mandé hacer algunos análisis, lo que mostró

(continúa) ▶

que tenía una infección de *candida* junto con una función débil de glándulas suprarrenales. Las suprarrenales son dos glándulas triangulares localizadas sobre los riñones que ayudan al cuerpo a lidiar con todas las clases de estrés, incluyendo el emocional, las variaciones de temperatura, los cambios de altitud, el ruido excesivo, los golpes físicos y otros.

Empezamos a trabajar de inmediato en la dieta de Ángela, la cual había sido muy pesada en azúcares escondidos y almidones refinados, sin mencionar los refrescos que tomaba regularmente. Eliminamos todos estos elementos al principio para asegurar que su dieta fuera considerablemente libre de azúcar durante por lo menos un mes. Le recomendé un suplemento probiótico que contenía cepas con efectos antiinflamatorios documentados, como *L. bulgaricus*, *L. casei*, *L. plantarum*, *L. reuteri* y *L. rhamnosus*. También contenía cepas con efectos antimicrobianos, incluyendo *B. breve*, *S. thermophilus* y especialmente *S. boulardii*, pues los estudios habían demostrado que esta última era efectiva contra las infecciones de *candida*. Ángela estuvo de acuerdo en tomar dos suplementos probióticos tres veces al día.

Agregué algunos antimicrobianos herbales, como aceite de hojas de olivo y orégano, tomados al menos varias horas antes de los probióticos para asegurar que no destruyeran las bacterias beneficiosas, sino trabajaran en la infección de *candida*. Incluí algo de ginseng, raíz de regaliz y altas dosis de vitamina C para atender la debilidad suprarrenal.

Ángela volvió a verme un mes después, diciendo que su energía había mejorado definitivamente. Estimaba que estaba 50% mejor que cuando la vi 30 días antes. Le pedí que continuara con el programa que había creado para ella y volviera en un mes, lo que hizo. En esa ocasión dijo sentirse "como ella misma otra vez"; se sentía "capaz de conquistar el mundo". Aunque estaba encantada de escucharlo, le pedí a Ángela que conservara un poco de esa energía para su curación y que tomara un tiempo libre para ella, previniendo que sus suprarrenales se desgastaran. Cuando le hice análisis, no había rastro de la infección de *candida* y su función suprarrenal parecía normal. Ángela está de nuevo en la cima de su vida, sintiéndose mejor que nunca.

Vivimos en un mundo obsesionado con los gérmenes, y percibimos a las bacterias como el enemigo. Armados con jabones antibacterianos, toallitas húmedas y productos de limpieza, declaramos la guerra al enemigo percibido, aunque invisible. A pesar de que, ciertamente, algunas bacterias pueden ser dañinas o incluso mortales, hay incontables bacterias que vagan por el mundo hasta nuestro cuerpo y nos mantienen sanos y vivos a cambio de llevarlas de paseo.

La llegada de las superbacterias y la caída de los antibióticos

Durante muchos años, a partir de la segunda mitad del siglo xx, los antibióticos se convirtieron en nuestra principal arma contra las enfermedades ocasionadas por bacterias, y salvaron a mucha gente. De pronto teníamos medicinas increíblemente efectivas contra las enfermedades bacterianas, desde gonorrea hasta neumo-nía. Los antibióticos no sólo trabajaban, sino que lo hacían rápidamente. Ya tampoco estábamos preocupados por la mayoría de las enfermedades infecciosas, pues una visita rápida al doctor y una prescripción de antibióticos podía eliminarlas en cuestión de días.

Pero la prescripción excesiva de antibióticos, su prescripción incorrecta para enfermedades virales, el mal uso que se hizo de ellos y el uso prolongado de productos antibacterianos le ha dado a las bacterias dañinas la oportunidad de aprender cómo "ganarle" a nuestra mejor arma contra ellas, toda una categoría de medicamentos que llamamos antibióticos.

Esto fue lo que pasó: los pacientes no estaban felices al dejar los consultorios de sus médicos sin una prescripción para algún medicamento que aliviara su miseria, sin importar que sufrieran de un resfriado común o del virus de la gripe, así que los doctores les dieron recetas al parecer inofensivas para antibióticos. Recuerda: ¡los antibióticos funcionan contra las bacterias, no contra los virus!

Al mismo tiempo, y hasta nuestros días, las empresas comenzaron a fabricar jabones antibacterianos, productos de limpieza, aromatizantes en aerosol y desinfectantes, asustando al público con imágenes de bacterias espeluznantes en comerciales y anuncios publicitarios para que empezáramos a usar estos productos antibacterianos —y mucha gente todavía lo hace— con la esperanza de que evitáramos cualquier contagio con los resfriados y la gripe "en el ambiente". Estos productos tampoco funcionan con los virus, y su efectividad contra otros microbios también es cuestionable, sin mencionar que sus ingredientes tóxicos son dañinos para la salud, pero ésa es otra historia. (Revisa mi libro *Weekend Wonder Detox* para más información sobre esta historia de toxicidad.) Como testamento de nuestra "germofobia" colectiva, los Centros para el Control y la Prevención de Enfermedades encontraron que, entre 2003 y 2006, la sustancia antibacteriana tóxica encontrada en muchos jabones y aerosoles comerciales, triclosán, había aumentado 42% en la orina humana.[1] Este aumento de triclosán en nuestra orina mostraba el incremento de nuestra exposición a este químico antibacteriano tóxico.

Los médicos también empezaron a prescribir de más los antibióticos, para todas las condiciones vinculadas con bacterias, incluso el acné. Yo lo sé: cuando tenía nueve años, mi médico me recetó antibióticos que debía tomar durante varios *años*, sólo para tratar el acné adolescente. Mi experiencia no es la única. Muchas otras personas recibieron prescripciones a largo plazo de antibióticos que trataran su acné mucho antes de que el conocimiento médico sobre el daño potencial al cuerpo sobrepasara cualquier beneficio de dicha práctica.

Los veterinarios y las granjas productoras también empezaron a prescribir de manera excesiva y errónea los antibióticos para mascotas y animales de granja. Algunos expertos estiman que al menos la mitad de todos los antibióticos usados en algunos países están dirigidos a operaciones de producción inmensas en las granjas.[2] El periodista Brandon Keim encontró que mucho del uso de antibióticos "es para tratar el contagio de enfermedades en las prácticas industriales de cría de animales o simplemente para acelerar su crecimiento. Como resultado, las granjas se han vuelto una caja de Petri gigantesca para las superbacterias, especialmente las resistentes a la meticilina, *staphylococcus aureus* o SARM, que mata a veinte mil estadounidenses cada año. Más que el sida".[3]

Quienes con frecuencia tomamos antibióticos para una enfermedad bacteriana, los tomamos incorrectamente también. Puede que los hayamos tomado durante algunos días sin notar ninguna diferencia, así que dejamos de tomarlos completamente, incluso si el doctor aconsejó tomar toda la prescripción durante una semana o más, o nos brincamos dosis de los antibióticos por nuestras agendas ocupadas, incluso si debíamos seguir las instrucciones.

Aunque nosotros, nuestros médicos y los fabricantes de productos antibacterianos pudimos haber tenido buenas intenciones, colectiva e inadvertidamente dimos una oportunidad a las bacterias causantes de la enfermedad para volverse "instruidas" y aprender cómo sobrepasar los medicamentos antibióticos. La idea de bichos microscópicos venciendo a algunas de nuestras mejores medicinas puede parecer extravagante, pero es exactamente lo que ha estado pasando desde que empezamos a usar medicamentos antibióticos y productos antibacterianos. Con el mal uso, el uso excesivo y el abuso de nuestras "medicinas milagrosas" hemos creado un monstruo y desarrollado nuestra relación de amor y odio actual con los medicamentos antibióticos, y el miedo resultante a las superbacterias.

El periodista de *CBC News*, Chris Wodskou, describe la situación: "Durante toda la historia de los antibióticos ha habido una cierta carrera armamentista entre las bacterias y la medicina. Las bacterias desarrollan una resistencia a un medicamento y la medicina responde produciendo nuevos antibióticos. Las bacterias desarrollan resistencia a éstos y la medicina inventa antibióticos todavía más nuevos". Pero esto no es un proceso que pueda continuar indefinidamente, como pronto descubrirás, pues las bacterias están descubriendo cómo sobrepasar los antibióticos a los que ni siquiera se les ha expuesto todavía. Y el acercamiento antibiótico resulta en cepas de bacterias más fuertes y más virulentas. Se están volviendo como bacterias con esteroides de cierta manera.

Añade que "muchos de los expertos en salud pública y médica ahora temen que estemos en el umbral de una inquietante nueva era, la era postantibiótica".[4]

Hemos dependido y seguimos dependiendo de los antibióticos para tantas cosas que la mayoría de nosotros los damos por sentado. Algunos de sus usos incluyen (aunque no están limitados a):

- Atender infecciones de bacterias dañinas
- Prevenir que se infecten heridas y lesiones
- Ayudar en trasplantes de órganos y pacientes de quimioterapia cuyos sistemas inmunológicos se hayan vuelto vulnerables a infecciones
- Usar durante o después de una cirugía

Como si no fuera poco que las bacterias estén sobrepasando nuestros medicamentos antibióticos y nuestros productos antibacterianos, incluso están compartiendo conocimiento para ayudar a otras bacterias a superarlos también. Stephen Harrod Buhner, autor de *Antibióticos naturales*, describe la situación adecuadamente: "Una vez que una bacteria desarrolla un método para contrarrestar un antibiótico, las bacterias están interactuando con tantas otras formas y cantidades de bacterias como pueden. De hecho, las bacterias se comunican por líneas de especies, algo que no se cree que hicieran antes del advenimiento de los antibióticos comerciales. Lo primero que comparten es información sobre la resistencia, y lo hacen de muchas formas diferentes".[5]

Dado que seguimos usando muchos antibióticos, varias personas que no toman toda la prescripción buscan una manera de deshacerse de las sobras. Eso significa que la gente los echa por el inodoro, o los orina en el inodoro —recuerda: si tomamos antibióticos, algo del medicamento permanece en nuestra orina—, lo cual termina en nuestro suministro de agua. Cada vez hay más reportes sobre hallazgos en los suministros de agua de las naciones más industrializadas contaminados con pequeñas cantidades de antibióticos, lo que significa que las bacterias acuáticas están expuestas a estos antibióticos en pequeñas dosis durante periodos prolongados.

Cómo las bacterias les ganan a los antibióticos

Las bacterias pueden compartir información sobre resistencia directamente o extrayéndola de sus células para que otras bacterias puedan tomar la información más tarde. Hay múltiples formas en que las bacterias comparten información, incluyendo:

- Codificar plásmidos, que son esencialmente cadenas de ADN con cromosomas independientes, para incluir información sobre resistencia, la cual pasa entonces a otras bacterias. Estos plásmidos son cadenas altamente movibles de material genético, ampliamente intercambiables entre las bacterias.
- Al usar transposones, partes del ADN de las bacterias que a veces se conocen como "genes saltarines" porque permiten que una cantidad significativa de información sobre resistencia se libere hacia el ambiente, donde otras bacterias podrán recogerla después.
- Al usar virus conocidos como bacteriófagos, o virus bacterianos, que hacen copias de los compuestos de los genes que contienen información sobre resistencia y luego las reparten a otras bacterias.[6]

Un antibiótico de uso común, conocido como tetraciclina, se ha demostrado que estimula la transferencia, movilización y el movimiento de los transposones y los plásmidos entre 100 y 1 000 veces más que las bacterias que no han estado expuestas a la tetraciclina. Esta transferencia de material genético e información sucede incluso con pequeñas dosis de estos medicamentos antibióticos, que es como usualmente se receta la tetraciclina.[7] Éste es sólo un ejemplo de cómo los medicamentos antibióticos educan a las bacterias para volverse más fuertes y cada vez más resistentes a ellos. Es una ilustración excelente de cómo las bacterias no sólo conservan esta recién encontrada información para sí, sino que la comparten con otras bacterias para que puedan aprender colectivamente de la experiencia de la bacteria original.

Buhner dice: "Esta exposición está creando exponencialmente un aprendizaje sobre resistencia; entre más antibióticos vayan al agua, más rápido aprenderán las bacterias".[8]

Antes del descubrimiento y el uso de los antibióticos no teníamos idea de que las bacterias, incluso de tipos diferentes, compartieran información para ayudarse a volverse más fuertes y multiplicarse. Gracias al advenimiento de los antibióticos ahora sabemos que esto es cierto. Desafortunadamente, en el proceso hemos incitado el desarrollo de bacterias resistentes a los antibióticos. Pocas personas dirían que los antibióticos no tienen mérito —han salvado a muchos y mejorado la calidad de vida para muchas personas a lo largo del último siglo—, pero apenas empezamos a comprender los problemas inherentes de nuestro mal uso y nuestra dependencia excesiva a ellos: las superbacterias.

Creamos las superbacterias

Tan reciente como 1970, la gente creía que los científicos le habían ganado la partida a todas las enfermedades infecciosas. El director de Salud Pública de Estados Unidos, William Steward, le dijo al Congreso que era "tiempo de cerrar el libro sobre las enfermedades infecciosas".[9] Su comentario representaba lo que muchas personas creían al respecto. El descubrimiento de los antibióticos a principios de ése siglo parecía haber eliminado muchas de las enfermedades infecciosas de épocas anteriores. Pero ahora se está descubriendo que muchas de las viejas enfermedades están regresando con más fuerza todavía.

De acuerdo con los Centros para el Control y la Prevención de Enfermedades, "los líderes de la salud mundial han descrito a las bacterias resistentes a antibióticos como 'bacterias de pesadilla', las cuales 'presentan una amenaza catastrófica' para la gente de todos los países del mundo". Sólo en Estados Unidos, cada año al menos dos millones de personas se infectan con bacterias resistentes a antibióticos. Tristemente, se estima que 23 000 de esas personas morirán anualmente como resultado de tales infecciones.[10]

Considera el SARM como ejemplo. La bacteria conocida como *staphylococcus aureus* es ahora resistente al medicamento antibiótico meticilina. De ahí viene su nombre, SARM. Esta enfermedad solía infectar principalmente a individuos con problemas inmunológicos, o a los muy jóvenes y muy viejos. Ahora los niños y los adultos sanos también presentan esta infección bacteriana. Aunque todavía hay otros antibióticos que no sean meticilina, capaces de tratar esta enfermedad, vinculada con infecciones sistémicas de la sangre, el corazón, la médula espinal o los huesos, algunos expertos estiman que sólo estamos a unos años de distancia para que la enfermedad no tenga un tratamiento antibiótico en lo absoluto.[11]

Los expertos también estiman que 30% de todas las infecciones de tracto urinario de *E. coli* son resistentes a los tratamientos, mientras que una década antes era sólo 5%.[12] Posiblemente como resultado de la creciente preocupación sobre esta infección bacteriana, los científicos han descubierto que la *E. coli* ha desarrollado un método de resistencia único. Aunque la *E. coli* y otras bacterias conocidas como *klebsiella* fueron las primeras en presentar esta forma de resistencia a los antibióticos, muchas otras bacterias infecciosas han empezado a usar desde entonces este mecanismo particular para esencialmente desarmar a nuestros medicamentos. En especial, las bacterias *E. coli* y *klebsiella* innovaron en las estrategias para sobrepasar a los antibióticos.

Este mecanismo puede haber resultado en una enfermedad infecciosa: *klebsiella pneumonia* resistente al carbapenem (KPRC), que es una forma casi imposible de tratar la infección bacteriana *klebsiella*, la cual mata a muchas de sus víctimas. Otras enfermedades, como la *enterobacteriaceae* resistente al carbapenem (ERC), también han surgido ahora. La enfermedad de transmisión sexual gonorrea se ve ahora como una seria amenaza, pues el culpable bacteriano se volvió resistente al tratamiento antibiótico. La bacteria *clostridium difficile*, que puede causar síntomas desde diarrea hasta inflamación mortal de colon, también se volvió resistente a los antibióticos. El número de cepas bacterianas que se están volviendo resistentes a lo que una vez consideramos nuestro mejor medicamento aumenta rápidamente.

Aunque la mayoría de nosotros sabemos que se les da antibióticos a los animales, particularmente en las granjas productoras,

Un estudio alarmante sobre el pollo

De vez en cuando leo un estudio que me espanta por completo. Éste es uno de esos estudios. Una vez que lo leas, estoy segura de que comprenderás por qué.

Estudios como el que condujo Stuart Levy, un profesor que fundó y dirige el Laboratorio Levy en el Centro de Adaptación Genética y Resistencia a Medicamentos, en la escuela de medicina de la Universidad Tufts, puede ayudarnos a comprender aún más por qué las bacterias resistentes a los antibióticos están aumentando. El doctor Levy realizó un experimento para seguir el flujo de bacterias resistentes en las granjas. Tomó 300 pollos y los dividió en seis grupos de 50 por jaula. Cuatro jaulas estuvieron confinadas en un granero, mientras que las otras dos estaban afuera. A la mitad de los pollos se les dio dosis extremadamente pequeñas del antibiótico oxitetraciclina. Entonces analizó las heces de todos los pollos y de las familias que vivían cerca cada semana.

Entre 24 y 36 horas después de comer el alimento con el antibiótico, las heces de todos los pollos que lo comieron mostraban bacterias resistentes a *E. coli*. No mucho después, los pollos que nunca comieron el alimento con antibiótico también eran resistentes a él. Lo impactante, sin embargo, es que después de tres meses *la E. coli* encontrada en todos los pollos era resistente no sólo a la tetraciclina, sino a otros antibióticos también, incluyendo ampicilina, estreptomicina y sulfonamidas, aunque nunca estuvieron en contacto con estos medicamentos. Después de seis meses, su *E. coli* era resistente a otros cinco antibióticos más, con los que nunca estuvieron en contacto.

En un estudio alemán similar, los investigadores mostraron que en sólo dos años la gente en la comunidad aledaña también tenía bacterias resistentes a los antibióticos.[13]

En un artículo publicado en el *New York Times*, "Saltos genéticos para diseminar una toxina en la carne", la especialista en enfermedades infecciosas Marguerite Neill dijo: "En la batalla de la humanidad para conquistar las enfermedades infecciosas, el ejército contrario se está incrementando con remplazos frescos".[14]

puede que nos sorprenda saber que también se utilizan en los productos. Lo leíste bien, dije que "los antibióticos se usan en los productos". En Estados Unidos se riegan entre 20 y 25 000 kilo gramos de tetraciclina y estreptomicina sobre los árboles frutales cada año, principalmente en manzanos y perales, para combatir la plaga conocida como fuego bacteriano. Los expertos estiman que es el equivalente de tratar a 18 millones o más de personas con antibióticos.[15]

Las granjas no son los únicos lugares que puedan albergar patógenos resistentes a los antibióticos; los hospitales también se han convertido en semilleros de superbacterias resistentes a los antibióticos, como SARM, *D. diff* y CRE.[16] Ahora los pacientes están en riesgo de contraer estas enfermedades mortales como resultado de la exposición a ellas durante procedimientos médicos en hospitales, muchos de los cuales en cambio podrían haber salvado sus vidas.

Es imperativo para nuestra salud a largo plazo, como individuos y especialmente en colectividad, para las generaciones futuras, que no sólo dejemos de usar mal los antibióticos y los agentes antibacterianos, sino que consideremos también otras opciones para mantener fuertes nuestros sistemas inmunológicos e incluso combatir las bacterias patógenas. Ahí es donde entran los probióticos.

Probióticos al rescate

Aunque el miedo pueda ser una reacción natural a la situación que enfrentamos hoy en día —y con toda razón—, la historia no es de "perdición"; en realidad es una de esperanza y empoderamiento. Los probióticos —las bacterias buenas— pueden ayudarnos en nuestra batalla contra las bacterias y los virus dañinos, incluso con infecciones bacterianas resistentes a antibióticos y superbacterias. Una fabulosa investigación reciente continúa apilando las pruebas de las muchas formas en que los probióticos son beneficiosos para nuestra salud, y especialmente cómo pueden ayudar a nuestro cuerpo a pelear contra las enfermedades infecciosas. A pesar de que parte de la investigación es preliminar, considerando la seguridad y la efectividad que están demostrando tener los probióticos, junto con la seriedad de la situación que enfrentamos, es importante revelar nuestro aliado actual y futuro en nuestro esfuerzo por protegernos de bacterias dañinas y mejorar nuestra inmunidad en su contra.

La mayoría de las personas aún ven a las bacterias probióticas sólo como beneficiosas para la salud intestinal, principalmente tomadas junto con antibióticos para prevenir los efectos secundarios que esos medicamentos ocasionan. Incluso las agencias reguladoras han restringido lo que dicen los fabricantes de suplementos probióticos, sólo permitiendo que se declaren beneficios en la salud digestiva e inmunológica, a pesar de que las investigaciones demuestran que las aplicaciones terapéuticas de los probióticos van más allá del intestino. Y aunque los probióticos son ciertamente beneficiosos para estos propósitos, ofrecen mucho más que eso en el posible tratamiento de otras enfermedades, incluso padecimientos que nuestros mejores medicamentos ya no pueden detener.

Antes de explorar la creciente evidencia de que los probióticos son un tratamiento potencial para varias enfermedades graves e incluso mortales, primero examinemos la forma en que los probióticos pueden trabajar. Una nueva investigación sugiere que los probióticos pueden trabajar de muchas formas para ayudar a estimular nuestra inmunidad a las enfermedades y nuestra salud en general. Compara eso con los antibióticos, los cuales trabajan indiscriminadamente, matando todas las bacterias frente a ellos, sean buenas o malas; claro, si es que esas bacterias no han desarrollado una resistencia a ellos. Como dijimos antes, una cantidad creciente de cepas bacterianas se está volviendo resistente a los antibióticos, pero los científicos saben que los probióticos están teniendo muchos efectos beneficiosos en el cuerpo. Aquí hay nueve formas en que consideran que los probióticos pueden ayudar a mejorar nuestra salud:

**Algunos probióticos han desarrollado resistencia
a medicamentos antibióticos**

Dado que discutimos la resistencia antibiótica de las bacterias patógenas dañinas, puede que te interese saber que ciertos probióticos
también han desarrollado esta resistencia. Aunque la primera situación puede tener consecuencias mortales para los humanos, la última
puede en realidad ser beneficiosa. Los científicos de la Universidad
Guizhou, la Academia China de Ciencias, la Universidad Tsinghua y la
Universidad Renmin de China colaboraron en un estudio para analizar
100 cepas de bacterias probióticas y determinar si también habían
desarrollado resistencia antibiótica en sus genes. Analizaron 23 cepas
secundarias de *lactobacillus delbrueckii bulgaricus*, 26 *lactobacillus
casei*, 30 *streptococcus thermophilus*, 5 *lactobacillus acidophilus*, 6
lactobacillus plantarum y 10 *lactobacillus paracasei*. Los científicos
encontraron que todos los probióticos eran resistentes a los antibióticos gentamicina y estreptomicina; 42 eran resistentes al medicamento vancomicina, y todos morían de cierta manera por los antibióticos
cefalexina, eritromicina, tetraciclina y oxitetraciclina.[17] Pero, ¿qué significa esto para ti? Significa que querrás reponer tus suministros de
probióticos cuando estés tomando estos antibióticos específicamente,
pues algunos todavía matan rampantemente bacterias beneficiosas.

- Producen sustancias antimicrobianas.
- Los probióticos mejoran la respuesta inmunológica a los patógenos.
- Disminuyen la respuesta inflamatoria del cuerpo.
- Los probióticos ayudan en la programación temprana del sistema inmunológico, resultando en una respuesta inmune mejor equilibrada y reduciendo el riesgo de desarrollar alergias.
- Mejoran la membrana mucosa y sus funciones en el intestino.
- Los probióticos aumentan la estabilidad y la recuperación
  de los microbios en el cuerpo cuando han estado alterados
  por medicamentos como los antibióticos o por una mala
  alimentación.

- Regulan la expresión genética para las condiciones y enfermedades de salud.
- Los probióticos crean proteínas importantes y enzimas que el cuerpo necesita.
- Decrecen la habilidad de los microbios patógenos de ser capaces de adherirse a ciertos lugares del cuerpo, como la pared intestinal.[18]

Los científicos proponen estos nueve mecanismos como formas para que los probióticos trabajen, incluso mientras investigan estos mecanismos en mayor detalle. Mientras continúan determinando *cómo* trabajan, lo que sí saben es que *funcionan* para varias cuestiones de salud.

Cuando la medicina es peor que la enfermedad

Si alguna vez has tomado una dosis de antibióticos, entonces probablemente estás familiarizado con algunos de los efectos secundarios de estos medicamentos, incluyendo molestias gastrointestinales, crecimiento excesivo de bacterias dañinas en los intestinos y diarrea. Para muchas personas, las secuelas de tomar antibióticos son tan malas como los problemas de salud que los llevaron a tomar antibióticos en primer lugar. Afortunadamente, una de las áreas en que los probióticos brillan verdaderamente es lidiar con el aumento de bacterias dañinas y la diarrea que resulta de tomar estos medicamentos. Muchos médicos ya les aconsejan a sus pacientes tomar suplementos probióticos cuando toman antibióticos. Y con buena razón. Las investigaciones muestran que muchas personas ya han experimentado menos efectos secundarios con estos medicamentos cuando los toman en conjunción con probióticos. Científicos en Nutrición y Salud DuPont, Nutrición Activa Katvik, en Finlandia, condujeron un estudio para probar la efectividad de los suplementos probióticos para *1)* prevenir la diarrea relacionada con antibióticos, y *2)* evaluar el índice de infecciones de C. *diff* y la diarrea resultante del uso de antibióticos. Encontraron que entre más alta fuera la dosis de probióticos, la gente experimentaba menos incidencia y duración de diarrea al tomar antibióticos. También encontraron que los participantes tomando suplementos probióticos tenían menos fiebres, dolores abdominales e inflamación.[19]

En otro estudio de 255 adultos, los científicos dieron a algunas personas dos cápsulas probióticas que contenían *L. acidophilus* y *L. casei*, mientras que otros recibieron una cápsula con un placebo y una cápsula con probióticos, y aun algunos recibieron sólo cápsulas de placebos. Encontraron que las personas que recibieron dos cápsulas de probióticos diariamente sólo tenían la mitad de la incidencia de diarrea asociada a antibióticos que los que tomaron un placebo y un probiótico, y sólo un tercio de la incidencia de la gente que sólo tomó placebos. Este estudio demostró no sólo que estas dos cepas de probióticos trabajaban para eliminar los efectos secundarios de los medicamentos antibióticos, sino que entre más alta es la dosis, mejores serán los resultados.[20] Este estudio muestra que cuando se trata de probióticos, el tamaño es importante, es decir, la dosis. Los científicos también concluyeron que el tiempo adecuado tiene un papel importante. Cuando se trata de tomar probióticos junto con los antibióticos, es mejor empezar a tomar probióticos de inmediato y continuar tomándolos después de completar el tratamiento de antibióticos.

Recientemente, los investigadores del Centro Médico Deaconess Beth Israel, en Boston, Massachusetts, exploraron el gran volumen de estudios que vinculan el uso de probióticos para reducir la diarrea asociada con los antibióticos. Su metaanálisis de 34 estudios encubiertos, elegidos al azar y controlados con placebos, que incluyeron a 4 138 personas, encontró que los probióticos tomados con antibióticos prevenían el efecto secundario de la diarrea.[21]

Así que sabemos que tenemos menos efectos secundarios cuando tomamos probióticos junto con los antibióticos, ¿pero qué pasa con los efectos directos de los probióticos en las bacterias dañinas y las infecciones que resultan de ellas? Ésta es un área donde la investigación sobre probióticos empieza a dar luz.

Todo está en las cepas: diarrea asociada a los antibióticos

Para ahora ya habrás adivinado que diferentes cepas de probióticos producen diferentes resultados. A lo largo de este capítulo y el siguiente leerás que, aun si no hay una sola cepa milagrosa que sea efectiva contra todas las enfermedades, hay muchas cepas que demuestran una efectividad tremenda contra condiciones específicas.

Lactobacillus plantarum es una de las cepas de probióticos que trabajan para cortar los efectos secundarios de los antibióticos.[22] Otras investigaciones mostraron que las bacterias *L. casei, L. bulgaricus* y *S. thermophilus* también cortaban la incidencia de diarrea asociada con antibióticos en casi dos terceras partes. Este efecto secundario puede no parecer relevante, pero lo es: la diarrea durante o después del uso de antibióticos demuestra la destrucción rampante de bacterias intestinales importantes, lo que puede sentar las bases para otras condiciones de salud. Por tanto, prevenirla totalmente es invaluable en el mantenimiento de una buena salud y la prevención de enfermedades. Esta clase de resultado es impresionante desde cualquier punto de vista, y cuando consideras que la diarrea asociada a los antibióticos puede en realidad ser más seria e incluso una amenaza para tu vida, particularmente entre personas mayores y los individuos con problemas inmunológicos, esta investigación demuestra el potencial de los

Mejor salud dental con los probióticos

La periodontitis es una enfermedad de las encías que daña el tejido blando en la boca y puede también destruir el hueso que sostiene tus dientes.[26] Puede causar inflamación alrededor de los dientes y puede resultar en huecos entre los dientes y las encías. El desorden es, desafortunadamente, común y aumenta el riesgo de sufrir un ataque al corazón o un derrame, así que es una buena idea atender cualquier infección posible lo más rápido que puedas. Por fortuna, algunos probióticos también han demostrado ser prometedores en el tratamiento de desórdenes dentales y pueden ayudarnos a mantener nuestra salud dental.

probióticos para mejorar la salud, reducir los efectos secundarios de los medicamentos y disminuir los costos de cuidados, o incluso salvar vidas.[23]

Algunas cepas de probióticos han demostrado su efectividad en la reducción de infecciones y diarrea vinculada con antibióticos en bebés y niños, pero no en adultos. Estas cepas incluyen *lactobacillus GG* y *lactobacillus reuteri*.[24] Eso no significa que estas cepas sean inútiles para los adultos, sino que fueron inefectivas para los adultos con estos síntomas en este estudio. En otros estudios, *L. reuteri* ha mostrado ser una gran promesa para tratar los efectos secundarios de la quimioterapia en pacientes adultos con cáncer, incluyendo diarrea, así como mejorar la tolerancia alimentaria en bebés prematuros.[25] Así que no cometas el error de pensar que *lactobacillus reuteri*, o de hecho cualquier otro probiótico, es inútil en todas las situaciones o incluso en todos los casos de diarrea. El mensaje que podemos deducir de esta investigación es que necesitamos escoger las mejores cepas de probióticos para nuestras necesidades y circunstancias específicas, lo que estaremos discutiendo en gran detalle a lo largo del siguiente par de capítulos.

Un estudio reciente publicado en el *Journal of Clinical Periodontology* subraya los hallazgos sobre los efectos de usar pastillas que contengan el probiótico *lactobacillus reuteri* durante un periodo de 12 semanas en 30 individuos, digamos saludables, que experimentaron periodontitis. Los científicos al final encontraron que las personas que usaron las pastillas probióticas tuvieron una reducción significativamente mayor en la bacteria dañina vinculada con la periodontitis, así como una reducción también significativamente mayor en la profundidad de huecos alrededor de los dientes infectados. También experimentaron una mayor reducción de las bacterias conocidas como factor en la condición crónica de la periodontitis.[27]

Curar úlceras y gastritis

Desafortunadamente, los desórdenes del sistema digestivo relacionados con infecciones también son comunes y se vuelven preocupantes, pues las bacterias que causan las infecciones se están volviendo cada vez más resistentes a los tratamientos estándar de antibióticos. Las úlceras y la gastritis son dos condiciones gastrointestinales comunes que están vinculadas principalmente con el uso excesivo de medicamentos antiinflamatorios no esteroides (AINE) o con una infección por la bacteria *helicobacter pylori*.[28] Las úlceras pépticas están relacionadas con llagas o ulceraciones dolorosas en el estómago o en el duodeno, mientras que la gastritis es una inflamación, irritación o erosión de la pared estomacal.[29]

Afortunadamente, como sucede con muchas otras infecciones bacterianas, los probióticos están mostrando resultados prometedores en el tratamiento de la *H. pylori*, tanto en niños como en adultos, reduciendo así los efectos secundarios de los tratamientos, al igual que la incidencia de reinfección tiempo después.

Varios estudios demuestran que diversas cepas de bacterias probióticas pueden inhibir el crecimiento de la *H. pylori*.

Todo está en las cepas: infecciones de H. pylori

En un estudio ruso, los investigadores encontraron que la bacteria probiótica *bifidobacteria bifiform*, tomada junto con el tratamiento común para *H. pylori*, mejoraba la efectividad del medicamento mientras que también reducía sus efectos secundarios. Los científicos rusos también encontraron que los probióticos habían mostrado una acción antibacteriana y aumentado la propia respuesta inmunológica del cuerpo con la *H. pylori*.[30] Mientras que los probióticos se usaron como un tratamiento adjunto, fueron efectivos contra la condición también.

Si padeces una infección de *H. pylori*, ¿qué cepas de probióticos debes tomar? Algunas investigaciones muestran que la *bifidobacteria bifiform* ayuda.[31] En otros estudios que demostraron la efectividad de los probióticos contra las infecciones de *H. pylori*, los científicos descubrieron que ya fuera las cepas *lactobacillus* solas o en combinación con las especies *bifidobacterium* y *saccharomyces* redujeron efectivamente los síntomas de la infección de H. pylori.[32]

Cómo funcionan los probióticos

Dado que la mayoría de nosotros no piensa mucho en probióticos, podemos subestimar lo poderoso que son, especialmente contra la bacteria H. pylori. Mientras que los científicos continúan estudiando el papel de los probióticos en el tratamiento de úlceras, gastritis y otras infecciones gastrointestinales, han encontrado que los probióticos parecen trabajar contra la bacteria H. pylori y mejorar la salud gastrointestinal en general de varias formas. Ellos creen que:

1. Bacterias en la familia de los lactobacilos ayudan a mantener el equilibrio bacteriano.
2. Las bacterias probióticas secretan varias sustancias, llamadas bacteriocinas, que pueden inhibir o destruir la bacteria H. pylori. Puede parecer extraño pensar en las bacterias probióticas como compuestos antibacterianos secretores, pero cuando consideras que están compitiendo con otras bacterias por la comida y el espacio, tiene más sentido.
3. Las bacterias probióticas parecen prevenir la habilidad de las bacterias, incluyendo la H. pylori, de adherirse a las pareces del tracto gastrointestinal y por tanto previniendo la habilidad de supervivencia de la H. pylori.
4. Los probióticos reducen la inflamación al regular la respuesta del sistema inmunológico a la bacteria H. pylori (y otras) y disminuyendo los compuestos inflamatorios.[33]

En varios estudios con animales, las investigaciones muestran que el tratamiento con probióticos reduce efectivamente la infección de H. pylori y la inflamación gastrointestinal ocasionada por ella.[34] Aunque los estudios no han demostrado la habilidad de los probióticos usados, en las dosis en que se administró en los estudios, para eliminar completamente la infección, tampoco lo ha hecho la mayoría de los estudios sobre medicamentos. Investigaciones posteriores pueden ayudarnos a determinar si una cepa en particular, una combinación de cepas en ciertas dosis o la combinación con otros compuestos naturales puede ser capaz de contrarrestar completamente las infecciones de *H. pylori*. Por ello, los investigadores conducen un estudio en el Laboratorio de Microbiología y Probióticos, del Instituto de Nutrición y Tecnología de Alimentos, en la Universidad de Chile, en Santiago, Chile, para determinar los posibles efectos de la combinación del jugo de arándano con probióticos para tratar infecciones de *H. pylori*. El estudio señala tratar la *H. pylori* con una terapia combinada de jugo de arándano y probióticos *L. johnsonii La1*.[35]

Más poderes antibacterianos de los probióticos

Hemos creado una situación muy seria: los que considerábamos nuestros mejores medicamentos antibióticos no están funcionando contra algunas bacterias, incluyendo enfermedades infecciosas gra-

Todo está en la cepa: *H. pylori* (segunda parte)

Una de las cosas que en verdad sobresalen en la investigación sobre infecciones de *H. pylori* es la variación en los resultados entre diferentes cepas de probióticos y la importancia de elegir cepas que hayan demostrado efectividad. Al tiempo que escribo este libro, las cepas probióticas *L. johnsonii La1*, *L. reuteri* y *saccharomyces boulardii* han mostrado la mayor efectividad contra la *H. pylori*, mientras que *L. paracasei*, *L. acidophilus LB*, *L. GC*, *B. animalis* y *L. gasseri OLL2716* han sido sólo mínimamente efectivas o inefectivas.[36] Aunque algunos detractores de estos estudios pueden declarar después de leer una de las investigaciones que los probióticos no funcionan contra la *H. pylori*, una afirmación más precisa sería considerar que la cepa probiótica usada hace toda la diferencia. Cuando se trata de usar probióticos contra *H. pylori*, no hay un remedio universal.

Como sucede con todas las investigaciones sobre probióticos, se necesita continuar indagando para ayudarnos a usarlos lo más efectivamente posible, pero si estás buscando erradicar una infección de *H. pylori*, considera añadir *L. johnsonii La1*, *L. reuteri* y *S. boulardii* a tu tratamiento.

ves, como SARM, que suele atacar cuando la gente está más vulnerable, por ejemplo, en los hospitales, cuando se les ingresa por otros problemas de salud. Los medios han reportado extensivamente sobre la gravedad de la situación y que los antibióticos ya no funcionan contra el SARM, pero no he visto un solo reportaje que muestre una opción natural que sí pueda funcionar en dichos casos. Aunque la investigación sobre probióticos en el tratamiento de enfermedades infecciosas como ésta apenas comienza, existe y de alguna manera no ha podido capturar la atención de los grandes periodistas.

Un estudio publicado en el International Journal of Antimicrobial Agents encontró que los probióticos pueden desempeñar un papel en la prevención y el tratamiento de las infecciones de SARM. Científicos de BioAssistance, en Montreal, Canadá, encontraron que muchas cepas exhiben actividad antibacteriana contra la superbacteria que causa la enfermedad.

Todo está en las cepas: infecciones de sarm y *S. aureus*

Los probióticos muestran ser una gran promesa contra las infecciones de SARM y *S. aureus*, lo cual es algo maravilloso ahora que muchos de nuestros antibióticos ya no funcionan contra estas condiciones.

En los estudios, las cepas mas efectivas contra el SARM incluyen *L. reuteri*, *L. rhamnosus GG*, *propionibacterium freudenreichii*, *P. acnes*, *L. paracasei*, *L. acidophilus*, *L. casei*, *L. plantarum*, *L. bulgaricus*, *L. fermentum* y *L. lactis*. En estudios sobre animales, *B. bifidum* mostró la mayor eficacia contra *staphylococcus aureus* en infecciones vaginales, mientras que *L. plantarum* tuvo el mejor efecto contra las infecciones generales de *S. aureus* y cuando se aplicaban tópicamente para infecciones cutáneas.

A diferencia de los antibióticos, que sólo funcionaron matando bacterias, los científicos encontraron que los probióticos trabajaron contra la *S. aureus* de tres formas. Primero, la mayoría de las cepas de probióticos efectivas competían con las bacterias *S. aureus* por nutrientes y nexos. Segundo, producían ácidos o compuestos antibacterianos conocidos como "bacteriocinas" para matar las bacterias infecciosas. Tercero, la bacteria *L. acidophilus* inhibía la producción de *S. aureus* de lo que se conoce como "biopelícula", o una capa que

(continúa) ▸

la protege y reduce la probabilidad de ser detectada y eliminada por el sistema inmunológico. Los científicos finalmente concluyeron que la investigación "señalaba hacia la probabilidad de eliminación o reducción de la colonización de SARM con el uso de los probióticos".[37]

Investigaciones adicionales publicadas en el *Journal of Medical Microbiology* encontraron que la subespecie de *B. longum, longum (ATCC 15707)*, y la subespecie de *bifidobacterium animalis, lactis (BCRC 17394)*, inhibían el crecimiento de varias cepas de SARM.[38] Aunque no existen garantías de que estas cepas probióticas serán efectivas contra todas las infecciones de SARM, los probióticos están demostrando mayor efectividad que las opciones de medicamentos antibióticos.

Los probióticos no sólo han demostrado ser efectivos en la prevención y el tratamiento de infecciones altamente agresivas como SARM, también prueban su efectividad contra infecciones de *clostridium difficile*. La *C. difficile* "ha sobrepasado a la *staphylococcus aureus* resistente a la meticilina como la causa número uno de infecciones adquiridas en hospitales", de acuerdo con investigaciones presentadas en el *International Journal of Infectious Diseases*.[39]

Probióticos contra virus: incluye el resfriado común

Para ahora ya comprendiste cómo los probióticos funcionan contra las bacterias dañinas, pero también son muy prometedores en el tratamiento de enfermedades virales, incluyendo virus relacionados con el resfriado común, las calenturas y el sida (VIH). La investigación apenas comienza en lo que respecta al VIH, pero los probióticos muestran que no sólo ayudan con las infecciones bacterianas, sino que también pueden apoyar a nuestro cuerpo cuando está lidiando con condiciones virales.

El resfriado común. Una investigación publicada en el *Europeam Journal of Nutrition* encontró que las cepas probióticas

L. plantarum HEAL9 (DSM 15312) y *L. paracasei 8700:2 (DSM 13434)* redujeron el riesgo de contraer un resfriado común, algo que ningún medicamento ha logrado hacer. Los investigadores también encontraron que los probióticos cortan la duración del resfriado por más de dos días. El grupo que estaba tomando los probióticos también tuvo una reducción en los síntomas si experimentaban el resfriado común, tres grandes razones para tomar estos probióticos.

Infecciones respiratorias. En un estudio publicado en el *Journal of Science and Medicine in Sport,* los investigadores de la Universidad de Otago, en Nueva Zelanda, probaron los efectos de los suplementos probióticos en un grupo selecto de 30 jugadores de rugby. Aunque el grupo de prueba era pequeño, el estudio mostró la efectividad de los probióticos para prevenir infecciones respiratorias superiores y reducir la duración de la infección en quienes se enfermaron.[40]

Otra investigación confirma la habilidad de los probióticos de prevenir las infecciones en los oídos y las vías respiratorias, y ayudar a curarlas. De acuerdo con una investigación publicada en el *Journal of Applied Microbiology*, los científicos descubrieron que los probióticos compiten con microbios dañinos que causan enfermedades por nutrientes, espacio e incluso tienen la habilidad de unirse a sus huéspedes humanos para infectarlos. Encontraron que los probióticos prosperan a expensas de microbios infecciosos, causando que los dañinos se mueran y en el proceso se reduzcan las infecciones pulmonares y de oído.[41] Ése sí es un efecto secundario que vale la pena experimentar.

Los bebés y los niños se benefician también. Los probióticos tienen un registro de seguridad que permite su uso en bebés y niños. De acuerdo con un estudio del *Journal of Allergy and Clinical Immunology,* conducido por el Departamento de Pediatría y Medicina Adolescente, del Hospital Universitario de Turku, en Turku, Finlandia, los investigadores encontraron que los suplementos probióticos reducen el riesgo de infecciones respiratorias virales en bebés prematuros. Los bebés tratados con probióticos experimentan muchas menos infecciones, lo que llevó a los científicos a concluir que "los probióticos pueden ofrecer una forma nueva, libre de costo, de reducir el riesgo de infecciones por rinovirus".[42] Eso es algo que encantará a la mayoría de los padres, particularmente porque no hay opciones farmacéuticas, e incluso si las hubiera, los probióticos han demostrado estar libres de efectos secundarios negativos. Elige los probióticos que han sido formulados para bebés o niños.

Una ayuda para los mayores. Los bebés y los niños no son los únicos que pueden beneficiarse con el uso de probióticos para prevenir o tratar las enfermedades pulmonares. Investigadores franceses condujeron un amplio estudio con 1072 pacientes de edad avanzada para ver si consumir un yogur que contenía una cepa particular de *lactobacillus casei* tendría algún impacto en la incidencia o la duración de las infecciones respiratorias. Encontraron que la infección tenía una duración más corta en enfermedades infecciosas comunes, así como una reducción significativa en la incidencia de infecciones del tracto respiratorio superior.[43]

Virus del herpes. La mayoría de nosotros hemos oído del virus del herpes. Hay dos formas del virus: herpes simple y herpes zoster. El herpes simple se presenta de dos maneras principalmente: calenturas o herpes genital.[44] El herpes zoster es el virus ligado a la varicela. Una vez en el cuerpo, el virus del herpes siempre está presente, pero el uso de ciertos remedios puede ayudar a devolverlo a un estado inactivo. El probiótico *lactobacillus brevis* puede ayudar en este caso, como encontraron los científicos de la Universidad de la Sapienza, en Italia. *L. brevis* parece inhibir la habilidad del virus para multiplicarse. Entre más alta era la dosis usada por los científicos, más actividad antiviral demostró tener la *L. brevis*.[45] Eso no quiere decir que *L. brevis* no sea efectiva contra el herpes zoster, sino meramente que este grupo de científicos sólo enfocó su investigación en herpes simple. Otra investigación muestra que *lactobacillus plantarum 8A-P3* era efectivo para inhibir el virus del herpes simple tipo 1.[46]

En otro estudio, investigadores ucranianos examinaron los efectos de dos cepas probióticas, *L. plantarum* y *S. salivarius thermophilus*, contra infecciones virales en animales. Encontraron que los probióticos demostraron efectividad para matar el virus de gripe y de herpes genital, e incluso para inhibir la habilidad reproductora del virus de VIH.[47] Los virus dependen de la reproducción para esparcirse a lo largo del cuerpo y para su supervivencia, lo que sugiere que estas dos cepas de probióticos pueden ser de ayuda en el tratamiento de los virus de gripe, herpes genital e incluso para el control del VIH.

VIH. Así que, ¿exactamente cómo trabajan los probióticos contra los virus? Además de los métodos mencionados con anterioridad en este capítulo, una nueva investigación publicada en la revista *Clinical and Experimental Immunology* estudió los efectos de dos cepas probióticas en las diversas funciones del sistema inmunológico. Encontraron que las diferentes cepas pueden trabajar de diversas formas: una aumenta las posibilidades del cuerpo de crear y activar las células del sistema inmunológico llamadas células T, mientras que otra aumenta el número de células T asesinas.[48] Aunque este tipo de investigación que explora la forma en que los probióticos aumentan nuestras funciones inmunológicas naturales acaba de iniciar, nos da una idea de cuáles cepas están demostrando tener las mejores habilidades para incrementar nuestra función inmunológica y pueden probar ser beneficiosas en el tratamiento de individuos con sistemas inmunológicos comprometidos, como los de quienes sufren serios desórdenes de inmunodeficiencia, como el virus de VIH.

Otra investigación realizada en el Centro de Investigación Shiraz de VIH/SIDA (SHARC), del Departamento de Bacteriología y Virología, en la Universidad de Ciencias Médicas, en Shiraz, Irán, encontró que el probiótico *lactobacillus rhamnosus* mejoró la habilidad del cuerpo de fabricar células particulares del sistema inmunológico.[49] Éstas son células grandes que se tragan las infecciones peligrosas y las destruyen "comiéndoselas". Semejan el Pac-Man del propio cuerpo contra las infecciones. En el VIH y el sida, el sistema inmunológico se ve agredido y demuestra una efectividad reducida contra el virus, causando la enfermedad, haciendo que sea difícil de tratar. El uso de esta cepa probiótica para ayudar al sistema inmunológico y su efectividad parecen prometedores en su vínculo con el sistema inmunológico para pelear más efectivamente contra el VIH.

Los probióticos ayudan con las infecciones fúngicas

Nuestro estilo de vida moderno suele dejar a las mujeres vulnerables a infecciones vaginales, ya sea de origen fúngico o por levaduras. Muchas mujeres usan antibióticos para tratar estas infecciones o peligrosos lavados vaginales con químicos que en realidad desequilibran el orden microbiano natural en la vagina y pueden dejarlas vulnerables a futuras infecciones, como la candidiasis o incluso el VIH, como leíste antes.

Investigaciones revolucionarias sobre una enfermedad devastadora

Un estimado de 33.2 millones de personas sufren actualmente de sida, la enfermedad causada por el VIH, lo que incluye 1.3 millones de personas que padecen esta trágica enfermedad en Estados Unidos.[50] La mayoría de las personas estaría de acuerdo en que el sida es una enfermedad devastadora. Aunque la investigación sobre la aplicación de los probióticos en el VIH está apenas en las primeras etapas, ofrece promesas y esperanzas para quienes padecen sida o están en tratamientos actualmente.

Las investigaciones muestran que un desequilibrio de microbios en la vagina, conocido como disbiosis, está ligado a una susceptibilidad mayor de contraer y transmitir VIH. En otras palabras, un radio desigual de bacterias vaginales dañinas y bacterias probióticas puede hacer que las mujeres sean más vulnerables de contraer VIH. Esto muestra que tomar suplementos probióticos puede jugar un papel en la prevención de dichas enfermedades graves. Por el contrario, la investigación también muestra que las infecciones de VIH suelen

(continúa) ▸

caracterizarse por un desequilibrio microbiano vaginal. Los investigadores sospechan que los microbios beneficiosos pueden proteger contra el VIH de muchas formas: *1)* por la producción directa de compuestos antivirales, *2)* al bloquear la adhesión y transmisión del virus y *3)* al estimular la respuesta inmunológica para destruir el virus.[51] Aunque esta investigación no sugiere que los probióticos puedan matar al VIH y curar la enfermedad, muestra una promesa para el tratamiento o el tratamiento suplementario de la enfermedad para afectar directamente el virus, aumentar la respuesta del sistema inmunológico a la enfermedad y reducir algunos de los síntomas difíciles de tan seria enfermedad. Al considerar la gravedad de esta enfermedad, una promesa así será recibida con emoción por quienes la padecen.

Una investigación adicional también encontró que varios probióticos podrían tener una influencia positiva en quienes sufren de VIH y sida. En un estudio sobre 127 niños infectados con VIH menores de 16 años, investigadores del Departamento de Pediatría y el Centro de Terapia Antiretroviral (ART), del Colegio Médico Sarojini Naidu, en Agra, India, analizaron los efectos de los suplementos probióticos en el VIH. Encontraron que tomar suplementos probióticos muestra una mejoría significativa en los glóbulos blancos conocidos como CD4.[52] El conteo de CD4 es un reflejo de la fuerza del sistema inmunológico para pelear contra los virus y puede indicar el estado de VIH/sida en que se encuentra una persona infectada. Tomar suplementos probióticos durante seis meses aumenta significativamente el conteo de CD4, lo que indica un sistema inmunológico más fuerte. Un aumento de este número también tiende a reflejar una mejoría en la condición.

La gente que sufre de sida no sólo es vulnerable a la enfermedad vital misma, sino es propensa a contraer otras infecciones, como la candidiasis, porque su sistema inmunológico es considerablemente reducido; algo sobre lo que leíste en el capítulo anterior. En un estudio piloto presentado en la revista *Micopatología*, los investigadores analizaron los efectos de los suplementos probióticos por medio de la ingesta de un yogur como forma de afectar la infección de candida. Los investigadores observaron una colonización menor de candida cuando las mujeres consumieron probióticos.[53] La información que presentaron es prometedora, pero dado que fue un estudio piloto pequeño, se necesita hacer más investigaciones para sacar a la luz el potencial de los probióticos en sus efectos contra las infecciones de *candida* y el manejo de enfermedades serias como el VIH.

Los probióticos que se toman en forma de suplementos o usados como supositorios o lavados vaginales pueden ayudar en la regulación de bacterias dañinas o levaduras para aminorar el riesgo de infección o tratar infecciones ya arraigadas.

Todo está en las cepas: infecciones fúngicas y salud vaginal

Investigadores del Instituto Lawson de Investigaciones de la Salud, del Centro Canadiense de Investigación y Desarrollo de Probióticos, en London, Ontario, Canadá, estudiaron una combinación de dos cepas probióticas, *L. rhamnosus GR-1* y *L. fermentum RC-14*, tomados oralmente para determinar su habilidad para restaurar el balance microbiano vaginal. Los investigadores encontraron que las mujeres que tomaron suplementos con lactobacilos tenían un aumento significativo de lactobacilos vaginal. También encontraron una disminución significativa de levadura y una reducción igualmente significativa de bacterias como la *E. coli* en las mujeres tratadas con lactobacilos. Entre las mujeres que tomaron el suplemento y tenían infecciones vaginales bacterianas o candidiasis, 37% volvió a una colonización microbiana normal, mientras que sólo 13% del grupo con placebo lo hizo. Los científicos concluyeron que esta combinación probiótica reduce la colonización de bacterias y levaduras patógenas en la vagina y es segura para un uso diario en mujeres sanas.[54] Y como muchas mujeres pueden asegurar, las infecciones vaginales pueden ser un problema de larga duración que a veces puede ser difícil de tratar.

Atender el crecimiento microbiano excesivo naturalmente

Si estás lidiando con una infección —ya sea bacteriana, viral, fúngica o parasítica—, los diversos probióticos mencionados antes pueden ser de ayuda. Recuerda elegir los que mencioné para la condición infecciosa particular que tengas (para más información al respecto, véase el capítulo 5). Además de las cepas probióticas que han demostrado ser invaluables contra las condiciones infecciosas, existen

(continúa) ▸

también muchos remedios naturales fabulosos que matan la *candida* y otros microbios dañinos en el intestino.

Asumimos incorrectamente que los antibióticos son la única opción o que son superiores a los remedios naturales que matan microbios infecciosos. Los antibióticos sólo matan bacterias, pero cada vez más investigadores muestran que estos medicamentos ya no son efectivos contra muchas bacterias patógenas, pero todavía matan muchas bacterias beneficiosas en el intestino, causando un desequilibrio grave. Además, usar antibióticos para eliminar infecciones fúngicas o de levaduras es completamente inefectivo.

Aquí hay algunos antimicrobianos excelentes, completamente naturales y comprobados que, junto con los probióticos, pueden ayudar a tratar una infección subyacente que pueda tener efectos desastrosos en tu salud. Ten en mente que es importante utilizar el o los que sea que elijas diariamente hasta que la infección ceda:

Aceite de coco. Una investigación del Hospital Universitario de Nigeria encontró que el aceite de coco mata cerca de cien por ciento de las células de levaduras (incluso las especies resistentes a medicamentos) al contacto, gracias a su contenido de ácidos láurico, caprílico y cáprico. Estos ingredientes provocan que la pared protectora exterior de las células fúngicas se separe, facilitando que el sistema inmunológico las destruya. Toma tres cucharadas de aceite de coco extra virgen diariamente para obtener los beneficios encontrados en el estudio.[55]

Diente de león. Recientemente los investigadores han añadido "asesinos de superbacterias" a la impresionante lista de beneficios para la salud que tienen los dientes de león, pues encontraron una alta actividad antibacteriana contra la *E. coli*, *Bacillus subtilis* y SARM.[56] En mi experiencia, el diente de león fresco es una opción excelente cuando se cosecha de áreas no contaminadas y sin pesticidas, lejos de los caminos. Puede añadirse a jugos frescos o saltearse con un poco de ajo y jugo de limón. (Elige hojas tiernas de diente de león, pues de lo contrario pueden ser un tanto amargas.) En vez de usar dientes de león frescos puedes elegir un extracto en alcohol o un té, disponibles en casi todas las tiendas naturistas, así como con tu médico naturista.

(continúa) ▶

Ajo. Como agente natural antibiótico, antifúngico y antiviral, el ajo es un gran complemento a tu dieta. Se reconoce más por sus compuestos de sulfuro, particularmente la alicina, que es el fitonutriente principal que aumenta la inmunidad y actúa como un antibiótico natural. Comer sólo un diente de ajo crudo en tu dieta diaria puede ayudar a disminuir el crecimiento de células fúngicas. Agrega ajo crudo a los alimentos cocidos justo antes de comerlos o añádelo a un aderezo para ensalada casero. También puedes agregar un poco de ajo fresco en tu platillo favorito: sopa, estofado, chili, sofrito, carne o verduras. Olvida el ajo en polvo, pues la mayoría de sus beneficios para la salud se perdieron mucho antes.

Hojas de olivo. Las hojas de olivo, como muchos antibióticos naturales, también son un buen antiviral, haciendo que sean una opción excelente cuando la naturaleza de los microbios no se conoce completamente. Los doctores O. Lee y B. Lee, del Departamento de Ciencia Biomédica, de la Universidad CHA, en Corea del Sur, encontraron que el extracto de las hojas del olivo era muy potente contra varios microbios.[57] Adicionalmente, su investigación mostró que las hojas de olivo exhibían habilidades colectivas de radicales libres. Las hojas de olivo están disponibles en forma de jugo, como extracto en alcohol y en cápsulas. Dado que cada producto es diferente, es mejor seguir las instrucciones del empaque.

Aceite de orégano. Es el rey de los antibióticos naturales; estudio tras estudio prueba la efectividad del aceite de orégano. Si piensas que los remedios naturales no son tan potentes como los medicamentos, puedes querer reconsiderar esa opinión, especialmente en lo que respecta al aceite de orégano. En tres volúmenes de la investigación de Paul Belaiche se encuentra que el orégano mató 96% de todas las bacterias de neumococo y 92% de todas las bacterias *neisseria*, *proteus* y estafilococo.[58] Algunas cepas de *neisseria* son responsables de enfermedades como la gonorrea o la meningitis. *Proteus* es un tipo de infección intestinal, y el estafilococo es el culpable en algunos de los envenenamientos por comida. El aceite de orégano eliminó 83% de estafilococo y 78% de enterococo, los cuales están vinculados con la amigdalitis, la escarlatina, la fiebre reumática, el síndrome del shock tóxico, la cistitis, las infecciones en heridas y la anorexia.

Por supuesto, como con cualquier cosa, la fuerza del producto puede variar drásticamente. Algunos productos son en realidad

(continúa) ▸

mejorana y no orégano en lo absoluto, así que elige una marca reconocida que esté sustentada por investigaciones. Yo prefiero las mezclas con orégano salvaje de alta potencia, cultivado en condiciones difíciles. Esto puede no parecer muy importante, pero las condiciones difíciles usualmente significan ingredientes activos más fuertes en la planta, pues los fitoquímicos que mejoran la salud usualmente comprenden el sistema inmunológico de la planta. El orégano está disponible en forma de jugo, aceite, extracto en alcohol y cápsulas. Dado que cada producto es diferente, es mejor seguir las instrucciones del empaque.

La mayoría de los profesionales médicos rara vez ha considerado usar probióticos en la prevención o el tratamiento de enfermedades infecciosas, aunque las investigaciones muestran que merecen un lugar entre los tratamientos contra estas condiciones, debido a que nuestras mejores medicinas están perdiendo su efectividad, causando efectos secundarios dañinos e incluso aumentando la virulencia de las bacterias infecciosas. Los probióticos, sin embargo, tienen muchos efectos secundarios positivos, incluyendo mejorar nuestra salud intestinal y general, reducir nuestra susceptibilidad a las infecciones y tratar o manejar muchas condiciones crónicas graves.

Capítulo 4
Nuevas esperanzas para enfermedades graves

Todas las bacterias que cubren nuestra piel y viven en nuestros intestinos pelean contra las malas bacterias. Nos protegen. Y uno no puede ni siquiera digerir la comida sin las bacterias intestinales. Tienen enzimas y proteínas que nos permiten metabolizar los alimentos que comemos.

BONNIE L. BASSLER, bióloga molecular y catedrática de la Universidad de Princeton

Wayne cura sus alergias

Wayne, un hombre alto de mediana edad, vino a verme para saber si yo podía ayudarlo con sus alergias. Luchaba contra varios tipos de polen y contra la fiebre del heno, lo que implicaba que debía sonarse la nariz constantemente, de abril hasta septiembre. Estaba cansado de las reacciones y la dificultad para respirar debido a la congestión nasal y la sinusitis.

Le expliqué que había leído una investigación fascinante que usó probióticos para las alergias. Él me dijo: "¿Te refieres al yogur?", así que le conté que hay algunos probióticos en el yogur, pero no todos los probióticos que quería usar con él estaban ahí. Accedió a tomar suplementos probióticos de *S. cerevisiae* y *L. casei*, los cuales contenían otros probióticos que mejoraban la salud también. Le expliqué

(continúa) ▶

que estos probióticos habían mostrado ser muy prometedores en los participantes de un estudio, quienes presentaban alergias, sinusitis y congestión nasal, así que pensé que podrían ayudarlo.

También le expliqué que quería que evitara todos los productos lácteos y tanta azúcar como le fuera posible durante 30 días. Para ayudar a atender estos síntomas inmediatos mientras los probióticos trabajaban en la curación a un nivel más profundo, le di un extracto en alcohol, conocido como tintura, de la ortiga, la cual uso con muchas personas con alergias.

Wayne siguió mis consejos al pie de la letra, para mi sorpresa. Vino un mes después y me dijo que estaba impactado. Dijo que pensó que le ayudaría, pero no esperaba que todas sus alergias y síntomas desaparecieran con el tiempo. Me preguntó si los remedios naturales que le di trabajaban como los medicamentos para las alergias, si dejarían de funcionar tan pronto como fueran interrumpidos. Le expliqué que no funcionan así. Los probióticos trabajan para restaurar las bacterias beneficiosas que estarían presentes naturalmente en su cuerpo pero que debieron estar desequilibradas. Le informé que tal vez querría continuar tomándolos durante un tiempo para asegurar que su cuerpo tuviera las cepas de las que parece beneficiarse. Le expliqué que podía darle a su cuerpo un estímulo probiótico cada febrero o marzo para que estuviera en la mejor condición para la primavera y que usara los probióticos y la ortiga si empezaba a sentir que las alergias volvían.

Wayne estaba encantado de volver a las actividades en exteriores que tanto amaba. Las alergias ya no reducían su calidad de vida ni le impedían hacer todas las cosas que le gustaban.

Los alimentos ricos en probióticos y los suplementos tienen un lugar bien merecido a la vanguardia del proceso curativo de muchas enfermedades y condiciones de salud, desde sida hasta depresión, enfermedades cerebrales, cáncer y muchas otras. Están demostrando ser útiles dentro de los tratamientos para docenas de enfermedades y pueden incluso prevenir muchos problemas de salud, especialmente como parte de una dieta y un estilo de vida sanos en general.

Cada vez hay más investigaciones que demuestran cómo varias cepas de lactobacilos y bifidobacterias van mucho más allá de los intestinos para transformar la salud de nuestro cuerpo. Como leíste en el capítulo anterior, tienen la habilidad de destruir bacterias dañinas, levaduras, hongos y virus. También han demostrado reducir los niveles de ciertos químicos del sistema inmunológico, conocidos como citocinas, ambos en los intestinos al igual que en la sangre que alimenta a todo el cuerpo. Eso es una gran noticia, pues muchas investigaciones han vinculado la inflamación como el común denominador tras muchas condiciones de salud graves, incluyendo artritis, cáncer, enfermedades cardiacas y otros. Incluso los desórdenes en el estado de ánimo, como la depresión, cada vez se vinculan más con la inflamación subyacente.[1] Investigaciones adicionales publicadas en la revista *Gut Microbes* mostraron que los probióticos pueden desinflamar, ofreciendo esperanza para las múltiples condiciones graves vinculadas con la inflamación y para los millones de personas que las padecen.

La conexión con la inflamación

Siempre se ha vinculado la artritis con la inflamación de articulaciones, pero no siempre ha estado claro que los cambios en la dieta y en el estilo de vida posponen el inicio de la enfermedad, alivian el dolor e incluso reducen o eliminan la inflamación subyacente vinculada con dicha condición.[2]

Las investigaciones clínicas vinculan la inflamación con las enfermedades cardiacas, que varían desde la enfermedad coronaria hasta la insuficiencia cardiaca. Ahora comprendemos que el cuerpo usa el colesterol y otros depósitos de grasa para reparar el daño que la inflamación ocasiona en las arterias.[3] En algunos estudios, la inflamación crónica del cuerpo se ha presentado como la contribución al crecimiento de células cancerígenas y tumores.[4]

Muchas otras condiciones de salud han estado vinculadas con la inflamación, incluyendo —aunque no se limite a ellas— TDAH/TDA, Alzheimer, problemas dentales, diabetes, migrañas, obesidad, neuropatía periférica, condiciones tiroideas e infarto.[5]

La mayoría de los tratamientos médicos para estas condiciones involucra atender los síntomas de las enfermedades, pero rara vez se atiende la inflamación subyacente que está causando esos problemas. Aunque tratar los síntomas puede ser importante para quien padece la enfermedad, no ayuda a detener la progresión o revertir la condición. Es importante enfrentar la inflamación. Las citocinas inflamatorias se secretan hacia el torrente sanguíneo o los tejidos como parte del intento de nuestro cuerpo de curar la enfermedad, pero son destructivas para las células sanas. Cuando la inflamación se vuelve crónica, las citocinas inflamatorias pueden desgastar los cartílagos y los tejidos corporales, llevando a que el cuerpo se inflame aún más.

Controlar las citocinas es el factor clave en la restauración de la salud, así como en la prevención o el manejo de las condiciones inflamatorias. Dado que la mayoría de estas condiciones empiezan en el intestino, los probióticos tienen un papel clave en la atención de la inflamación que cubre muchos otros problemas de salud.[6] Antes de discutir el uso de probióticos en el tratamiento de la inflamación y diversas condiciones vinculadas con ella, primero exploremos cómo es que la inflamación empieza en el intestino.

Como recordarás de nuestra explicación sobre el intestino en el capítulo 2, éste tiene una pared semipermeable. Muchos factores pueden afectar el grado de permeabilidad que tenga, pero también fluctúa en respuesta a diversas reacciones químicas de nuestro cuerpo. Por ejemplo, cuando estás discutiendo con alguien, tus glándulas suprarrenales bombean la hormona del estrés, cortisol, o cuando te desvelas hasta tarde trabajando o en una fiesta, tus niveles tiroideos fluctúan. Estas hormonas provocan que la pared intestinal se vuelva más permeable mucho más rápidamente.[7]

Además, cada vez que las bacterias beneficiosas disminuyen en el intestino como resultado del uso de antibióticos u otros medicamentos, por estrés, al comer una dieta alta en azúcar y por muchos otros factores, puede sentar las bases para que el sistema inmunológico "suene la alarma" y aumente la producción de compuestos inmunes como las citocinas, lo que resulta en más inflamación y más permeabilidad intestinal, o "síndrome del intestino permeable". Entre más permeable sea el intestino, más acceso tienen esos alimentos mal digeridos, las toxinas, las bacterias dañinas, los virus y los hongos al torrente sanguíneo, donde pueden causar un daño sistémico.

Si la pared intestinal se daña repetidamente por un síndrome del intestino permeable crónico o recurrente, las vellosidades intestinales dañadas pierden su habilidad para funcionar adecuadamente. Se vuelven ineficaces para procesar y usar los nutrientes que comemos, esenciales para la digestión y nuestra buena salud. La digestión se dificulta cada vez más y perdemos la habilidad de absorber otros nutrientes que nuestro cuerpo necesita para mantener y reparar tejidos y órganos. Puedes volverte más susceptible a otros ataques al sistema inmunológico en las sustancias que permean hacia la sangre, como los alimentos mal digeridos y las toxinas. Tu cuerpo inicia ataques sobre estos "invasores extraños" al responder con inflamación, reacciones alérgicas y otros síntomas que vinculamos con más enfermedades.[8]

Tal vez no suene tan grave, pero con el tiempo esta respuesta inflamatoria puede llevar a serias enfermedades mientras tu sistema inmunológico se sobrecarga y las reacciones inflamatorias continúan casi incesantemente, dañando tus nervios, tejidos conectivos, músculos, articulaciones y otros órganos. Aunque no todas las condiciones siguientes están vinculadas con la inflamación, la mayoría sí lo están. El común denominador para todas estas condiciones es el hecho de que los probióticos están demostrando ser efectivos en su prevención y tratamiento.

Alergias y condiciones relacionadas con ellas

Aunque los probióticos pueden parecer remedios improbables para tratar las alergias, las investigaciones muestran que algunas bacterias beneficiosas pueden reducir los síntomas de alergia e incluso prevenir condiciones alérgicas completamente si se toman lo suficientemente temprano en el desarrollo de una persona. No todos los probióticos parecen tener el efecto antialérgico, pero los correctos pueden curar la pared intestinal y reducir la inflamación subyacente en el intestino, y esto puede llevar a una curación mayor a lo largo de todo el cuerpo.

¡Y este milagro empieza antes de nacer! Una investigación publicada en el *Journal of Allergy and Clinical Immunology* mostró que el consumo de probióticos de la madre durante el embarazo y en la leche del bebé reduce el riesgo de eccema, que suele vincularse con las alergias. El consumo probiótico temprano también reduce la incidencia de otra condición alérgica en los niños llamada rinoconjuntivitis. La rinoconjuntivitis alérgica (RCA), un desorden inflamatorio de la nariz, los senos nasales y los ojos, es la enfermedad alérgica más común. En las últimas cuatro décadas ha aumentado su prevalencia dramáticamente en las naciones industrializadas y en desarrollo. Se estima que afecta a 40% de la población de todos los países, grupos étnicos y edades, incluyendo bebés y niños. Los síntomas usualmente involucran ardor en la nariz, estornudos, mucosidad acuosa, congestión o bloqueo nasal, comezón o ardor en los ojos, lagrimeo y enrojecimiento.[9] Dado que está frecuentemente asociada con asma y problemas de oído y senos nasales, puede afectar la calidad de vida.

Consumir probióticos durante el desarrollo fetal y la infancia puede ser de ayuda para reducir la incidencia de alergias, pero también se ha descubierto que los probióticos ayudan igualmente con los síntomas de alergias más tarde en la vida. De acuerdo con científicos de la Escuela de Medicina de la Universidad de Osaka, el probiótico *lactobacillus casei* (*L. casei*) retrasa la aparición de síntomas alérgicos.[10] Este probiótico también demostró tener efectividad para reducir la sinusitis y la congestión nasal, vinculadas con las alergias.

Otros estudios muestran la efectividad de la levadura probiótica conocida como *saccharomyces cerevisiae*, que ha demostrado tener un efecto antiinflamatorio en las membranas mucosas. Otro estudio también demostró que la misma levadura redujo la congestión y la mucosidad acuosa.[11]

Ansiedad y depresión

....

Vivimos en un mundo increíblemente estresante y frenético, y desafortunadamente muchos de nosotros hemos creado vidas que no son saludables ni sostenibles. No es de sorprenderse que los desórdenes de ansiedad sean las formas más comunes de enfermedades mentales que afectan a las personas. De acuerdo con la Asociación Americana de Ansiedad y Depresión, 40 millones de estadounidenses mayores de 18 años sufren de una forma de ansiedad.[12] ¡Más de 18% de la población!

Existen numerosas razones por las cuales la gente desarrolla desórdenes de ansiedad, pero la vasta mayoría puede atribuirse a uno o más de los siguientes factores: genética, salud cerebral, estilo de vida o eventos y traumas.

Si estás pensando en la salud emocional, probablemente nunca consideraste como un factor lo que sucede en tu intestino, pero lo es. Puedes tomar en cuenta el estrés laboral, el estrés en casa y el estrés familiar, pero dudo que pienses en tu intestino. Sin embargo, desórdenes gastrointestinales crónicos se están ligando ahora a una alteración en el comportamiento, así como índices mayores de ansiedad y particularmente de depresión.[13] El vínculo gastrointestinal entre estas condiciones puede iluminar nuevos acercamientos para tratar la ansiedad y la depresión crónicas.[14] En un estudio realizado con animales en el Departamento de Medicina, de la Universidad McMaster, en Hamilton, Ontario, Canadá, el probiótico *bifidobacterium longum* eliminó la ansiedad y normalizó el comportamiento. Aunque el probiótico no eliminó la inflamación en el tracto gastrointestinal, redujo en cambio la excitabilidad de los nervios en el intestino, conectados por medio del nervio vago hacia el sistema nervioso central, y al hacerlo eliminó la ansiedad.[15]

Aunque el científico canadiense no encontró un efecto en la inflamación del intestino, científicos húngaros sí. Ellos encontraron que la inflamación intestinal es uno de los factores involucrados en la depresión y que tratar la inflamación con probióticos junto con vitaminas B y D y ácidos grasos omega-3 redujeron los síntomas de la depresión.[16]

Investigadores franceses también analizaron el papel de los probióticos —en este caso, *lactobacillus helveticius R0052* y *bifidobacterium longum R0175*— en el estado de ánimo y la aflicción psicológica para determinar si estos probióticos pudieran tener un efecto antiansiedad. Encontraron que los participantes del estudio de salud experimentaron menos estrés psicológico, depresión, enojo, hostilidad y ansiedad, así como mejores habilidades para resolver problemas cuando tomaron los probióticos durante 30 días.[17]

Obviamente, se requiere completar más investigaciones para poder comprender mejor el uso de los probióticos en el tratamiento de los desórdenes de ansiedad y la depresión. Aunque esta investigación se está haciendo, incluir estas cepas de probióticos ya probadas dentro de un acercamiento natural mayor para tratar la depresión y la ansiedad puede ser de ayuda para la gente que sufre de estos desórdenes psicológicos. Por supuesto, los probióticos no son remplazos para los medicamentos prescritos.

Artritis

Cualquiera que haya experimentado el dolor debilitante y la inflamación de la artritis puede decirte lo mucho que estos síntomas pueden robar la alegría de vivir a una persona, desde el placer de realizar un pasatiempo que se adora, hasta la satisfacción de disfrutar un deporte favorito. El dolor de la artritis puede interferir con la habilidad de realizar incluso las tareas más simples y suele evitar que quienes la padecen obtengan un sueño reparador tan necesario que pudiera ayudar a calmar un sistema inmunológico excesivamente activo y curar así las articulaciones.

De acuerdo con los Centros para el Control y la Prevención de Enfermedades (CDC, por sus siglas en inglés), en Estados Unidos se ha diagnosticado con artritis a un estimado de 50 millones de adultos, lo que incluye varias formas de la enfermedad, incluyendo artritis reumatoide (AR), gota, lupus y fibromialgia. Aunque muchos categorizan la artritis como "una enfermedad de gente mayor", eso es un mito. Los CDC estiman que 294 000 personas menores de 18 años padecen una forma de condición artrítica o reumatoide. Al considerar la cantidad tan vasta y creciente de gente que sufre de esta enfermedad debilitante, cualquier medicina natural que ofrece esperanza y alivio es bienvenida.

Aunque por un lado muchos medicamentos pueden aliviar temporalmente algo del dolor, por el otro son potencialmente graves: la lista de efectos secundarios puede ser peor que la enfermedad misma, particularmente cuando se trata de medicamentos como Vioxx y Celebrex, ambos con serios efectos secundarios.

Los probióticos pueden ofrecer esperanza para mejorar la función de las articulaciones para la gente que sufre de artritis reumatoide. En un estudio de 30 pacientes con artritis reumatoide publicado en la revista *Medical Science Monitor*, científicos de la Universidad del Ontario Occidental, en Canadá, notaron que la función articulatoria mejoraba en quienes tomaban los probióticos *lactobacillus rhamnosus* y *lactobacillus reumateri* comparados con quienes tomaron placebos.[18] Aunque los investigadores no pudieron ofrecer una explicación sobre por qué los probióticos mejoraron la función articulatoria, dado que no hay efectos secundarios dañinos por tomar suplementos de *L. rhamnosus* y *L. reuteri*, y hacerlo puede en realidad ofrecer otros beneficios para la salud, quienes padecen artritis pueden beneficiarse al añadir un suplemento probiótico con estas cepas a su tratamiento.

Otra investigación vincula las bacterias intestinales y la inflamación resultante con la artritis reumatoide, lo que puede justificar la mejoría de la función articulatoria vista en el estudio anterior. Los investigadores del Colegio de Medicina de la Universidad de Nueva York ligaron el predominio de la bacteria intestinal dañina *prevotella copri* con el inicio de la artritis reumatoide, lo que puede disparar una respuesta inflamatoria que empieza en el intestino y que puede desencadenar la artritis reumatoide.[19] Además, los investigadores encontraron también que tener altos niveles de *P. copri* resulta en menos bacterias intestinales beneficiosas en personas que padecen artritis reumatoide, lo que sugiere el desequilibrio de la flora intestinal que afecta a la gente con esta condición.

Si las infecciones de *P. copri* están vinculadas con el inicio de la artritis reumatoide y el desequilibrio de la flora bacteriana, tal vez tomar suplementos de bacterias probióticas beneficiosas que ayudan a restaurar el equilibrio de la flora intestinal también reducirá las infecciones de *P. copri*. Como mencioné antes, los investigadores han observado mejorías en la salud de las articulaciones después de añadir *L. rhamnosus* y *L. reuteri*, así que sólo el tiempo e investigaciones adicionales dirán si estas bacterias beneficiosas pueden alterar el curso de esta enfermedad debilitante.

Enfermedades cerebrales

Muchos desórdenes cerebrales caen en las categorías de enfermedades de desarrollo, psiquiátricas o neurodegenerativas. Cuando pensamos en enfermedades cerebrales, vienen a la mente el Alzheimer, la demencia, la enfermedad de Lou Gehrig y el Parkinson. Aunque el tratamiento para estas condiciones tiende a ser complejo, una nueva investigación sugiere que los probióticos pueden ganarse un lugar en el tratamiento de estas condiciones cerebrales.

La investigación del uso de probióticos para la salud cerebral todavía es muy reciente, pero la promesa y las implicaciones y los grandes alcances que pueden tener son muy emocionantes, particularmente porque la incidencia de enfermedades cerebrales está aumentando. Con el índice de crecimiento actual, los científicos predicen que las enfermedades cerebrales superarán en número a las enfermedades cardiacas y el cáncer juntos para el año 2022.[20] Aunque muchas personas piensan equivocadamente que las enfermedades cerebrales son "bombas de tiempo" genéticas e inevitables que las afectarán si un miembro de su familia padecía alguna, más y más investigaciones sobre medicinas naturales, como los probióticos, están demostrando que hay cambios en la dieta y el estilo de vida que la gente puede hacer para prevenir su desarrollo.

Los probióticos pueden funcionar como antioxidantes en el cuerpo, lo que no sólo es maravilloso para reducir los efectos del envejecimiento (véase la página 111), sino que es una noticia especialmente buena para quienes padecen enfermedades del cerebro. El cerebro es particularmente vulnerable al daño de los radicales libres, en especial ese 60% de nuestro cerebro que está hecho

de grasa. Los probióticos pueden ayudar a proteger las partes grasosas del cerebro de ese daño, y esto, en cambio, puede ayudarnos a prevenir enfermedades cerebrales, como Alzheimer, Parkinson, enfermedad de Lou Gehrig, demencia y otras.

Investigadores suecos encontraron que la bacteria *lactobacillus plantarum* resultó en una reducción de 37% de los químicos vinculados con el daño por radicales libres que se encuentran elevados en muchos desórdenes cerebrales y nerviosos.[21] El daño de los radicales libres se ha vinculado con las enfermedades cerebrales y nerviosas, haciendo que su investigación sea particularmente bienvenida por quienes sufren enfermedades cerebrales.[22]

Además, una nueva investigación de la UCLA encontró que consumir ciertos probióticos podría en realidad producir muchos beneficios para la salud cerebral, incluido el procesamiento sensorial y emocional. El uso de probióticos como un tratamiento potencial para las enfermedades cerebrales todavía está en pañales, pero considerando la disponibilidad, el costo y la falta de efectos secundarios, así como los múltiples beneficios para la salud que tiene su uso, parece embonar naturalmente dentro de un tratamiento más grande para las enfermedades cerebrales.

Cáncer y efectos secundarios de la quimioterapia

De acuerdo con el Instituto Nacional de Cáncer, a casi 41% de los hombres y de las mujeres se les diagnosticará alguna clase de cáncer en algún momento de su vida.[23] Esta realidad alarmante es todavía más perturbadora cuando nos percatamos de cuánto de este riesgo puede evitarse.

Podrá sorprenderte saber que todos tenemos células cancerígenas en el cuerpo. Cuando estamos sanos, nuestro cuerpo busca naturalmente esas células y las destruye antes de que puedan proliferar y formar tumores. Sin embargo, cuando estamos expuestos a altos niveles de toxinas en los alimentos, el aire, el agua y el suelo, nuestro cuerpo puede debilitarse y ser menos capaz de pelear contra el desarrollo del cáncer.

Los factores clave de riesgo para el cáncer incluyen los malos hábitos usuales, como beber, fumar y el uso de drogas ilícitas. La edad también es un factor de riesgo, pues la mayoría de los cánceres se diagnostican en personas con más de 45 años. Esto puede estar vinculado con toda una vida de mala alimentación y malas decisiones en el estilo de vida, pero ello no excluye a la gente joven de tener cáncer también. El cáncer se vincula frecuentemente con la genética, pero la mayoría de los expertos en cáncer le da tanta credibilidad a las decisiones alimentarias y de estilo de vida como al ADN compartido. Los índices de cáncer también son más elevados en países altamente industrializados, como Estados Unidos y Canadá, y es también más prevaleciente en la población de bajos ingresos y menor educación.

La investigación sobre el uso de probióticos en el tratamiento del cáncer o para los efectos secundarios de la quimioterapia y el tratamiento de radiación todavía está en sus primeras etapas, pero gran parte merece una seria consideración.

Los probióticos ofrecen un potencial de curación en la prevención y el posible tratamiento de cáncer de colon. La investigación de la Universidad Internacional de Salud y el Hospital de Beneficencia, en Japón, encontró que los suplementos probióticos mejoraron el intestino de quienes padecen cáncer de colon.[24]

Los probióticos también ayudaron a reducir la incidencia y la severidad de los efectos secundarios resultantes de la quimioterapia y la radiación. Científicos en la Universidad de Alberta, en Canadá, encontraron que los suplementos probióticos pueden reducir las complicaciones gastrointestinales vinculadas con la quimioterapia. Dado que estas complicaciones pueden comprometer la eficacia de la quimioterapia, tomar suplementos probióticos puede tener un papel en la mejoría de la efectividad del tratamiento de quimioterapia en las personas que padecen cáncer. Otra investigación del Hospital Universitario de San Pedro, en New Brunswick, Canadá, encontró que los probióticos también ayudan a prevenir la diarrea ocasionada por la terapia de radiación.

Gracias a las investigaciones ahora sabemos que los probióticos pueden tener un papel como agentes anticancerígenos, al menos en

el cáncer de colon, así como mejorar potencialmente la eficacia de la quimioterapia y reducir los efectos desagradables de la terapia de radiación al tratar el cáncer. Otra investigación con fumadores, quienes están definitivamente en desventaja cuando se trata de cáncer, encontró que tomar suplementos probióticos ejerce un efecto beneficioso en el sistema inmunológico. De acuerdo con la investigación en el *British Journal of Nutrition*, el consumo diario del probiótico *lactobacillus casei shirota* aumentó la actividad natural de las células asesinas en los fumadores. Eso puede sonar a algo malo, pero las células asesinas naturales son una de las armas del sistema inmunológico contra el cáncer y otras enfermedades, así que aumentar su número, particularmente en los fumadores, que tienden a tener niveles menores de estos compuestos inmunológicos, puede ayudar a protegerlos contra el cáncer.[25]

Diabetes

La diabetes es una condición crónica grave, caracterizada por elevados niveles de azúcar en la sangre. Si estos niveles llegan a ser muy altos, son tóxicos para los órganos de una persona, incluyendo el cerebro. La gente con diabetes experimenta uno de dos problemas principales cuando se trata de azúcar: puede tener una deficiencia de insulina, la hormona usada para procesar el azúcar; alternativamente, las células de las personas pueden ser resistentes a la insulina, causando que el azúcar en la sangre no pueda entrar en las células.

Un gran porcentaje de personas en el mundo tiene diabetes. Eso incluye el tipo 1 o diabetes juvenil, en la que el individuo tiene serias deficiencias de insulina, e incluye la diabetes tipo 2, que suele atacar a adultos y puede estar relacionada con una dieta pesada en carbohidratos refinados y azúcares, con un estilo de vida sedentario y con el sobrepeso. También incluye la diabetes gestacional, que puede ocurrir en mujeres embarazadas por desequilibrios hormonales. Esta última es usualmente temporal pero es importante atenderla tanto por la salud de la madre como del feto.

Aunque no se han hecho específicamente muchas investigaciones sobre su uso en el tratamiento de la diabetes, los probióticos han demostrado mejorar el balance de energía del cuerpo mientras que también mejoran su habilidad para utilizar la glucosa (azúcar) como energía.[26] La habilidad de transformar la glucosa en energía se ve perjudicada en la gente con diabetes, así que esta investigación promete mucho como un posible tratamiento o como tratamiento adjunto para la diabetes.

Una investigación con gente que padecía diabetes, de entre 35 y 70 años de edad, probó los efectos de los suplementos probióticos que contienen *lactobacillus acidophilus*, *L. casei*, *L. rhamnosus*, *L. bulgaricus*, *bifidobacterium breve*, *B. longum* y *streptococcus thermophilus* junto con fructooligosacáridos (FOS). Los investigadores descubrieron que los suplementos probióticos resultan en una disminución de los niveles de proteína C reactiva, un indicador de inflamación, y también previenen el aumento de los niveles de azúcar en la sangre durante el ayuno. Ambos indicadores señalan mejoras en el estatus de la condición.[27]

Además, la inflamación subclínica y el aumento de permeabilidad del intestino (recuerda la exposición sobre el "síndrome del intestino permeable") se han vinculado con la diabetes.[28] Los investigadores de la Universidad Roosevelt, en Holanda, concluyeron que "los probióticos pueden llevar a una nueva forma de controlar e incluso prevenir la diabetes en general".[29] Investigaciones adicionales darán mayores pistas sobre las formas en que podemos controlar o prevenir la diabetes, pero los probióticos están sobresaliendo definitivamente como posibilidades de tratamiento.

Desórdenes digestivos

Los probióticos verdaderamente sobresalen en el tratamiento de desórdenes digestivos, incluyendo enfermedad celiaca, colitis, enfermedad de Crohn y síndrome del intestino irritable.

Enfermedad celiaca

La enfermedad celiaca es un grave desorden de alergias alimentarias provocado por el gluten y la gliadina encontrada en muchos granos como el trigo, la avena, la cebada y el centeno, así como alimentos que los contengan. Dado que la harina de trigo se usa como agente espesante, el gluten se encuentra en prácticamente todos los alimentos preparados, procesados y empacados, haciendo que sea muy difícil evitar este ingrediente.

Aunque la investigación sobre los tratamientos basados en probióticos para la enfermedad celiaca todavía está en sus primeras etapas, esta nueva investigación promete mucho. En la enfermedad celiaca, las protuberancias en forma de dedos pequeños en las paredes intestinales, llamadas vellosidades, se encuentran dañadas, lo que resulta en protuberancias deformes, planas. En un estudio realizado por científicos escandinavos se encontró que el probiótico *L. casei* restaura completamente las vellosidades en los animales que estudiaron.[30] Su investigación preliminar puede ofrecer esperanza para los múltiples pacientes celiacos si el resultado es similar en humanos. Es muy pronto para saber si la *L. casei* puede revertir esta condición en humanos, pero considerando que la *L. casei* sólo se ha vinculado con efectos beneficiosos para la salud, puede ser bueno tomar un suplemento con un producto que sea libre de gluten, garantizado, rico en esta cepa probiótica.

Colitis

La colitis es un desorden digestivo en el que la pared intestinal se inflama. Quienes padecen esta enfermedad comúnmente experimentan una inflamación dolorosa en el colon.[31] Cierta evidencia sugiere que puede estar vinculada con una infección de *C. difficile*. Recordarás nuestra exposición anterior sobre *clostridium difficile*, que puede causar diarrea, inflamación intestinal o algo peor. Los científicos del Departamento de Medicina, de la Universidad de Columbia Británica, en Canadá, encontraron que si bien los antibióticos sólo fallaron en atacar la infección de *C. difficile*, los probióticos junto con los medicamentos antibióticos probaron ser un tratamiento efectivo para la diarrea vinculada con esta infección en gente con colitis.[32] Aunque el uso extensivo de antibióticos puede no ser recomendable, en este caso trabajó junto con los probióticos para atender una infección subyacente vinculada con la enfermedad.

Un estudio sobre la diversidad intestinal microbiana en el *Italian Journal of Pediatrics* concluyó que "existe un gran potencial en la manipulación de la microbiota intestinal para efectos terapéuticos, como el uso de probióticos" para varias condiciones intestinales, incluyendo colitis ulcerosa, enfermedad intestinal inflamatoria y la enfermedad de Crohn.[33]

Síndrome del intestino irritable (SII)

El síndrome del intestino irritable (SII) es un desorden común, una colección de síntomas que afectan al intestino grueso, también conocido como colon o intestinos, y de ahí su nombre. Algunos de los síntomas incluyen calambres, dolores abdominales, hinchazón, gases, diarrea y estreñimiento, o una alternancia entre diarrea y estreñimiento.[34] Como sucede con otras enfermedades etiquetadas como "síndromes", el SII no tiene una causa conocida. Aunque no haya un solo motivo atribuido a esta incómoda condición, eso no significa que no se conozcan causas posibles, algunas de las cuales pueden incluir sensibilidades alimentarias escondidas, hábitos alimenticios erráticos o desequilibrios de la flora en el intestino grueso.

Como leíste antes, la disbiosis es un radio anormal entre las bacterias beneficiosas y las dañinas, o los microbios en los intestinos a favor de las bacterias dañinas. Dado que la gente con SII comúnmente tiene desequilibrios en la flora intestinal, es difícil saber con certeza si estos desequilibrios preceden el desorden o son su resultado. En otras palabras, ¿el desequilibrio es la causa o el efecto de la condición? Creo que puede ser ambos, pero cuando los microbios dañinos superan en número a los beneficiosos, el desequilibrio puede dejar a la gente susceptible a problemas de salud, incluyendo el sii y muchos otros, incluso condiciones que no parecieran tener conexión.

Aunque el sii puede ser incómodo para quienes lo padecen, de acuerdo con las autoridades médicas no causa inflamación ni aumenta el riesgo de cáncer colorrectal u otras enfermedades del colon. Es frecuentemente manejable con sólo cambiar la dieta y el estilo de vida, así como manejar el estrés.[35]

En mi experiencia como nutrióloga y profesional de la salud natural, he encontrado que una de las mejores formas de tratar el sii es eliminar los culpables alimenticios comunes, como los productos lácteos, los alimentos azucarados (que contienen endulzantes naturales o sintéticos) y toda la comida rápida. Al mismo tiempo, introducir gradualmente —y recalco este punto para quienes padecen sii— suplementos probióticos y alimentos fermentados ricos en probióticos en la dieta para atender la disbiosis de la flora intestinal, lo que a su vez suele ayudar a mejorar los síntomas de la condición.

Cada vez hay más evidencia de que una perturbación en la flora intestinal puede contribuir al sii y sus síntomas.[36] Añadir probióticos también puede reducir la probabilidad de tener alergias alimentarias (véase la sección sobre alergias en la página 93) y un daño posible por gluten en la gente que está genéticamente predispuesta a ser alérgica a él (véase la sección sobre enfermedad celiaca en la página 103). Menciono estas condiciones aquí porque también pueden ser factores del sii. Además, las investigaciones apoyan de igual manera el uso de una terapia de probióticos como una forma para atender la condición general del sii, aunque algunas cepas probióticas sean más efectivas que otras.

Solución a otros problemas digestivos

Los primeros seis meses de la vida de un bebé pueden ser difíciles tanto para él como para los padres. Estos meses suelen estar repletos

Todo está en las cepas: Síndrome del Intestino Irritable

Cuando se trata del SII, la cepa hace toda la diferencia. En algunos estudios, ciertas cepas de probióticos han sido extremadamente efectivas.

Una investigación realizada en el Departamento de Medicina, de la Universidad de Manchester, en Inglaterra, confirmó que la *bifidobacterium infantis 35624* es particularmente efectiva para esta condición. Los científicos encontraron que los probióticos ayudaron a los pacientes con SII a experimentar menos dolor abdominal, hinchazón, disfunción intestinal, distensión y gases al final de las cuatro semanas de estudio.[38]

Cuando se exploró la investigación sobre los probióticos para el tratamiento del SII, rápidamente resultó obvio que el tipo de cepa era importante. Algunas cepas no mostraron efectividad alguna en la condición, mientras que otras, como la mencionada anteriormente, tuvieron resultados impresionantes. Pero, ¿qué sucede cuando se combinan muchas cepas? Ésa es la pregunta que se están haciendo los investigadores del Grupo de Investigación Traslacional y Epidemiológica de Neurociencia Entérica Clínica, del Colegio de Medicina de la Clínica Mayo. Para responderla, estudiaron una combinación de ocho cepas de probióticos mezcladas bajo el producto de nombre VSL#3 y siguieron a 48 pacientes con SII, algunos de los cuales tomaban la mezcla de probióticos mientras que otros tomaban un placebo. Encontraron que combinar los probióticos reduce el gas y la diarrea, pero no tiene efecto en otros síntomas del SII. El VSL#3 incluye *B. breve, B. longum, B. infantis, L. acidophilus, L. plantarum, L. paracasei, L. bulgaricus* y *S. thermophilus.*[39]

Investigadores surcoreanos encontraron que otra combinación de probióticos, la cual incluía *L. acidophilus, L. plantarum, L. rhamnosus, B. breve, B. lactis, B. longum* y *S. thermophilus,* provocó una reducción

de cólicos, estreñimiento, reflujo y otros desórdenes gastrointestinales. Los científicos de varias universidades y hospitales especializados en pediatría se unieron en un esfuerzo por estudiar el posible uso de probióticos en los bebés que sufren de desórdenes gastrointestinales. Encontraron que los bebés que tomaron probióticos presentaban una mejoría en sus cólicos, lo que redujo la significativa en general de los síntomas del SII y específicamente disminuyó la diarrea en los sujetos estudiados.[40] Notarás que algunas de las cepas son similares a la combinación usada en el estudio de la Clínica Mayo, pero otras son diferentes. Dado que ambas fórmulas mostraron eficacia para el SII, claramente hay numerosas fórmulas que también funcionan.

En otro estudio en pacientes con SII se administró L. acidophilus-SDC 2012 y 2013. Los científicos encontraron que los que tomaban las dos cepas de probióticos tuvieron una reducción de 23.8% de dolor abdominal e incomodidad.[41] Los adultos que sufren del SII no son los únicos que pueden beneficiarse de los probióticos. En un estudio con niños que padecen SII, investigadores italianos observaron a 60 niños de entre 6 y 16 años de edad para analizar los efectos de añadir a su dieta suplementos de lactobacillus reuteri DSM 17938 durante cuatro semanas. Los niños que recibieron el suplemento de L. reuteri tuvieron una intensidad de dolor mucho menor que los que recibieron el placebo, sugiriendo que este suplemento puede ser efectivo en niños con SII.[42]

¿Qué significa toda esta investigación para quienes padecen SII? Parece que algunas combinaciones de probióticos ayudan pero, hasta ahora, el gran alivio ha venido de específicas cepas probióticas. De acuerdo con una investigación publicada en la revista Therapeutic Advances in Gastroenterology, bifidobacterium infantis 35624 y bifidobacterium lactis DN-173-010 han demostrado resultados verdaderamente alentadores en el tratamiento del SII.[43] Eso no significa que otros probióticos no ayuden a atender los síntomas y restaurar el balance de la flora, pero puede ser beneficioso obtener estas cepas en particular si puedes.

cantidad de tiempo al día que pasaban llorando, y disminuyó la incidencia de estreñimiento, lo que estoy segura de que les agradó tanto a los padres como a los bebés.[37]

Estudio tras estudio los probióticos demuestran ser los predilectos para los tratamientos gastrointestinales. Desde la diverticulitis hasta la diarrea de viajero y los efectos secundarios relacionados con antibióticos, los probióticos sobresalen como el tratamiento de elección.

La diverticulosis es un desorden en el que el colon se deforma y empieza a formar bolsitas. Si hay bacterias dañinas e inflamación en estas bolsitas, el desorden se llama diverticulitis (-*itis* significa "inflamación"). Aunque se definen como condiciones diferentes, la mayoría de las veces se encuentran juntas. Una dieta deficiente en fibra está vinculada con esta condición. La falta de fibra desgasta la pared del colon, pues se requiere más esfuerzo para eliminar los desechos a través del colon. Esto puede dañar los puntos débiles a lo largo del colon, causando que se formen las bolsitas. Sin embargo, científicos italianos encontraron que *lactobacillus casei DG24* era mejor que un placebo para los síntomas ligados a la enfermedad diverticular.[44]

Si has viajado mucho, es posible que ya estés familiarizado con los beneficios de los suplementos probióticos para la diarrea del viajero. Los probióticos suelen ser capaces de proveer un alivio rápido y efectivo para este molesto problema. Revisa el capítulo 6 para más información sobre la diarrea del viajero.

Enfermedad cardiaca

Enfermedad cardiaca es un término general usado para definir una colección de desórdenes que afectan el corazón y los vasos sanguíneos. La enfermedad coronaria, un crecimiento de placa en las arterias coronarias que comprometen el suministro de sangre rica en oxígeno al corazón, es la forma más común de enfermedad cardiaca.

De acuerdo con los CDC, la enfermedad cardiaca es la causa principal de muerte en Estados Unidos.[45] Se estima que 600 000 personas mueren anualmente de enfermedades cardiacas. Eso es 2.5% de todas las muertes en el país al año.

Los factores de riesgo para las enfermedades cardiacas incluyen fumar, presión arterial alta, niveles altos de homocisteína y colesterol LDL alto. Los CDC estiman que 50% de las personas tienen al menos uno de estos factores de riesgo. Otros factores incluyen una dieta deficiente de nutrientes y alta en grasa, lácteos y sal; consumo excesivo de alcohol, café o té; un estilo de vida sedentario y la genética.

Ten en mente que la mejor opción para ti puede ser diferente para alguien más con una condición cardiaca, dependiendo de tus marcadores específicos para esta condición. Obviamente, algunas cepas son superiores en la reducción del colesterol alto, mientras que otras son beneficiosas para reprimir la inflamación subyacente.

Todo está en las cepas: enfermedad cardiaca

Pocas personas considerarían los probióticos como parte de una prescripción para la gente con enfermedades cardiacas, sin embargo, nuevas investigaciones sugieren que tal vez deberíamos considerarlos seriamente.

Quadrant Nutrition, LLC, en Hendersonville, Carolina del Norte, estudió los efectos de diversos probióticos o prebióticos combinados con probióticos en los marcadores de la enfermedad cardiaca. Encontraron que ciertas cepas probióticas, combinaciones de cepas o combinaciones de probióticos y prebióticos eran efectivas para bajar los niveles de "colesterol malo" y reducir la inflamación. Descubrieron que las fórmulas sólo con probióticos que incluían *lactobacillus reuteri NCIMB 30242*, *enterococcus faecium* y la combinación de *lactobacillus acidophilus La5* y *bifidobacterium lactis Bb12* eran beneficiosas para la salud del corazón. También identificaron que las combinaciones de probióticos y prebióticos de *L. acidophilus CHO-220* más insulina, así como *L. acidophilus* más FOS bajaron el colesterol LDL ("malo"). Los investigadores también encontraron que estas cepas de probióticos y combinaciones de probióticos/prebióticos sirvieron para reducir la inflamación.[46]

Una investigación adicional apoya el uso de otras cepas probióticas en el tratamiento de enfermedades cardiacas. Los investigadores encontraron que el *lactobacillus plantarum TN8* redujo las citocinas, esos compuestos causantes de inflamación que describimos antes, así como los triglicéridos, los niveles de colesterol y el peso

(continúa) ▸

corporal.[47] Los científicos que dirigieron el estudio concluyeron que esta cepa probiótica "exhibió un número de propiedades atractivas que puedan abrir nuevas oportunidades prometedoras para el mejoramiento de varios parámetros (de salud) relacionados con el desempeño de salud de los animales y la abstinencia de antibióticos y medicamentos".

También se ha visto que la cepa probiótica *enterococcus faecium m-74* reduce los niveles de colesterol alto.[48]

Se ha visto que la cepa probiótica *lactobacillus reuteri NCIMB 30242* ayuda a bajar los niveles de la proteína C reactiva.[49] La proteína C reactiva (conocida como PCR) se produce en el hígado. El nivel de PCR aumenta cuando hay inflamación por todo el cuerpo, lo que a su vez puede relacionarse con la enfermedad cardiaca.[50]

Cuando se trata de usar probióticos para tratar y prevenir la enfermedad cardiaca, claramente la cepa que elijas es un factor importante.

Nutrición infantil

Nunca es demasiado pronto para empezar una buena nutrición. La adición de probióticos a través de la dieta de la madre para nutrir a los niños puede ayudar a prevenir problemas de salud más tarde en la vida. Los investigadores han encontrado que la adición temprana de probióticos, incluyendo *lactobacillus rhamnosus GG, L. casei shirota, bifidobacterium animalis, Bb-12, L. johnsonii La1, B. lactis DR10* y *S. cerevisiae boulardii*, puede activar el sistema inmunológico del niño y ayudar a prevenir desórdenes del sistema inmunológico en la niñez.

Las mujeres embarazadas o lactando también pueden mejorar la salud de su bebé por medio de suplementos probióticos. Investigadores finlandeses encontraron que las mujeres que tomaron suplementos con *L. rhamnosus* y *bifidobacterium lactis* proveyeron leche materna con una calidad nutricional mayor para sus hijos que las mujeres que no tomaron suplementos probióticos.[51]

Envejecimiento

La infancia no es el único momento en la vida en que los probióticos son beneficiosos. Tomar suplementos probióticos también puede ser beneficioso durante los últimos años.

Los antioxidantes son los protectores clave de las células del
cuerpo porque protegen activamente a las células contra el daño
de los radicales libres. Los radicales libres están cargados con moléculas que resultan de los procesos metabólicos normales, toxinas
dañinas u otras sustancias responsables por el daño a los tejidos y
la consecuente enfermedad o los signos de envejecimiento, como
arrugas, daño articulatorio y demás. Causan daño a tejidos que de
lo contrario estarían sanos en el cuerpo, dependiendo de dónde se
encuentran. Los radicales libres se han vinculado con prácticamente todas las enfermedades y con el proceso de envejecimiento
porque esencialmente aceleran el envejecimiento y la enfermedad.
Cuando hablamos normalmente sobre antioxidantes, estamos discutiendo sobre algunos de los nutrientes principales que han demostrado tener una actividad antioxidante significativa, como las
vitaminas A, C y E; el selenio y el ácido alfa lipoico. Sin embargo,
nuevas investigaciones muestran que algunos probióticos también
actúan como antioxidantes importantes en el cuerpo. Se ha demostrado que protegen contra el daño de los radicales libres y contra
el daño de los compuestos grasos en las células en particular.[52]
Los lactobacilos y las bifidobacterias parecen demostrar particularmente la habilidad de actuar como antioxidantes en el cuerpo.
Parece que los probióticos pueden en realidad aminorar el proceso
de envejecimiento.

Parece algo natural usar probióticos para pelear contra las infecciones. Entonces podemos dejar que las bacterias peleen. Aunque pocas personas considerarían a los probióticos como parte
de un régimen antienvejecimiento o un tratamiento para curar
la depresión, las enfermedades cerebrales o las enfermedades cardiacas, las investigaciones muestran que estas aplicaciones no son
extrañas en lo absoluto. La promesa de los probióticos parece in-
terminable.

Capítulo 5
Cómo elegir suplementos probióticos

> Las bacterias no son gérmenes, sino los asesinos de gérmenes, así como el trazo de toda la vida en la tierra. Al declararles la guerra le declaramos la guerra a la estructura subyacente de la vida en este planeta, a todas las formas de vida que vemos, a nosotros mismos.
>
> STEPHEN HARROD BUHNER,
> *The Lost Language of Plants*

Samantha experimenta menos depresión

Samantha, de 27 años, vino a verme después de combatir la depresión durante varios años. No recordaba exactamente cuándo había comenzado, pero me confesó que no podía recordar haberse sentido feliz en su vida. Exploramos los beneficios potenciales de trabajar con un terapeuta, a lo que accedió. Entonces empezamos a trabajar en su alimentación y su estilo de vida para que apoyaran mejor sus necesidades emocionales.

Como muchas personas que he visto con depresión, Samantha comía mucha azúcar y carbohidratos refinados, lo que alimentaba a las bacterias dañinas en los intestinos y podía contribuir a desequilibrios hormonales y de glucosa sanguínea vinculados con la depresión. Hice algunos análisis hormonales de su saliva para tener una

(continúa) ▶

idea más clara de su salud hormonal, que en realidad era considerablemente buena, así que supe que necesitábamos trabajar en la inflamación de bajo grado y el desequilibrio bacteriano en su intestino. Dado que el intestino es un punto de partida integral para ambas cosas, le pedí que siguiera una dieta y un estilo de vida sanos para su intestino, y que tomara suplementos probióticos.

Le expliqué que había investigaciones maravillosas que habían demostrado cómo los probióticos *B. longum* y *L. helveticus* habían aminorado la depresión y la ansiedad. Aunque comprendió que la investigación aún estaba en sus primeras etapas, estaba entusiasmada por probar cualquier cosa que pudiera ayudarla, particularmente algo natural con prácticamente ningún efecto secundario. Dado que los probióticos solos seguramente ayudarían pero no necesariamente atenderían todos los aspectos de la condición, exploramos la alimentación de Samantha. Le pedí que eliminara todos los alimentos que contienen añadidos, como endulzantes artificiales y glutamato monosódico, y que redujera significativamente el azúcar en su dieta, pues estos elementos están vinculados con la depresión y con estados de ánimo desequilibrados. También le pedí que comiera cada dos o tres horas para evitar fluctuaciones en su glucosa sanguínea que pudieran agraviar la condición.

Además de los suplementos probióticos y los alimentos ricos en probióticos que le pedí que tomara diariamente, empezó a tomar 3 000 mg de aceite de pescado diario. Muchas vitaminas de complejo B están involucradas en un equilibrio de estado de ánimo sano, así que le recomendé tomar 50 mg de complejo B con dos comidas cada día. Luego agregó un extracto de la hierba de San Juan (30 gotas, tres veces al día) pues múltiples estudios han encontrado que esta poderosa hierba es efectiva para reducir las depresiones leves o moderadas. Finalmente, antes de acostarse empezó a tomar 50 mg de 5-HTP, un suplemento nutricional natural que también ayuda con la depresión.

Le pedí que empezara a escribir sus sentimientos en un diario cuando se sintiera estresada o deprimida, y que saliera a caminar durante el día (de preferencia en las mañanas), todos los días, porque tanto el ejercicio regular como una exposición moderada a la luz del sol ayudan a combatir la depresión.

Samantha siguió mi tratamiento y regresó un mes después a contarme que se sentía como 60% mejor, con lo que me sentí muy

(continúa) ▶

contenta, considerando que sólo había pasado un mes. Accedió a continuar el tratamiento y volver en otro mes, tiempo en el que me dijo sentirse 90% mejor. Todavía se sentía deprimida en algunas ocasiones, pero la mayor parte del tiempo se sentía más feliz, como si una niebla se hubiera disipado en ella. Dijo que el mayor cambio había sido en su actitud: ahora comprendía que incluso cuando se sentía deprimida, tenía las herramientas a su disposición para poder sentirse mejor.

La mayoría de las personas encuentra abrumadora la sección de probióticos de su tienda naturista local. Cada empresa y cada vendedor afirman que su producto es el rey, y luego te dicen por qué necesitas 12 cepas de probióticos, miles de millones de unidades formadoras de colonias (UFC), cultivos vivos y *prebióticos* añadidos. La discusión sobre los *prebióticos* lleva entonces a mencionar la importancia de los fructooligosacáridos (FOS) y la inulina, y tal vez alguna sugerencia para otros productos que también deberías comprar. Mucha de la información que se provee tiende a ser exagerada o estar incompleta, causando una confusión infinita en los consumidores y en cualquiera que busque mejorar su salud.

En este capítulo conectaré los puntos entre toda la información sobre probióticos y varias condiciones de salud, y explicaré todo lo que necesitas saber para comprar suplementos probióticos. Delinearé la diferencia entre *prebióticos* y *probióticos*, los diferentes tipos de cultivos, qué cepas de bacterias definitivamente sí quieres y más información que te ayudará a seleccionar el suplemento probiótico correcto para ti. Te daré sugerencias sobre las cepas particulares que debes buscar para ayudarte a combatir enfermedades específicas. Te ayudaré a disipar la confusión y los mitos alrededor de los probióticos y los prebióticos y exploraré las pruebas de consumidor que los laboratorios hicieron para examinar los probióticos y ver si cumplieron con lo que prometían. También te diré cómo descubrir si tu yogur es todo lo que dice ser y si incluso contiene "cultivos vivos" en lo absoluto, contrario a lo que la etiqueta pueda indicar.

Antes de seguir escarbando en el tema, primero exploremos la diferencia entre probióticos y prebióticos, porque hay una tremenda cantidad de confusión entre los dos términos, y si los prebióticos son una adición necesaria a tu suplemento probiótico.

Los pros de los probióticos

Como leíste antes, los probióticos son microorganismos que promueven la salud, pero recapitulemos brevemente el contexto de la diferencia entre probióticos y prebióticos. Los probióticos son principalmente bacterias, así como el ocasional cultivo de levadura, que confieren beneficios para la salud cuando se comen o se toman en forma de suplementos. Como descubriste en los capítulos 3 y 4, hay muchas cepas de bacterias diferentes que ofrecen una amplia gama de beneficios para la salud, que van desde aumentar tu inmunidad y reducir los síntomas de la artritis, hasta aumentar tu salud cerebral y combatir el cáncer.

Estas bacterias vienen principalmente de las familias de lactobacilos, bifidobacterias y, ocasionalmente, *saccharomyces* (levaduras). (Descubrirás más sobre ellas en breve). Estas bacterias sanas "desplazan" a las bacterias y levaduras patógenas dañinas en los intestinos, ayudando a prevenir y curar los diversos problemas de salud que mencioné en los capítulos anteriores.

Por supuesto, como leíste en el capítulo 2, los alimentos fríos o sin pasteurizar, como el yogur, el kimchi, el chucrut y otros, también contienen naturalmente muchos probióticos, lo que discutiremos un poco más adelante en este capítulo. Después de todo, puede que te estés preguntando cómo puedes saber si tu yogur contiene cultivos vivos. Te enseñaré una simple prueba que puedes hacer en casa para ayudarte a descubrirlo.

Disipar los mitos sobre *pre*bióticos

Así como nosotros, los probióticos necesitan alimento para sobrevivir. Los *prebióticos* son lo que alimenta a los probióticos y les permite poblar los intestinos. Muchos productos y suplementos afirman que contienen prebióticos necesarios para que los probió- ticos funcionen, pero ésa no es toda la historia. En la mayoría de los casos, añadir prebióticos a alimentos empacados o suplementos no es necesario a menos de que comas una dieta muy pobre o ten- gas una digestión extremadamente débil. Y si comes una dieta po- bre, espero que para ahora hayas comprendido el mensaje de que es crítico hacer cambios para mejorar tu dieta.

Para la mayoría de la gente, en mi opinión, añadir *prebióticos* a los suplementos probióticos es más una estrategia de *marketing*. Aunque hay algunas investigaciones excelentes que muestran cómo los prebióticos añadidos estimulan el crecimiento de los probióti- cos, la verdad es que si comes una dieta alta en fibra junto con fruta, verduras, granos y leguminosas, probablemente estás comien- do todos los prebióticos que las bacterias beneficiosas necesitan para desarrollarse en tu intestino.

En cuanto a los suplementos probióticos, una pequeña cantidad añadida de FOS o inulina (más adelante se encuentra información sobre ellos) puede ser muy buena, pero en otros puede ser un "te- rreno" valioso desperdiciado dentro de cápsulas muy pequeñas que es mejor para los probióticos. Ésta es la razón: los prebióticos son carbohidratos, como azúcares, almidones y fibra que se encuentran

Alimentos con *prebióticos*

Hay muchas grandes fuentes de prebióticos en una dieta sana. Algu- nas de las mejores incluyen:

- Espárragos
- Plátanos
- Cardos
- Achicoria
- Ajos

- Alcachofas
- Poros
- Cebollas
- Lechuga escarola

Come más de estos alimentos y otros alimentos ricos en fibra para aumentar las bacterias beneficiosas.

en todos los alimentos basados en plantas. Por supuesto, algunos son mejores que otros. Aunque las investigaciones muestran que los prebióticos alimentan a los probióticos y los ayudan a proliferar, la realidad es que la mayoría de las personas debería obtener prebióticos de su dieta diaria. Una vez que los probióticos se alimenten de estas sustancias en tu intestino y proliferen, ayudarán a mejorar tu salud intestinal y tu salud en general. Pero deberás hacer un esfuerzo concentrado para comer más alimentos fermentados o tomar más suplementos probióticos para obtener *probióticos* adecuados.

Éstos son algunos casos en los que añadir prebióticos es beneficioso:

- Comes una dieta pobre, repleta de comida rápida.
- Alternas entre comer una dieta mala y una dieta sana, pero en realidad no te aseguras de comer sanamente diario.
- Comes proteínas animales, como hamburguesas, filetes, pollo, cerdo u otros tipos en casi todas las comidas.
- Tienes menos de un movimiento excretor al día.
- Has tenido problemas de estreñimiento, diverticulitis (intestinos malformados e inflamados) o diverticulosis (intestinos malformados).
- Tu dieta tiende a subir y bajar porque viajas, o por otras circunstancias.
- Bebes menos de seis tazas de agua al día.
- No haces un esfuerzo por comer muchos alimentos fibrosos (menos de 35 gramos al día).

¿Qué pasa con los FOS y la inulina?

Si tú lees que "contiene FOS", o fructooligosacáridos, en el paquete de un suplemento probiótico, ten en mente que los "oligosacáridos" son simplemente moléculas de azúcar y "fructo" sólo indica que estos azúcares se derivan de la fruta. La inulina es un tipo de fibra que también se exhibe como un prebiótico popular.

Muchos productos indican que tienen "*prebióticos añadidos*" o "contienen *prebióticos*" o "FOS añadidos" o "inulina añadida" o algo parecido. En la mayoría de los casos puede significar realmente que el producto contiene azúcar, de la que mucha gente necesita menos, no más. Así que asegúrate de revisar los ingredientes para ver si simplemente se añadió azúcar al producto que elegiste. Ten presente que cualquier ingrediente que termina en "-osa", como la fructuosa, la glucosa, la galactosa, etcétera, es otra palabra para azúcar.

Probióticos: te presento a la familia

Muchos tipos diferentes de bacterias colonizan el cuerpo. Hemos hablado sobre varios de ellos en capítulos anteriores. Enfoquémonos ahora en algunos de los principales. Los dos tipos principales de bacterias son lactobacilos y bifidobacterias. Estos grupos de bacterias, cada uno con varias especies y subespecies, realizan funciones vitales en tu cuerpo, permitiéndote obtener los nutrientes que necesitas para construir un cuerpo fuerte, desintoxicar sustancias tóxicas que de lo contrario te harían daño, estimular tu sistema inmunológico para protegerte contra las bacterias y los virus dañinos, y mantener sanos y fuertes a tus intestinos para prevenir inflamaciones y enfermedades ahí o en otras partes de tu cuerpo.[1]

Algunas de las especies más prometedoras para prevenir enfermedades incluyen cepas como *lactobacillus acidophilus*, *brevis*, *casei*, *plantarum*, *reuteri* y *rhamnosus*, junto con *bifidobacteria lactis* y *bifiform*. Aunque estos nombres pueden sonar muy extraños, pronto te darás cuenta de que la mayoría de estas bacterias beneficiosas se encuentran en casi todos los alimentos fermentados y los suplementos disponibles. Muchas de estas fuentes medicinales flotan en el aire, sólo esperando la oportunidad de proliferar en los alimentos y las bebidas, así como de compartir sus poderes con nosotros a cambio de la oportunidad de coexistir en nuestro cuerpo.

Conoce a la familia de los lactobacilos

Las cepas de probióticos más conocidas son miembros de la familia de los lactobacilos. Se encuentran principalmente en el intestino delgado, la membrana mucosa de la nariz, la garganta, la boca y los genitales y en el tracto respiratorio superior. Están involucradas en la renovación celular para mantener sanas las paredes intestinales. Las mujeres embarazadas tienden a tener colonias particularmente grandes de estas bacterias saludables, lo que entonces vacunará al recién nacido para que él o ella pueda tener las bacterias beneficiosas que necesita para su salud.

Notarás que el nombre *lactobacillus* suele acortarse a *L.* cuando se hace referencia a cepas específicas de la bacteria. Hay muchas cepas diferentes en la familia de los lactobacilos, incluyendo *L. acidophilus*, *L. brevis*, *L. bulgaricus*, *L. casei*, *L. delbueckii*, *L. gasseri*, *L. johnsonii*, *L. paracasei*, *L. plantarum*, *L. reuteri*, *L. rhamnosus* y *L. salivarius*, las cuales producen ácido láctico y peróxido de hidrógeno en el intestino. El peróxido de hidrógeno tiene cualidades antimicrobianas naturales y tiende a matar virus, hongos y bacterias que causan enfermedades. Los lactobacilos también disparan proteínas antiinflamatorias producidas por los glóbulos blancos, una respuesta a invasores dañinos del sistema inmunológico para ayudar a nuestro cuerpo a pelear contra la infección.

Lactobacillus acidophilus es la primera cepa de probióticos sobre la que aprendí hace casi 25 años, y una dentro del puñado que los profesionales de la salud en ese entonces conocían, y es posible que sea sobre la que más has escuchado. Desde entonces hemos descubierto muchas otras cepas promotoras de la salud en esta familia.

Convierten varios tipos de azúcares en ácido láctico, que es por lo que son valiosas en los procedimientos de fermentación de alimentos que conservan la comida. Algunas cepas de lactobacilos se encuentran en alimentos fermentados como el yogur, las verduras fermentadas y los chucruts, las verduras encurtidas, el pan de masa fermentada (aunque se mueren durante el proceso de horneado), las bebidas fermentadas como kombucha (típicamente, té verde o negro fermentado) y platillos de fruta fermentada. (Para más información sobre estos procesos de fermentación y cómo emplearlos en la cocina, véase el capítulo 6.)

Lactobacillus acidophilus: el primer probiótico descubierto. Antes de que se conocieran muchos de los otros valiosos probióticos, las bacterias beneficiosas solían llamarse "acidophilus". Ahora abreviado frecuentemente en *L. acidophilus*, *lactobacillus acidophilus* es una cepa de bacterias que se encuentra comúnmente en los yogures con cultivos vivos. Fermenta los azúcares de la leche, conocidos como lactosa, junto con muchos otros azúcares y carbohidratos. También ayuda a transformar el gluten y ciertos tipos de proteína encontrada en el trigo, la avena, el centeno y muchos otros granos.[2] Es importante repoblar la bacteria *L. acidophilus* durante y después del uso de antibióticos.

Lactobacillus brevis: el refuerzo de los compuestos anticancerígenos. *L. brevis* tiende a adherirse bien a las paredes intestinales, lo que significa que ayuda a "deshacerse" de los agentes dañinos que causan enfermedades (patógenos). Ayuda a descomponer compuestos conocidos como poliaminas, los cuales se han vinculado con las infecciones vaginales y con el cáncer intestinal. Esta cepa bacteriana también aumenta la producción de compuestos anticancerígenos en el cuerpo, conocidos como interferones.[3]

Lactobacillus bulgaricus: el que normaliza el colesterol. La cepa *L. bulgaricus* es un pariente cercano de *L. acidophilus*. Se ha usado extensamente en la producción de yogur y queso. Ayuda a restaurar los niveles normales de colesterol y baja el colesterol LDL (algunas veces llamado colesterol "malo"). Como muchos miembros de la familia de lactobacilos, reduce la inflamación, lo que significa que puede ser prometedor para enfermedades graves, como descubriste en los capítulos 3 y 4.[4]

Lactobacillus casei: el que digiere los lácteos. La cepa *L. casei* ayuda a descomponer un compuesto llamado caseína, encontrado en los productos lácteos, así como el gluten, encontrado en muchos granos. Ayuda a regular las respuestas inmunológicas, antagoniza a la bacteria dañina *helicobacter pylori*, que se ha vinculado con muchas molestias, incluyendo úlceras, y pelea contra la bacteria *E. coli* para reducir la probabilidad de envenenamiento. La *L. casei* también ayuda a reducir las citocinas, las sustancias del cuerpo que causan la inflamación.[5]

Lactobacillus gasseri: el destructor de las bacterias dañinas. *L. gasseri* está presente en el intestino humano, en la leche materna y en las vaginas. Produce compuestos que matan naturalmente a las bacterias dañinas (llamados bacteriocinas), particularmente a las enfermedades infecciosas vinculadas con clostridium, listeria y enterococos. *Clostridium difficile* (*C. difficile*) puede causar diarrea, inflamación intestinal, y en casos severos, la muerte.[6] La listeria es un patógeno en los alimentos que se ha vinculado con la meningitis y con enfermedades inflamatorias gastrointestinales, como gastroenteritis, al igual que con el envenenamiento de la sangre.[7] El enterococo es una bacteria que puede causar infecciones comúnmente adquiridas durante una estadía en el hospital, y puede infectar al tracto urinario, heridas o al corazón.[8]

Lactobacillus paracasei: el guerrero eterno. *L. paracasei* tiene amplios beneficios. Contribuye al equilibrio microbiano vaginal saludable, el balance de la flora intestinal e incluso ayuda a reducir la congestión nasal y de senos nasales vinculada con las alergias. Es un guerrero excelente contra las bacterias patógenas, como *clostridium difficile* (*C. difficile*) y *staphylococcus aureus* (*S. aureus*). La *S. aureus* es la culpable tras el SARM del que hemos estado escuchando tanto últimamente. Es una de las bacterias patógenas que causa la infección y no responde más al uso de antibióticos.[9] Afortunadamente, *L. paracasei* puede ayudar.

Lactobacillus plantarum: el restaurador de la salud intestinal. Esta bacteria beneficiosa generalmente falta en la gente que come lo que se considera una dieta estándar, pero se encuentra comúnmente en las personas que comen una dieta tradicional basada en plantas. Se reconoce por su capacidad para reducir compuestos que causan inflamación, volviéndola beneficiosa en el tratamiento de enfermedades vinculadas con la inflamación, como la artritis, el cáncer, la diabetes y la enfermedad cardiaca. Es muy útil para restaurar las paredes intestinales y como guerrero contra la infección de *C. difficile*. También es útil en el tratamiento para el síndrome del intestino irritable.[10]

Lactobacillus reuteri: salud versátil. *L. reuteri* ha demostrado tener efectividad en muchas áreas diferentes de la salud. Reduce las infecciones y la diarrea vinculada con las infecciones en bebés y niños, y parece prometedor para tratar los efectos secundarios de la quimioterapia en los pacientes adultos con cáncer. *L. reuteri* también es uno de los probióticos más potentes contra la infección de *H. pylori* vinculada con las úlceras. Es efectivo contra la infección vinculada con la condición dental periodontitis, ligada al desgaste excesivo de los dientes y la inflamación de encías. Todavía otras investigaciones muestran que *L. reuteri* puede ayudar a reducir la inflamación en el cuerpo vinculada con la enfermedad cardiaca y otras condiciones crónicas.

Lactobacillus rhamnosus: la bacteria antiinflamatoria. *L. rhamnosus* puede sonar como un dios egipcio, pero se merece ese estatus entre las colonias bacterianas. Este miembro de la familia de los lactobacilos fabrica enzimas, que son tipos de proteínas especializadas. En este caso, las enzimas son altamente antiinflamatorias, causando que el *L. rhamnosus* sea muy prometedor en el tratamiento de condiciones inflamatorias. También incrementa nuestra inmunidad natural contra las enfermedades y es un buen guerrero en particular contra la *E. coli* y *C. difficile*. También sirve de apoyo para la salud inmunológica en los bebés con alergias.[11]

Lactobacillus salivarius: aumenta el calcio. Si estás preocupado por la osteoporosis, hazte amigo de *L. salivarius*. Esta cepa de la familia de los lactobacilos en realidad aumenta la absorción de calcio en el cuerpo, y éste es sólo uno de sus muchos beneficios. Se encuentra en los intestinos sanos y en las membranas mucosas de la boca, la nariz, los párpados y los genitales. Reduce la inflamación en el cuerpo e incluso secreta sustancias que matan microbios dañinos.[12] Pelea contra la bacteria dañina *salmonella typhimurium*, la cual causa diarrea e inflamación intestinal.[13]

Conoce a la familia de las bifidobacterias

La familia de los lactobacilos no puede llevarse todo el crédito por ayudarnos a estar sanos. Las bifidobacterias son otra familia poderosa que promueve la salud bacteriana. Se encuentran comúnmente en la boca, el tracto gastrointestinal (especialmente el intestino grueso) y el área vaginal. Su función varía de cepa en cepa, pero algunos de los beneficios que confieren incluyen la producción de vitaminas, destruir compuestos que causan cáncer, destruir microbios dañinos que causan infecciones y equilibrar el sistema inmunológico.[14]

El nombre *bifidobacterium* suele acortarse a B. cuando se hace referencia a cepas específicas de la bacteria. Hay cerca de 30 cepas de bifidobacterias identificadas hasta ahora; las más comunes son *B. bifidum*, *B. breve*, *B. infantis*, *B. lactis* y *B. longum*.

Existen alrededor de siete veces tantas bifidobacterias como lactobacilos presentes en un intestino adulto sano. Los bebés recién nacidos que beben leche materna tienden a tener especialmente un número mayor de bifidobacterias, pues las reciben a través de la leche. Esto ayuda a que los bebés prevengan infecciones peligrosas en la niñez y a lo largo de su vida. Las bifidobacterias son estímulos fuertes para el sistema inmunológico. Algunas cepas de bifidobacterias se encuentran en el yogur, el kéfir, las verduras fermentadas, como el chucrut, y el kombucha.

Bifidobacterium bifidum: previene alergias. *B. bifidum* está presente en grandes cantidades en el intestino grueso o colon, como suele llamarse. Sin embargo, por el uso de antibióticos, una dieta pobrc y posiblemente otros factores, sus números suelen ser reducidos. Las investigaciones muestran que las colonias de B. *bifidum* son menores en los bebés que sufren de alergias.[15] Como resultado, restaurar esta cepa bacteriana puede ayudar a aliviar las alergias. Se ha demostrado que regula y fortalece el sistema inmunológico contra microbios dañinos como C. *difficile*. Es importante repoblar la B. *bifidum* durante y después del uso de antibióticos.

Bifidobacterium breve: el destructor de las enfermedades infecciosas. La B. *breve* secreta enzimas que alteran favorablemente los microbios intestinales. Estas enzimas en realidad matan a los microbios dañinos vinculados con las infecciones y enfermedades, incluyendo los que están relacionados con las especies de clostridium, como C. *difficile*.[16] La B. *breve* también mantiene a los bacteroides, otro grupo de bacterias, en números adecuados. Aunque los bacteroides pueden ser beneficiosos en los intestinos, si su número aumenta demasiado o migran más allá de los intestinos, entonces pueden ser responsables de abscesos u otras infecciones.[17] La B. *breve* también estimula la habilidad del cuerpo de producir anticuerpos, lo que mejora nuestra habilidad para sobreponernos a las enfermedades. La B. *breve* es un guerrero contra las infecciones causadas por *campylobacter jejuni* y rotavirus.

El envenenamiento por comida y las bacterias buenas

¿Sabías que la C. *jejuni* es la causa número uno de enfermedades transmitidas por alimentos en Estados Unidos, y que el rotavirus es la causa de 600 000 a 850 000 muertes al año?[18]

Es verdad. Afortunadamente, el probiótico B. *breve* estimula la habilidad del cuerpo de sobreponerse a enfermedades infecciosas como C. *jejuni* y el rotavirus. Se ha visto en estudios que la B. *breve* es un guerrero contra las infecciones y una adición valiosa para tu botiquín.

Bifidobacterium infantis: el constructor de la salud del bebé. Por su nombre, probablemente adivinas dónde se localiza principalmente esta bacteria: la *B. infantis* se encuentra en los intestinos de los bebés. Es raro encontrarla en adultos. Es un guerrero muy fuerte contra una de las cepas de bacterias más dañinas, la cual se cree que tiene un rol principal en la inflamación intestinal, *bacteroides vulgatus*. La *B. infantis* también reduce los compuestos que causan la inflamación y están relacionados con varias enfermedades vinculadas con la inflamación, desde la depresión hasta la artritis. Combinada con *L. acidophilus*, ayuda a disminuir la diarrea y restaura el equilibrio microbiano saludable en los intestinos de los bebés, particularmente cuando el balance de la flora se modifica por el uso de antibióticos.[19]

Bifidobacterium lactis: el superhéroe antitumoral. La *B. lactis* es un superhéroe cuando se trata de tumores e infecciones. Secreta un compuesto que mata los microbios dañinos y aumenta las propiedades asesinas de células tumorales en el sistema inmunológico. También aumenta las células del sistema inmunológico que pelean contra las enfermedades y mejoran significativamente la habilidad del sistema de lidiar con el cólera y el tétanos.[20]

Bifidobacterium longum: el soldado bacteriano. La *B. longum* es frecuentemente la cepa dominante de las bifidobacterias que se encuentran en humanos. Recuerda lo que se expuso sobre la variación significativa que hay de bacterias entre un humano y otro, y tendrás una idea clara de por qué digo que "frecuentemente" es la cepa dominante. Como se está descubriendo con el Proyecto del Microbioma Humano, la composición bacteriana es como las huellas digitales: dos personas no pueden tener exactamente la misma cantidad y las mismas cepas de bacterias. La *B. longum* reduce la inflamación intestinal y pelea contra las infecciones bacterianas de *E. coli*. Ayuda a restaurar una respuesta inmunológica equilibrada y reduce las inflamaciones pulmonares y respiratorias. También disminuye la cantidad de inflamación que se encuentra en gente con colitis ulcerada.[21]

Otras bacterias promotoras de la salud

Las familias de lactobacilos y bifidobacterias no son los únicos microbios beneficiosos. Además de estas dos familias, la *streptococcus thermophilus* es otro probiótico principal usado para incrementar la salud. Con el paso del tiempo, los científicos seguramente descubrirán muchos otros microbios beneficiosos también. Por ahora, exploremos la *S. thermophilus*.

Streptococcus thermophilus: el genio de los genes. Cuando lees o escuchas "estrepto" podrías pensar en la amigdalitis estreptocócica y la bacteria que causa este desagradable malestar, pero no todas las bacterias estrepto son malas. La *S. thermophilus*, comúnmente utilizada en la producción de yogur y queso, inhibe fuertemente los microbios dañinos en los alimentos y en nuestro cuerpo. Incluso protege al cuerpo contra cancerígenos y reduce cualquier daño del ADN y lesiones premalignas que puedan causar. Ayuda al sano funcionamiento del tracto gastrointestinal, mejora la diarrea ocasionada por rotavirus y está vinculado con la remisión de la colitis ulcerada.[22]

Hongos y levaduras beneficiosas

Los hongos y las levaduras beneficiosas se encuentran naturalmente en nuestro cuerpo también. En cantidades equilibradas, promueven la salud. Las levaduras beneficiosas están involucradas en los procesos de fermentación de muchos alimentos distintos, incluyendo la cerveza, el pan de masa fermentada y el vino. Las levaduras están presentes de forma natural en la tierra y el aire, así es como las levaduras en el aire pueblan estos alimentos y los fermentan. Las levaduras beneficiosas no están relacionadas con las causantes de enfermedad, como la *candida albicans*, y no contribuyen al aumento excesivo de *candida* (para más información sobre *candida*, véase la página 36). En comparación, las levaduras son mucho más grandes que las bacterias, aunque ninguna puede verse a simple vista. Nuestro conocimiento de las levaduras beneficiosas apenas empieza, pero sí sabemos que la *saccharomyces boulardii* ofrece muchos beneficios para la salud.

Saccharomyces boulardii: el remedio contra la diarrea. *S. boulardii* puede sonar a una superestrella del cine indio, pero en realidad es una levadura beneficiosa. El microbiólogo francés Henri Boulard estudió a personas indochinas que trataban la diarrea por cólera con un té de lichi y mangostán fermentados. Cuando examinó la bebida, encontró una cepa de levadura que no se había identificado previamente, y la llamó *saccharomyces boulardii*. Patentó el probiótico como un medicamento contra la diarrea.[23] La *S. boulardii* es efectiva contra la diarrea porque tiene efectos antimicrobianos amplios contra los microbios dañinos, incluyendo *C. difficile*, *E. coli*, *candida albicans* y otros patógenos que se encuentran en el tracto gastrointestinal. También ayuda a expandir las poblaciones de bifidobacterias.[24]

¿Cuánto deberías tomar?

Cada producto probiótico es diferente, pero usualmente entre 1 000 millones y 10 000 millones de organismos vivos (o UFC, unidades formadoras de colonias) son suficientes para la mayoría de la gente. Idealmente, toma probióticos con el estómago vacío o 20 minutos antes de comer y una hora o dos después de comer. Es mejor tomarlos a primera hora de la mañana o antes de acostarte, y puedes tomarlos en dosis pequeñas a lo largo del día si lo prefieres. Toma cápsulas con un poco de agua o jugo, o mezcla el polvo directamente en agua o jugo.

Qué buscar en un suplemento probiótico

Complementa tu dieta con un probiótico de alta calidad, de preferencia de una empresa con buena reputación para ayudarte a asegurar que obtengas los beneficios por los que estás pagando.

Puede parecer confuso porque hay muchas cepas diferentes en una amplia gama de suplementos probióticos en el mercado. Algunos sólo contienen *lactobacillus acidophilus*, mientras que otros contienen muchas cepas bacterianas diferentes, como *streptococcus thermophilus, propionibacterium freudenreichii, lactobacillus rhamnosus, lactobacillus plantarum, lactobacillus paracasei, lactobacillus bulgaricus, lactobacillus acidophilus, bifidobacterium longum, bifidobacterium lactis, bifidobacterium infantis, bifidobacterium breve* y *bifidobacterium bifidum*, entre otras posibles.

Hay literalmente miles de posibles cepas diferentes de bacterias, y no todas se han demostrado efectivas o siquiera seguras para incluirse en suplementos probióticos. Si hay una idea que quiero que tengas presente al momento de elegir suplementos probióticos es que una gran variedad de cepas y un mayor número de unidades bacterianas en un suplemento *no* necesariamente quiere decir que el producto sea mejor.

Usualmente, las bacterias se miden en unidades formadoras de colonias (UFC), y la mayoría de los tipos tendrán entre 1 000 millones y 20 000 millones de ufc. O puede que el paquete sólo indique, digamos, 4 000 millones por cápsula. Sin embargo, que no te hagan pensar que elegir un probiótico de calidad es sólo cuestión de números. Una cantidad mayor de UFC *no* indica necesariamente que el producto sea de calidad superior.

Me gustaría poder decirte que hay una forma infalible para saber si un suplemento probiótico es muy bueno o muy malo. Desafortunadamente, no hay una forma garantizada de discernir entre los suplementos probióticos de buena o mala calidad sin probarlos, pero hay algunos factores a considerar cuando hagas tu compra.

Factores a considerar cuando compres suplementos probióticos

La reputación de la empresa. Hay muchas empresas que simplemente se están uniendo a la causa de los probióticos ante la creciente cantidad de investigaciones e información pública que hay sobre sus beneficios para la salud. Aunque puede que no haya nada malo con una empresa que empieza a fabricar probióticos, es mejor si tiene pruebas externas de que sus afirmaciones sobre el producto son válidas. Demasiadas empresas ofrecen el mundo en sus suplementos pero no pueden cumplir. En un mundo perfecto, las empresas dirían exactamente lo que se encuentra en su producto, pero algunos no contienen lo que se supone que incluyen.

¿Existen efectos secundarios por tomar probióticos?

Altas dosis de probióticos, sin embargo, pueden causar un aumento en la probabilidad de efectos secundarios, como inflamación, gas o indigestión. En la mayoría de los casos, estos efectos simplemente disminuirán con el tiempo, mientras tu cuerpo se acostumbra a añadir cultivos probióticos a la dieta. Los efectos secundarios suelen ser leves.

ConsumerLabs.com hizo un estudio extensivo de 19 suplementos probióticos fabricados por distintas compañías y encontró que sólo 14 productos en realidad proveían las cantidades de probióticos listados en las etiquetas.[25]

Cepas apoyadas por la ciencia. Como has leído, hay muchas cepas de probióticos disponibles, pero no todas ellas se han investigado lo suficiente para garantizar su inclusión en un suplemento. Una larga lista de cepas bacterianas no es necesariamente mejor que cepas bien investigadas y efectivas, probadas por medio de investigaciones que demuestran hacer lo que tú esperas que hagan por tu salud. Recuerda que las bacterias compiten unas con otras por nutrientes y recursos, así que las cepas dominantes pueden simplemente vencer a las que sean menos resistentes. El paquete puede decir que el producto tiene 12 cepas, pero puedes terminar con sólo unas pocas en el intestino, así que puedes pagar extra por cepas que ni siquiera sobreviven una vez que las ingieres. O puede que pagues por combinaciones de cepas que no están comprobadas científicamente. Aunque el acercamiento de "de todo un poco" puede parecer una buena idea, en realidad es raramente efectivo.

Estabilidad. Acabas de descubrir que algunas cepas probióticas son inestables y por tanto no son adecuadas para incluirse de ninguna manera en forma de suplemento, pero ése no es el único factor de estabilidad a considerar. Para cuando el producto ya se ha fabricado, transportado y se encuentra en los anaqueles de las tiendas naturistas o las farmacias, antes de llegar a ti, puede que ya no contenga algunos de los probióticos que menciona. Los probióticos se miden en UFC, lo que representa simplemente el número reportado de bacterias vivas. Las etiquetas de productos usualmente indican entre 1 000 millones y 25 000 millones de ufc de cepas probióticas específicas. Algunas empresas aseguran que sus productos contienen 5 000 millones de organismos "en la fecha de fabricación", lo que es en realidad información inútil y francamente engañosa para los consumidores. Los probióticos pueden y en efecto mueren con el tiempo, cuando se exponen al calor, cuando no están refrigerados o cuando los afectan otros factores. Algunas empresas mencionan el número de organismos al final de su vida de anaquel, que sí es una cifra mucho más útil, así que opta por productos que lo hagan. Las empresas que incluyen el número de UFC al final de la vida de anaquel usualmente factorizan 50% de pérdida de cultivos probióticos para la fecha de caducidad del producto. En otras palabras, un producto que diga tener 10 000 millones de UFC para su fecha de caducidad puede en realidad tener muchos más a lo largo de su vida de anaquel. Sin embargo, como sucede con cualquier producto de consumo, siempre habrá algunos productos que simplemente no contengan lo que dicen.

Mezcla de cultivos. Recordarás lo dicho sobre cómo lo más probable es que los lactobacilos vacunen al intestino delgado, mientras que las bifidobacterias vacunen más al intestino grueso. Es necesario considerar esto cuando compres suplementos probióticos. Querrás una mezcla con ambos tipos para asegurar que tanto el intestino grueso como el delgado se beneficien de los productos.

Fuerza. La mayoría de los productos contienen entre 1 000 millones y 50 000 millones de cultivos activos, aunque lo último raramente ocurre en realidad, a pesar de lo que pueda decir la etiqueta. La mayoría de las personas se beneficia con 1 000 millones de UFC de las cepas específicas para mantener la salud en general, pero en algunos casos la gente puede necesitar dosis más altas.

¿Todos deberían usar probióticos?

Aunque los probióticos son beneficiosos para la mayoría de la gente, puede que no sean buenos para todos en cualquier momento de su vida. Los probióticos pueden interactuar con algunos medicamentos y puede haber ciertas circunstancias durante las que sea mejor reconsiderar su uso.

Contraindicación con medicamentos. Aunque algunos médicos expresan su preocupación de que tomar probióticos junto con un tratamiento de antibióticos pueda reducir la efectividad de estos últimos, creo que su preocupación puede ser más teórica que comprobada. A pesar de ello, si tu médico o farmaceuta sugiere que evites tomar probióticos mientras tomas antibióticos, debes seguir sus indicaciones.

Además, si estás tomando medicamentos para contener tu sistema inmunológico, como después de un trasplante, puede que necesites evitar los probióticos. Algunas sustancias que disminuyen la respuesta inmunológica incluyen azatioprina, basiliximab, ciclosporina, daclizumab, muromonab CD3, micofenolato, tacrolimus, sirolimus, prednisona, corticoesteroides (glucocorticoides) y otros.[26] Consulta con tu médico o farmaceuta.

Otras consideraciones. Los bebés sólo deberían usar un probiótico bueno formulado para bebés. Aunque los lactobacilos son probablemente seguros para la mayoría de las personas, incluyendo bebés y niños, no todos los productos pueden serlo. El uso de probióticos durante el embarazo y la lactancia es tal vez seguro, pero muchas cepas de probióticos no se han estudiado para esta aplicación, así que su seguridad se desconoce. Además, si tienes un sistema inmunológico débil, deberías consultar con un médico antes de usar probióticos.

Alergias. Si sufres de alergias al gluten, la leche, la soya, el trigo, el maíz u otras, asegúrate de revisar la etiqueta para saber si no contienen rastros de estos productos alimenticios. Ten en mente, sin embargo, que aun así puede haber rastros minúsculos de productos lácteos, particularmente en las cepas de lactobacilos, pues se extraen por lo general de productos lácteos. Si padeces una severa alergia a los lácteos, revisa el empaque y elige productos que garanticen estar libres de productos lácteos.

No hay un probiótico para todo. Necesitarás diferentes productos en diferentes momentos de tu vida. Considera tu edad y problemas de salud al elegir un suplemento probiótico. Por ejemplo, las investigaciones han demostrado que las infecciones vaginales responden a la *L. rhamnosus GR-1*, mientras que las infecciones de *H. pylori* responden a las cepas de bifidobacterias y *saccharomyces*. Consulta las condiciones específicas de salud mencionadas en los capítulos 3 y 4 para ayudarte al momento de elegir las cepas correctas para tus necesidades específicas de salud. Y si el vendedor de una tienda te dice que tiene un producto que funciona para todos los problemas de salud, yo cuestionaría seriamente la validez de ese enunciado.

Almacenamiento en la tienda. ¿Cómo se guardan los suplementos? ¿Están en un refrigerador cuando los compras? ¿Están sobre estantes a temperatura ambiente? Aunque algunas cepas de probióticos no necesitan refrigeración, la mayoría sí la necesita. Elige productos que se guardan en refrigeración y luego guárdalos también así cuando llegues a casa. Intenta no dejarlos en un vehículo caliente durante mucho tiempo. Puede que estén bien durante una o dos horas, pero habrán perdido mucha de su fuerza si los dejas ahí durante un fin de semana en los meses más calientes del verano.

Obviamente, hay muchos factores que se deben considerar cuando se elige un suplemento probiótico de alta calidad. Para más información, consulta las secciones de recursos y el apéndice de investigaciones de vanguardia al final de este libro.

Cómo tomar los suplementos probióticos para obtener
los mejores resultados

Los suplementos probióticos tienden a funcionar mejor con el tiempo. No esperes ver resultados inmediatos, como lo harías con ciertos suplementos, aunque he visto resultados casi de inmediato cuando he usado probióticos para la inflamación, la diarrea y la indigestión, e incluso mis clientes han dicho tener resultados casi inmediatos al usar probióticos para estos problemas digestivos.

Toma suplementos probióticos con el estómago vacío (aunque añadirlos a licuados y otros alimentos está bien, pues estos tipos de alimentos tienden a digerirse rápidamente y no impiden que los probióticos lleguen a los intestinos, donde necesitan estar finalmente) y lejos de antibióticos o incluso de productos naturales con efectos antibióticos, como aceite de orégano, hojas de olivo y suplementos similares que mencioné en el capítulo 3. Si estás tomando medicamentos antibióticos o antibióticos herbales, asegúrate de tomar tus probióticos dos o tres horas antes o después. Para la mayoría de la gente el momento ideal es antes de acostarse o a primera hora de la mañana. Si lo tomas en la mañana, intenta esperar al menos 20 o 30 minutos antes de comer. La mayoría de las personas se benefician con dos cápsulas o media cucharadita en la mañana con un estómago vacío. Si tomas polvo probiótico, puedes medir media cucharadita en agua y beberlo, o añadirlo a tu licuado.

Tomar suplementos probióticos con el estómago vacío ayuda a asegurar que puedan pasar los jugos digestivos en el estómago, llegando intactos a los intestinos delgado y grueso. Pero también te beneficiarás si añades los probióticos a tus licuados y jugos o si los tomas en yogur o quesos ricos en probióticos (las recetas están al final del libro), chucrut o kimchi.

Sin importar qué suplemento probiótico elijas, es importante beber mucha agua cuando los tomes. Eso es porque los probióticos en las cápsulas y los polvos están básicamente inertes hasta que se mezclan con agua. Asegúrate de beber mucha agua si comes alimentos ricos en probióticos o tomas suplementos porque, igual que tú, las bacterias beneficiosas necesitan agua para funcionar. El agua rehidrata las bacterias, permitiéndoles volverse activas para que puedan realizar sus múltiples funciones promotoras de salud. Una vez rehidratadas, hacen magia en tus intestinos para ayudar a mantener o restaurar tu salud.

Si sufres de una infección de *candida*, otro tipo de infección o de una condición seria de salud, necesitas una dosis mayor que si sólo estás tomando probióticos para la salud en general. Diferentes condiciones se benefician de diferentes cepas probióticas, así que en realidad no hay "una que le quede a todos" los problemas de salud, contrario a lo que algunos fabricantes puedan decir. La información de este libro te ayudará a encontrar los suplementos correctos para ti entre todo lo que se dice al respecto. A menos de que tengas una infección seria, empieza con la dosis mínima recomendada por el empaque del producto. Si tienes una infección seria, deberías consultar con un profesional de la salud de inmediato y trabajar con un practicante de medicina natural que tenga experiencia trabajando con probióticos para esta aplicación en particular.

¿Es seguro y recomendable usar probióticos en la vagina?

Algunos productos son seguros para usar dentro de la vagina para tratar infecciones vaginales, como el crecimiento excesivo de bacterias o levaduras. En estos casos, elige una fórmula específicamente designada para este propósito. Ya sea que insertes supositorios intravaginales, tabletas o cápsulas directamente en la vagina o te bañes con una mezcla de agua y probióticos. Para una ducha vaginal, abre la cápsula de probiótico y añádela a un poco de agua pura, sin cloro. Recuerda que el cloro mata las bacterias beneficiosas, así que debes usar agua sin cloro para los probióticos.

¿Cuáles cepas probióticas son las mejores para ti?

Como leíste antes, una cepa probiótica puede ser de gran ayuda para prevenir o combatir la gripe, pero puede no ser tan efectiva o terapéutica cuando se trata de bajar los niveles de colesterol. El siguiente cuadro sirve como una guía básica para ayudarte a elegir los probióticos correctos para tus necesidades específicas de salud. Se basa en evidencia científica para el uso de cepas particulares que logran resultados terapéuticos. Ten en mente que el volumen de investigación sobre probióticos crece casi diariamente, así que siempre hará nuevas investigaciones que continúen expandiendo nuestro conocimiento sobre las propiedades curativas de varios probióticos. La siguiente lista es un buen comienzo para ayudarte a elegir los probióticos que mejor te convengan.

Liga el probiótico con la condición:[29]

Condición	Cepas probióticas determinadas como efectivas por investigaciones
Ansiedad	B. longum R0175 L. bacillus helveticus R0052
Colesterol alto	L. reuteri NCIMB 30242 E. faecium M-74
Diarrea del viajero o intoxicación por comida	L. GG L. acidophilus L. bulgaricus S. thermophilus
	L. casei L. acidophilus NCFM L. paracasei Lpc-37 B. lactis S. thermophilus S. boulardii
Diarrea resultante del uso de antibióticos, infecciones virales o quimioterapia	B. lactis Bi-07 B. lactis BI-04 L. GG (en niños) L. reuteri L. casei L. bulgaricus S. thermophilus L. acidophilus L. acidophilus NCFM

(continúa) ▸

	L. paracasei Lpc-37 *S. thermophilus* *S. boulardii*
Infección de *H. pylori*	*Bifidobacterias* *Saccharomyces* *Lactobacilos*
Infecciones vaginales	*L. rhamnosus GR-1* *L. fermentum RC-14*
Periodontitis	*L. reuteri DSM 17938* *L. reuteri ATCC PTA 5289*
Resfriado y gripe	*L. plantarum HEAL9 (SDM 15312)* *L. paracasei 8700:2 (DSM 13434)* *L. acidophilus NCFM* *B. animalis lactis Bi-007*
Síndrome de intestino irritable	*B. infantis 35624* *B. lactis BB-12* *B. animalis* *L. GG* *L. reuteri DSM 17938* (niños) *L. casei DG* *L. plantarum* *L. salivarius*

El poder curativo de los alimentos fermentados

Como descubrirás a detalle en el siguiente capítulo, distintos alimentos fermentados contienen diferentes cepas de probióticos. Dado que estos cultivos son comúnmente aéreos, también existen diferencias regionales entre los tipos de cepas encontrados en los productos alimenticios de lugares lejanos. Algunos de los alimentos ricos en probióticos incluyen chucrut, miso, kimchi y yogur. Dado que hay una amplia gama de yogures en el mercado, que van desde los grandiosos hasta los nada saludables, veámoslos con más detalle.

¿Tu yogur contiene cultivos vivos?

Muchas de las marcas comerciales de yogur no contienen "cultivos vivos". Si estás eligiendo una, asegúrate de que sea una que diga "cultivos vivos" en la etiqueta. Aunque esta afirmación no garantiza que los cultivos estén intactos, sí aumenta las probabilidades. Si se someten a un calor excesivo durante su fabricación, procesamiento, transportación o almacenamiento, el contenido probiótico en el producto bajará mucho.

Cuando un yogur contiene cultivos vivos, usualmente contiene las bacterias *lactobacillus acidophilus*, *lactobacillus bulgaricus* y algunas veces cepas de *streptococcus salivarius* y bifidobacterias. Puesto que los cultivos vuelven el azúcar de la leche, la lactosa, en ácido láctico, algunas personas intolerantes a la lactosa pueden

---

Cinco yogures que tienen más azúcar que las donas

La mayoría de las personas asume que todos los yogures son saludables, pero esta idea errónea está ocasionando que la gente consuma más azúcar de la que cree. Revisé muchas marcas comunes de yogurt para determinar qué tan saludables son en realidad. A continuación está mi lista de los cinco yogures con más azúcar que las donas (basado en donas de Krispy Kreme, que contienen alrededor de 10 gramos de azúcar cada una). Las puse en orden, basándome en la cantidad de azúcar que contiene una porción de 170 gramos de yogur, sin importar la porción que indica el empaque, sólo para comparar manzanas con manzanas. Por supuesto, hay otros factores nutricionales a considerar, así que no estoy sugiriendo que comas donas en lugar de yogur.

Yogur Yoplait original, de fresa. Un envase de 170 gramos contiene 26 gramos de azúcar. En comparación, una lata de 320 mililitros de Coca Cola o Sprite (el doble de cantidad) contiene 33 gramos de azúcar. Gramo por gramo, el yogur Yoplait tiene más azúcar que una Coca Cola.

Yogur Activia de mora azul. El Activia empató con el original de fresa de Yoplait en contenido de azúcar. Aunque pueda parecer a primera vista que contiene sólo 19 gramos de azúcar (¡aun así alto!),

comer yogur y no sufrir de malestares estomacales como les sucede con otros productos derivados de la leche. Sin embargo, muchas personas en realidad son alérgicas a los productos lácteos. Ningún tipo de fermentación les permitirá a estas personas comer yogur con lactosa sin sufrir. Eso no quiere decir que el yogur sea dañino. Como sucede con otras alergias, las alergias a los lácteos son específicas de ciertos individuos.

Aunque el yogur tiene muchos beneficios para la salud de algunas personas, no considero que los lácteos sean un alimento sano. Investigadores de la Universidad de Harvard se han cuestionado si los lácteos deberían o no ser parte de nuestra dieta. Es posible obtener todos los beneficios del yogur en uno que sea deslactosado y tenga cultivos vivos para evitar muchos de los problemas inherentes vinculados con el consumo de lácteos.

cuando te enteras de que esa cantidad es por una porción de 125 gramos, significa que el yogur contiene casi 26 gramos por una porción comparable de 170 gramos, o el equivalente a dos y media donas de Krispy Kreme.

Yogur Brown Cow sin grasa, sabor vainilla. Contiene 25 gramos de azúcar por porción de 170 gramos. También es el equivalente de dos y media donas.

Yogur Danone con fruta en el fondo, sabor mora azul. Un envase de 170 gramos de este yogur contiene 24 gramos de azúcar o el equivalente de dos y media donas.

Yogur orgánico Stonyfield, suave y cremoso, sabor vainilla francesa. Contiene 29 gramos de azúcar en una porción ligeramente más grande, de 227 gramos, o el equivalente de 21.75 gramos de azúcar por una porción de 170 gramos; poco más de dos donas.

Entonces, ¿qué yogur deberías elegir? Escoge un yogur natural y añade fruta fresca, o elige yogur griego, que tiende a ser naturalmente bajo en azúcar. Por ejemplo, 100 gramos de yogur Oikos griego de Danone contienen 3.2 gramos de azúcar. Pon atención tanto a la cantidad de azúcar como a la porción, pues algunas marcas, como Activia, son en realidad más pequeñas que la mayoría.

Aun si eliges un yogur con lactosa o uno deslactosado, la mejor manera de asegurar que obtengas cultivos vivos es hacerlo en casa. Olvídate de maquinarias costosas. Olvídate de lo que hayas oído sobre preparar yogur. Es fácil, barato y puede hacerse sin ningún equipo en especial, fuera de algunos probióticos.

En realidad, aprender a hacer tu propio yogur es una habilidad valiosa no sólo porque sabe mejor que el yogur comercial, sino porque controlas todos los ingredientes que contiene. Aún más, es más económico que el yogur ya preparado y es la única forma de probar tu yogur o tus polvos o cápsulas probióticas para determinar si los cultivos están realmente vivos. Incluí algunas recetas para preparar varios tipos de yogur deslactosado en el capítulo de recetas al final de este libro. También puedes preparar yogur con lactosa de la misma forma si lo prefieres.

Cómo probar si tu yogur tiene cultivos vivos

Me gustaría poder decirte que hay una forma simple de determinar si el yogur que compras contiene cultivos vivos. La única manera real de saberlo es intentar hacer tu propio yogur a partir de él. Aunque este proceso puede tardar algo de tiempo mientras esperas a que los cultivos hagan su magia, es simple y fácil. Se hace así.

En una olla limpia sobre fuego medio-bajo, calienta lentamente un litro de leche de tu elección (almendra, coco, soya o de vaca). Si usas leche de almendras, coco o soya, agrega una cucharada de endulzante, como miel. El yogur no tendrá mucho de este endulzante una vez fermentado, pues es alimento para los probióticos. Una vez que esté tibia, pero no caliente —idealmente, alrededor de 46 °C—, viértela en un vaso limpio, un tazón de cerámica o una vasija. Cuando la leche esté templada, añade tres cucharadas de yogur y revuelve hasta mezclar. Déjalo en un lugar tibio donde no lo muevas y cúbrelo con un paño limpio. Permite que repose durante ocho o 10 horas. La leche deberá haberse separado en una capa espesa de yogur y una líquida, amarillenta, que forma el suero. Con cuidado, saca el yogur espeso, pásalo a un tazón y reserva el sucro para que puedas usarlo en otros alimentos fermentados.

Si la leche se separó en esas dos capas mencionadas, entonces tu yogur original contenía cultivos vivos. Si todavía es leche cuando revises, entonces el yogur que probaste no tiene cultivos vivos.

Trucos de publicidad disfrazados de ciencia

Podrás haber notado ciertas compañías de yogures que dicen tener exclusividad sobre cepas bacterianas específicas. Por ejemplo, echemos un vistazo a la "Bifidus Regularis", o "B. L. Regularis", que son marcas registradas de Compagnie Gervais Danone, o Dannon, o Danone, como opera en Estados Unidos y Canadá, respectivamente. La marca registrada sólo se puede aplicar a palabras o frases, no a criaturas vivas. Las criaturas vivas, incluyendo las cepas de bacterias, no pueden ser patentadas, pues sólo se patentan los procesos. Sin embargo, esta marca implica que el yogur de la compañía, en este caso Activia, es la única fuente de una cepa bacteriana exclusiva. En su página web, sus comerciales y presuntamente en todas partes, Danone dice: "Activia es el único yogur con el exclusivo probiótico Bifidus Regularis®". Pero si investigas la marca registrada de la empresa, verás que la Oficina de Patentes y Marcas Registradas de Estados Unidos escribió que "no hay un uso exclusivo de bifidus más allá de la marca". En otras palabras, la empresa no puede decir que tiene "bifidus", o la bacteria con dicho nombre, como marca registrada.

Si yo no conociera esta información, como consumidora probablemente me sentiría inclinada a comprar Activia en lugar de otros productos, creyendo que obtengo una exclusiva cepa bacteriana promotora de la salud. Pero no es así. Simplemente estoy obteniendo un nombre inventado para una cepa bacteriana que está disponible en alimentos fermentados y suplementos probióticos. En mi opinión, tal marca registrada y sus afirmaciones no deberían permitirse. Creo que es engañar a los consumidores. Yo nunca compraría un producto que engaña a sus consumidores, pues lo considero una práctica poco ética. Me parece que los consumidores merecen saber la verdad. Tales marcas y afirmaciones son simplemente una forma astuta de publicidad, no nutrición. Si ves cualquier producto que afirma contener una

(continúa) ▶

cepa bacteriana exclusiva, es importante saber que esto no es cierto. Es meramente palabrería publicitaria.

Además, el nombre inventado que esta empresa utiliza, "Bifidus Regularis" o "B. L. Regularis", suena ya sea como *bifidobacterium* o *lactobacilli* (B. o L.), y esto sólo causa confusión en el mercado. El nombre real de *Bifidus Regularis* es *bifidobacterium animalis DN-173010*.[30]

De acuerdo con ConsumerLab.com: "La publicidad de Activia (así como de las bebidas DanActive) que indica que son 'clínicamente probadas' y 'científicamente probadas' para ayudar en la digestión ha cambiado para indicar 'como muestran los estudios' por las demandas que tienen en Estados Unidos y Canadá".

Si quieres asegurarte de que tu yogur incluya *bifidus lactis*, que es la cepa incluida en Activia, haz tu propio yogur usando un suplemento probiótico de alta calidad que contenga esta cepa, lo que ayudará a colonizar tu yogur e impartir cualquier efecto beneficioso asociado. Asimismo, es la única forma de asegurar que cualquier yogur o los cultivos probióticos estén verdaderamente vivos. Detallaré paso a paso las instrucciones para preparar tu propio yogur deslactosado en el siguiente capítulo. Una vez que hayas probado el yogur casero, probablemente lo preferirás siempre.

Capítulo 6
Enamórate de los alimentos fermentados

Los alimentos industrializados están muertos. Cortan nuestra conexión con las fuerzas vitales que nos sostienen y nos privan del acceso a la poderosa magia que abunda en el mundo natural.

SANDOR ELLIX KATZ, *Pura fermentación*

Jordan mejora la condición de su piel por la exposición al sol

Jordan, un hombre de 49 años de edad, vino a verme para atender sus cicatrices por una excesiva exposición al sol. Dado que había habido cáncer de piel en su familia y tenía mucho daño por no proteger su piel y haberse quemado mucho de niño, estaba preocupado por padecer cáncer de piel. Tenía severas cicatrices y algunas áreas mostraban incluso crecimiento.

Le pedí que se hiciera análisis para determinar si tenía cáncer de piel, y mientras tanto sugerí que explorara mejorías en su alimentación y algunos suplementos para que su cuerpo tuviera el apoyo que tanto necesitaba para ayudar a sanar su piel.

Después de revisar la dieta diaria de Jordan, me di cuenta de que era sorprendentemente saludable. Estaba basada principalmente en plantas, con algo de pollo, alta en verduras, baja en azúcar, baja en productos lácteos e incluso consumía leguminosas diariamente.

(continúa) ▶

Comía alimentos orgánicos lo más posible y, con la excepción del daño solar de su niñez, parecía tener una excelente salud.

Le pedí que empezara a comer alimentos fermentados, de preferencia en cada comida. Empezó a hacer sus licuados en la mañana con un yogur vegano (le di la receta que encontrarás al final de este libro), que bebiera kombucha antes de la comida o la cena, y que añadiera chucrut u otro tipo de verdura encurtida al menos en una comida al día. Incluso hizo y comió fielmente mis quesos deslactosados (para los que encontrarás recetas similares al final de este libro).

También añadimos más alimentos anticancerígenos, como los que le indiqué a Wes (véase la página 25), a su dieta y agregamos unos cuantos suplementos, incluyendo gotas de vitamina A, curcumina (un extracto de la especia cúrcuma), resveratrol (un extracto de uvas) y ácido alfa lipoico (un excelente antioxidante). También le di un ungüento hecho con la hierba anticancerígena fitulaca y aceite de coco. Sabía que tomaría algún tiempo notar cambios en las zonas afectadas porque había tenido el daño durante mucho tiempo, así que sugerí que volviera a verme en tres meses, y si necesitaba consultar algo, que viniera antes.

Dado que su dieta y su estilo de vida ya eran tan saludables, Jordan no tuvo problema para atenerse al programa. Y claramente lo hizo. Cuando volvió unos meses después, su piel ya se veía significativamente mejor. En un estimado, la coloración había disminuido 50%. Dijo que las áreas dañadas también le molestaban menos. Incluso me señaló algunos puntos donde tenía crecimientos y se habían caído. Esto no quiere decir que los alimentos fermentados son el antídoto para el daño ocasionado por el sol, pero cuando le damos a nuestro cuerpo los alimentos curativos que necesita, es más capaz de curarse. Jordan también mencionó que no se había dado cuenta de lo inflamado que estaba en el pasado, pero desde que empezó a comer más alimentos fermentados notó que ya no se sentía así. Esto es algo que regularmente escucho de los clientes a quienes recomiendo más alimentos fermentados.

De niña, varias veces visité a mis abuelos en su granja, a una hora lejos de mi casa, en el sur de Ontario. Tenían un campo inmenso de maíz dedicado a la alimentación de sus animales. Además tenían una hortaliza de frutas y verduras de casi una hectárea para alimentar a sus nueve hijos, entre ellos mi papá. Cuando los visitaba, mi abuela me pedía que fuera a recoger frijoles, frambuesas, fresas, colinabos y muchas otras frutas y verduras. Siempre fui una persona independiente y me encantaba pasar horas por mi cuenta en su inmensa hortaliza, recogiendo lo que estuviera en temporada. Incluso los arbustos de frambuesas eran más altos que yo, hasta que entré a la adolescencia. En plena temporada, el maíz llegaba a medir tres metros. De niña, sentía que estaba en la selva de algún exótico lugar, y me encantaba.

Me gustaba especialmente recoger frambuesas, o debería decir ¿comer frambuesas? Para mí era lo mismo. Comía una frambuesa por cada una que llegaba a mi canasta. Después de recoger los productos los llevaba de vuelta a la cocina de mis abuelos, donde mi abuela preparaba casi todo con alimentos frescos, la mayoría salidos del jardín de su granja. Tan pronto como los productos se recogían, se preparaban para comer o conservar y guardarlos en una enorme bodega.

Mi abuela preparaba una gran variedad de productos fermentados también, incluyendo pepinillos, frijoles en escabeche, chucrut y vino de diente de león. La cocina siempre era un núcleo de actividad mientras preparaba la comida para sus nueve hijos, luego con sus esposas y después para los 16 nietos cuando los visitaban. La influencia de mi abuelo también era notoria. Nacido en Austria, llegó al norte de América cuando era un niño, con su madre, su hermana y una tradición de chucrut y alimentos fermentados que después le enseñó a mi abuela, quien la mantuvo viva en mi familia.

Mis abuelos sabían que sus técnicas de fermentación y conserva también mantenían saludable a la familia, aunque el término *probiótico* no existía en su vocabulario (o en el de cualquiera) en ese tiempo. Sabían que estaban conservando comida en el punto de su beneficio nutricional y que sus técnicas de conservación parecían añadir más al factor saludable de los alimentos. Se dieron cuenta de que estos alimentos fermentados y sus técnicas de fermentación se pasaban de generación en generación por un motivo:

mejoraban la salud de las personas. Mis abuelos estuvieron entre los muchos padres, abuelos y otros ancestros que usaron la fermentación como parte de su vida diaria.

Esta tradición empezó hace miles de años. De alguna manera, las personas en la antigüedad fermentaban instintivamente sus alimentos como método de conservación y como una manera de mejorar su salud. Los registros más antiguos de fermentación datan del 5400 a.C., con la preparación de vino en Irán. Los babilónicos empezaron a fermentar leche en el año 5000 a.C. para crear yogur, los chinos comenzaron a fermentar col en el 4000 a.C., los egipcios usaban un tipo de levadura para esponjar la masa del pan ya en 3000 a.C. y los pueblos indígenas de lo que hoy es México preparaban una de las primeras bebidas alcohólicas de la zona alrededor del año 2000 a.C. La mayoría de estas personas ni siquiera había escuchado la palabra *bacterias*, pues son un descubrimiento más reciente, pero de alguna forma encontraron cómo fermentar alimentos y que estos procesos mejoraban los beneficios para la salud de los alimentos que comían. En el 76 d.C., el historiador romano Plinio declaró que la leche fermentada ayudaba con las infecciones gastrointestinales. Viajeros antiguos, como el emperador romano Tiberio en el primer siglo después de Cristo o el capitán James Cook en el siglo XVIII, quienes navegaron por los mares en busca de nuevos territorios, tomaban col fermentada para proteger a sus tripulaciones de infecciones intestinales y enfermedades, incluyendo el escorbuto, que es el resultado de una deficiencia de vitamina C.[1] Otros marinos que no habían determinado los beneficios para la salud del chucrut sufrían frecuentemente de enfermedades graves o incluso morían.

En tiempos modernos, alrededor del mundo, la gente prepara muchos tipos de alimentos fermentados, como yogur, chucrut, quesos, miso, kombucha, cerveza de jengibre, cerveza, vino, kimchi, vinagre y muchos otros alimentos y bebidas. Afortunadamente, muchas de estas tradiciones todavía están vivas y tienen un papel fundamental en las diversas culturas de donde se originan.

El capítulo anterior te mostró cómo elegir los mejores probióticos para tu salud y tu bienestar; los siguientes dos capítulos te

Tradiciones alimenticias y sus orígenes

Los alemanes y otros pueblos del centro de Europa preparan el chucrut; los japoneses tienen el miso, el vino de arroz, la salsa de soya y la salsa tamari, así como las verduras en conserva; los griegos tienen las aceitunas y el yogur; los italianos tienen aceitunas, carnes curadas y vino; los indios hacen el chutney; los australianos preparan la pasta untable Vegemite con levadura; los escandinavos tienen el pescado seco y la mayoría de las culturas, incluyendo la norteamericana, posee algunas variaciones de pan con masa fermentada y conservas. Por supuesto, existen muchas otras, pero éstas son algunas de las principales tradiciones de comida fermentada que todavía se emplean en el mundo.

muestran cómo incluir probióticos en tu dieta a partir de los alimentos que comes.

Tipos de fermentación

Existen muchos tipos diferentes de procesos de fermentación, los cuales pueden diferir significativamente unos de otros, pero los principales involucran este tipo de prácticas.

El escabeche. Se trata de una solución de agua salada que se vierte sobre las verduras (algunas veces sobre carne o pescado). La sal no sólo hace que los alimentos se ablanden, sino previene que las bacterias dañinas tengan acceso a ellos, por lo que da una oportunidad a los organismos probióticos para que predominen y transformen los alimentos. Es la técnica principal involucrada en la preparación del chucrut, los pepinillos fermentados naturalmente y otras verduras fermentadas. El proceso usualmente involucra dejar asentar el alimento durante una semana o más, hasta que se vuelva un alimento rico en probióticos. Encontrarás preparaciones con esta técnica en la sección de recetas.

Añadir probióticos en polvo. Puedes fermentar alimentos fácilmente, como leche de vaca o leche de nueces o semillas, para hacer yogur o quesos, usando probióticos en polvo o el polvo probiótico dentro de las cápsulas que se encuentran en la sección de refrigeración de la mayoría de las tiendas naturistas. El proceso difiere poco, dependiendo del alimento, pero por lo general involucra vaciar el contenido de dos o tres cápsulas probióticas, o añadir una cucharadita de polvo al alimento que intentas fermentar. Debes dejarlo en un lugar tibio durante ocho horas o más. Encontrarás recetas que llevan probióticos en polvo en la sección de recetas.

El cultivo con yogur. Algunos alimentos pueden fermentarse simplemente con añadir algunas cucharadas de yogur, ya sea casero o comercial, con cultivos vivos. Ésta es una forma fácil de preparar una nueva ración de yogur. Aunque se ha utilizado tradicionalmente para preparar yogur con lactosa, yo utilizo este método de vez en vez para preparar una nueva porción de yogur deslactosado a partir de leche de almendras, nueces de la India, soya o coco. En la sección de recetas encontrarás una receta para preparar yogur usando las sobras de yogur de otra ración.

El suero como cultivo. De la misma forma en que unas cucharadas de yogur pueden usarse para preparar una nueva porción, el líquido claro, derivado de la preparación del yogur, llamado "suero", puede guardarse para preparar nuevas porciones de yogur. Además, puedes guardarlo como cultivo base para preparar otros tipos de alimentos, incluyendo muchos platillos de verduras fermentadas diferentes. También puedes añadir el suero a licuados, aderezos de ensaladas, sopas y salsas para hacerlos más saludables y llenos de probióticos. Encontrarás una receta de yogur usando el suero sobrante de la preparación de yogur en la sección de recetas. También puedes añadir media taza de suero a casi cualquier receta de escabeche para darles una ventaja a los probióticos en el cultivo.

La fermentación alcohólica. Las levaduras fermentan granos, papas, uvas o caña de azúcar, entre otros alimentos, en un ambiente libre de oxígeno para preparar cerveza, vino y otras bebidas alcohólicas. En este proceso, las levaduras producen alcohol (etanol) y dióxido de carbono. Aunque algunas de esas bebidas contienen probióticos beneficiosos, el alcohol, el dióxido de carbono y las levaduras pueden provocar cierto desgaste en el cuerpo cuando se beben frecuentemente.

La fermentación del vinagre. Similar a los fermentados de alcohol, el vinagre se forma cuando el alcohol se expone al oxígeno en presencia de un grupo de bacterias llamadas acetobácter, las cuales convierten el alcohol en ácido acético o vinagre. Es posible que hayas experimentado este proceso si alguna vez has dejado una botella de vino abierta durante un largo periodo. Algunos ejemplos de este tipo de fermentación por ácido acético incluyen el vinagre de manzana, el vinagre de vino tinto o blanco y el vinagre de coco. Si el té kombucha se fermenta durante más tiempo del deseado, puede volverse vinagre, porque el cultivo de kombucha contiene bacterias acetobácter; sin embargo, si quieres hacer vinagre de té verde, este tiempo de fermentación tan largo es lo ideal.

Las pastas para fermentar, ricas en sodio. Este proceso suele involucrar granos o leguminosas que se cocinan y se muelen para formar una pasta, a la que se añade sal. Es la forma de crear salsa de soya, miso y otros alimentos asiáticos fermentados. Este proceso puede tomar meses, por lo que no incluí recetas para preparar miso o salsa de soya; sin embargo, hay muchos productos probióticos de excelente calidad en el mercado, te invito a que los pruebes. Incluí una deliciosa receta para vinagreta de jengibre en la página 208 de la sección de recetas de este libro para ayudarte a explorar nuevas formas de usar la pasta miso.

Aunque existen otros procesos de fermentación, éstos son los más comunes y familiares. Discutiremos varios de los beneficios para la salud de estos distintos tipos de alimentos fermentados a lo largo de este capítulo, junto con la interesante investigación que demuestra cómo estos alimentos pueden transformar tu salud. Si creías que los alimentos fermentados eran cosa del pasado o sólo ayudaban a la salud intestinal, querrás explorar más de ellos. Son deliciosos y nutritivos, pero realmente merecen consideración por sus enormes habilidades curativas, que van mucho más allá del intestino.

La masa fermentada: ¿alimento probiótico o no?

La historia del pan de masa fermentada data aproximadamente de 6000 años atrás.[2] Este pan se infla como resultado de la masa fermentada que se obtiene naturalmente cuando las levaduras del aire transforman los granos molidos y el agua en un cultivo base. No sólo fermenta el pan del que está hecho, sino que añade ese sabor único de la fermentación. Ten en mente que la mayoría de los panes de masa fermentada ahora están hechos con procesos comerciales que en realidad no involucran "masa fermentada" en absoluto. Una base de masa fermentada puede guardarse para preparar un nuevo pan. Dado que el aire puede contener diferentes tipos de levaduras, los panes de masa fermentada tienden a saber diferente en uno u otro lugar. Es así que el pan en San Francisco tiene un sabor único que no encuentras en otras partes. Aunque los panes de masa fermentada tienden a ser mejores que los preparados con levadura comercial y suelen ser más digeribles y nutritivos, ten presente que los panes de masa fermentada no son alimentos ricos en probióticos porque los microorganismos beneficiosos mueren durante el horneado.

Los beneficios directos del yogur

El yogur es tal vez el alimento fermentado más conocido y más utilizado. La palabra *yogur* se toma del turco, pero dado que se consume en distintas naciones alrededor del mundo desde hace muchos años, el origen exacto del yogur se desconoce.

El yogur aparece en textos antiguos de la India y Persia, pero los registros más antiguos se atribuyen a Plinio el Viejo, quien escribió que algunas "naciones bárbaras" podían "espesar la leche hasta volverla una sustancia de acidez agradable". El yogur también ha sido parte de las culturas rusa, asiática occidental y de Europa central y del sur durante muchos años. El biólogo ruso y ganador del Premio Nobel Ilya Ilyich Méchnikov creía que el consumo regular de yogur era responsable del promedio de vida tan inusualmente largo entre los campesinos búlgaros. El posible que Méchnikov tuviera razón. Más y más investigaciones sobre los beneficios del yogur para la salud indican que puede ayudar en diversas condiciones y prevenir problemas de salud adicionales.

Síndrome metabólico. Científicos han descubierto que la fermentación de yogur con *L. plantarum* mejora los niveles de colesterol, los niveles de azúcar en la sangre y los niveles de homocisteína en las mujeres con síndrome metabólico.[3] El síndrome metabólico es un conjunto de cuatro condiciones, incluyendo aumento de presión arterial, aumento en los niveles de azúcar en la sangre, exceso de grasa alrededor de la cintura y niveles anormales de colesterol. Cuando estos síntomas ocurren juntos los doctores diagnostican síndrome metabólico, el cual aumenta el riesgo de ataque al corazón, derrame cerebral y diabetes en una persona.[4] Los niveles excesivamente altos de homocisteína pueden resultar en el daño de arterias, del cerebro y del material genético del cuerpo (ADN) y puede aumentar el riesgo de más de 50 enfermedades, incluyendo Alzheimer, cáncer, depresión, diabetes, ataques al corazón, derrames cerebrales y artritis reumatoide.[5] Reducir los niveles de homocisteína, por ejemplo, por medio del consumo de yogur, es un factor importante en la prevención de estas serias condiciones.

Enfermedades respiratorias. Las investigaciones han explorado también los efectos del yogur fermentado con el probiótico *L. casei DN-114001* durante las infecciones respiratorias en adultos mayores. Los resultados son impresionantes: el yogur fermentado redujo significativamente la duración promedio de una infección respiratoria. Los participantes ancianos que tomaron el yogur fermentado con cultivos vivos también tuvieron menos infecciones respiratorias y menos congestión nasal que el grupo con placebos.[6]

Absorción de fitonutrientes. El consumo de yogur también aumenta la absorción de nutrientes de incluso otros alimentos que se coman durante la misma comida. Un estudio reciente encontró que comer yogur aumenta la habilidad de absorción de fitonutrientes llamados isoflavonas, encontrados en la leche de soya cuando estos dos alimentos se comen juntos por la mañana. Es una buena noticia para las mujeres posmenopáusicas, de las cuales muchas experimentan bajos niveles de estrógeno y, como resultado, tienen mayor riesgo de una gran variedad de condiciones, incluyendo enfermedades cardiacas y osteoporosis.[7] Las isoflavonas son la terapia natural de remplazo hormonal, la cual puede reducir muchos de los problemas de salud que las mujeres experimentan durante y después de la menopausia. Discutiré las isoflavonas y sus múltiples beneficios adicionales de salud en un momento.

Cáncer. Comer yogur con ciertos cultivos vivos también ha demostrado tener efectos anticancerígenos. Particularmente, la cepa probiótica específica *lactobacillus casei CRL 431* probada en ratones con tumores en mama mostró un bloqueo en el desarrollo tumoral o un retraso en el crecimiento del tumor, mejoró la respuesta inmunológica del cuerpo para atacar el tumor y disminuyó el número de vasos sanguíneos alimentando el tumor, todo beneficioso para combatir el cáncer de mama.[8] Aunque se necesitan otras investigaciones para explorar los efectos anticancerígenos del consumo de yogur en humanos, este estudio sugiere que el yogur con esta cepa de *L. casei* en particular tiene beneficios anticancerígenos potenciales.

Infección de *H. pylori*. El yogur también ha demostrado tener un gran potencial en el tratamiento de la infección de *H. pylori* (discutida a detalle en el capítulo 3, páginas 74-76), que se ha vinculado con úlceras, gastritis y cáncer de los tejidos glandulares o linfáticos del cuerpo.[9] Varios estudios han explorado los efectos del yogur con cultivos vivos en las infecciones de *H. pylori* como una terapia complementaria posible para tratar esta infección. Encontraron un efecto beneficioso significativo en el consumo de yogur para erradicar la bacteria *H. pylori*, sugiriendo un valor para este consumo, además de la prescripción de los médicos para el consumo de yogur ante infecciones de *H. pylori* y otras condiciones de salud relacionadas.[10]

Intoxicación por comida. Ciertas cepas probióticas usadas durante los procesos de fermentación en realidad ayudan a prevenir la putrefacción y reducen la probabilidad de experimentar intoxicación por comida. El yogur fermentado con la cepa probiótica *lactobacillus paracasei CBA L74* protege contra las infecciones de salmonela y puede proteger contra la formación de colitis. Los científicos han descubierto que el yogur fermentado con *L. paracasei* inhibe la liberación de citocinas, compuestos inflamatorios, mientras que aumenta los compuestos antiinflamatorios. Concluyeron que estos resultados pueden ofrecer beneficios para la nutrición infantil porque la leche fermentada podría usarse en la fórmula de bebés, dando beneficios para el sistema inmunológico de los bebés sin llevar bacterias dañinas, como salmonela, lo que puede ser peligroso para el sistema inmunológico inmaduro de un bebé.[11]

Salud cerebral. De acuerdo con una investigación presentada en la revista *Nutritional Neuroscience*, consumir suero de leche, que es el bioproducto líquido claro de la producción del yogur, puede mejorar el aprendizaje y la memoria en los ratones.[12] El suero utilizado en el estudio contenía el probiótico *L. helveticus*. Esta investigación de vanguardia sugiere un posible vínculo entre la salud cerebral, el aprendizaje, la memoria y los probióticos.

"Pero yo sí como yogur"

Con el paso de los años he escuchado a muchos aficionados de la salud decirme que obtienen los probióticos que necesitan con comer yogur todos los días. Aunque es cierto que un yogur de buena calidad contiene algunos probióticos naturales que confieren beneficios para la salud, la mayoría no. Incluso un yogur que contenga cultivos vivos comúnmente sólo tiene un par de cepas de bacterias y, como leíste en capítulos anteriores, hay diversas razones de salud para obtener muchas más que esas. Por ejemplo, la protección contra la gripe conferida al comer kimchi es el resultado de consumir *lactobacillus plantarum DK119* presente naturalmente en el condimento coreano. Aunque el yogur pueda tener algunas cepas beneficiosas de probióticos, simplemente no contiene esta cepa antiviral. Éste es sólo un ejemplo.

Otra razón por la que sólo comer yogur puede no ser suficiente es que los cultivos tienden a disminuir con el tiempo, particularmente si la temperatura aumenta durante la transportación o el almacenamiento. Aunque el yogur pueda haber comenzado con cultivos vivos, raramente contienen la misma cantidad para cuando llegan a los consumidores.

Alternativas para el yogur con lactosa

Afortunadamente hay muchas alternativas deliciosas para el yogur de leche de vaca, incluyendo yogur de coco, soya y almendras. Si los compras en una tienda, asegúrate de buscar "cultivos vivos" ya sea en la lista de ingredientes o en alguna parte del empaque. Puedes comprarlos en tiendas naturistas y cada vez más en supermercados. También puedes preparar el tuyo. (Para más información al respecto, véase la página 188.)

Hablamos sobre las investigaciones relativas a los beneficios del yogur con lactosa para la salud, pero también hay un núcleo de investigación creciente que muestra cómo el consumo regular de yogur de soya, también llamado leche fermentada de soya, confiere una amplia gama de beneficios para la salud, incluyendo una mejoría en la salud cardiaca, la reducción del colesterol y los triglicéridos, el equilibrio de las hormonas, una mejoría en la nutrición, la reducción de inflamación e incluso algunos beneficios anticancerígenos.

Los problemas con la mayoría de los productos lácteos

Cuando un yogur contiene cultivos vivos puede en realidad mejorar la digestibilidad de la leche de la que se produce. Esto significa que algunas personas que son intolerantes a la lactosa pueden comer yogur con lactosa sin las típicas molestias digestivas que les causan los productos lácteos. Sin embargo, ten presente que los productos lácteos pueden no ser adecuados como parte de una dieta sana y ciertamente no son buenos para todas las personas por una variedad de razones, entre ellas:[13]

1. Los productos lácteos son mucosas formándose y pueden contribuir a infecciones del oído. He tenido a incontables clientes a quienes recomendé dejar de comer productos lácteos como medio de curación para sus infecciones auditivas, y ha funcionado cada vez.
2. La leche de vaca está destinada para vacas bebés. Somos la única especie (fuera de las que domesticamos) que bebe leche después de la infancia, y definitivamente somos la única especie que bebe leche de otra diferente. Las vacas bebés tienen cuatro estómagos para digerir la leche. Nosotros tenemos uno.
3. Los productos lácteos contienen hormonas. Las hormonas naturalmente presentes en la leche de vaca no sólo son más fuertes que las hormonas humanas, sino que los animales también reciben esteroides rutinariamente, así como otras hormonas, para agrandarse y aumentar su producción de leche. Estas hormonas pueden afectar negativamente nuestro delicado equilibrio hormonal.
4. La mayoría de las vacas reciben alimentos inapropiados. La alimentación comercial de las vacas contiene toda clase de ingredientes, incluyendo maíz genéticamente modificado, soya genéticamente modificada, productos animales, excrementos de pollo, semillas de algodón, pesticidas y antibióticos. Adivina en qué se convierte ese alimento: la leche que tú bebes.
5. Los pesticidas en el alimento de las vacas llega hasta la leche y los productos lácteos que consumimos. Los pesticidas son neurotoxinas que pueden ser dañinas para el cuerpo.

(continúa) ▶

6. La mayoría de los productos lácteos son pasteurizados para matar las bacterias potencialmente dañinas. Durante el proceso de pasteurización también se destruyen vitaminas, proteínas y enzimas. Las enzimas ayudan en el proceso de digestión, y cuando son destruidas la leche se vuelve más difícil de digerir, por tanto, hacen que nuestros sistemas enzimáticos se alteren.

7. La mayoría de las leches son homogeneizadas, lo que desnaturaliza las proteínas de la leche, haciendo que sea más difícil de digerir. Los cuerpos de muchas personas reaccionan a estas proteínas como si fueran "invasores extraños", causando que sus sistemas inmunológicos reaccionen excesivamente.

8. Las investigaciones muestran que los países cuyos ciudadanos consumen más productos lácteos tienen una mayor incidencia de osteoporosis, contrario a lo que las productoras de lácteos nos dicen.

9. Las investigaciones vinculan los productos lácteos con la formación de artritis.

Aunque hay muchos problemas con el consumo de leche por la comercialización y la degradación de la leche durante su producción, hay un gran cuerpo de evidencia que apoya el consumo de yogur hecho con leche de alta calidad, de preferencia orgánica. Personalmente, prefiero el yogur sin lactosa y lo encuentro superior para mi salud, pero obviamente la elección es tuya.

Salud cardiaca. De acuerdo con un estudio para medir la habilidad del yogur de soya para reducir algunos de los indicadores principales de la enfermedad del corazón, como los niveles altos de colesterol y triglicéridos, este alimento fermentado está demostrando ser un superalimento para la salud del corazón. Investigadores en Japón encontraron que animales que comían la leche de soya fermentada con bifidobacterias probióticas —el yogur de soya— tenían menores niveles de todos los indicadores mencionados de enfermedad del corazón e incluso un nivel de colesterol en la sangre 20% menor en seis semanas.[14] La cantidad exacta necesitada para obtener estos resultados en humanos todavía no se determina, pero el consumo diario de yogur de soya puede ayudar a reducir el colesterol y los triglicéridos, y mejorar la salud cardiaca en general.

Y parece que nunca es demasiado tarde para empezar a beneficiarse de los efectos sanadores del yogur de soya para el corazón. Un estudio ruso observó los efectos del consumo de yogur de soya durante 30 días en hombres y mujeres de entre 38 y 69 años que ya habían tenido ataques al corazón. Quienes comieron el yogur de soya habían bajado sus niveles de colesterol en 36.3%, comparado con la reducción de sólo 24.7% en ciertas personas que no comían el yogur. Los investigadores concluyeron que el yogur de soya tiene un efecto fortalecedor significativo en la efectividad de una terapia común después de un ataque al corazón, y sugirieron que quienes habían sufrido de esta condición incluyeran yogur de soya en sus primeros programas de rehabilitación.[15] Cualquier cosa que muestre promesa en la prevención y el tratamiento de las enfermedades del corazón es una opción natural bienvenida, especialmente porque la enfermedad cardiaca es la principal causa de muerte en Estados Unidos y Canadá. Otras investigaciones publicadas en el *Journal of Science and Food Agriculture* mostraron que el consumo regular de yogur de soya fermentado con *L. plantarum* o *streptococcus thermophilus* relaja el sistema vascular.[16]

Cáncer. El yogur de soya con cultivos vivos también está mostrando un gran potencial en el tratamiento del cáncer de colon. Los investigadores estudiaron los efectos anticancerígenos del yogur fermentado con leche de soya y los probióticos *S. thermophilus* y *B. infantis*. Encontraron que el proceso de fermentación disminuía la habilidad de las células cancerígenas para proliferar y aumentaba el efecto antitumoral de la soya.[17]

También es posible que el yogur de soya tenga beneficios anticancerígenos que vayan más allá del tracto digestivo. Científicos en Malasia encontraron que el yogur de soya fermentado con varios cultivos probióticos, entre ellos *L. acidophilus*, *L. casei*, *Bifidobacterium* y *B. longum*, así como los probióticos FOS (fructo-oligosacáridos), la inulina y otros, tenía efectos beneficiosos que, de acuerdo con su estudio, podrían "reducir los riesgos de hipertensión y enfermedades hormonodependientes, como el cáncer de mama, el cáncer de próstata y la osteoporosis".[18]

Osteoporosis. Esta condición se caracteriza por poca masa ósea o la pérdida de masa ósea con el tiempo. Los huesos pierden sus minerales, se vuelven porosos y son vulnerables a fracturarse o romperse. De acuerdo con algunos estimados, sólo en Estados Unidos hay 10 millones de personas, la mayoría mujeres, que sufren de osteoporosis. Aunque tendemos a pensarla como una enfermedad de insuficiencia de calcio, hay investigaciones que indican que las naciones con el mayor consumo de calcio también tienen el mayor índice de osteoporosis.[19] Aunque el calcio definitivamente tiene un papel en esto, hay muchos otros factores posibles involucrados, uno de los cuales puede ser el consumo de probióticos y la salud intestinal. El estudio malayo no es el único que muestra cómo el consumo de yogur de soya puede ayudar a prevenir la osteoporosis; muchos otros estudios demuestran los efectos antiosteoporosis en animales que consumen yogur de soya rico en probióticos.

¿El siguiente cosmético antienvejecimiento? En un estudio del Departamento de Alimentos y Nutrición, del Colegio de Ecología Humana, en la Universidad de Yonsei, en Seúl, Corea del Sur, los investigadores analizaron los efectos terapéuticos de la leche de soya fermentada en enfermedades inflamatorias de bajo grado, particularmente en la piel de los animales estudiados. Encontraron que el yogur de soya podría prevenir la inflamación de la piel si remplaza los productos lácteos en las dietas de los animales. Pareció tener este efecto al reducir la expresión de los genes involucrados en crear la inflamación de la piel.[20] Pero tomar la leche de soya fermentada no fue la única forma en que los cultivos probióticos mejoraron la salud de la piel en los animales. En otro estudio, los investigadores encontraron que aplicar yogur de soya fermentado con bifidobacterias durante seis semanas sobre la piel de los animales dio como resultado una mejoría significativa en elasticidad e hidratación. Los científicos esperan que la soya fermentada se vuelva un nuevo ingrediente cosmético para prevenir la pérdida de elasticidad de la piel asociada con las arrugas.[21]

Soya y prebióticos. Los compuestos encontrados naturalmente en la leche de soya y los frijoles de soya actúan como alimento para las bacterias beneficiosas, los *prebióticos*. Investigadores encontraron que varios azúcares naturales en la soya, llamados oligosacáridos, rafinosa y estaquiosa, son alimentos para las bifidobacterias (exceptuando *bifidobacteria bifidum*, que por una razón desconocida no utiliza estos compuestos como alimento), pero no pueden alimentar a las bacterias causantes de enfermedad, como la *E. coli* y las bacterias *clostridium*.[22] Así que si te estás preguntando cómo es posible preparar yogur de soya con bacterias benéficas mientras mantienes a las bacterias dañinas al margen durante los procesos de cultivo, su investigación tiene la respuesta. Primero, la adición de bacterias beneficiosas al vaciar las cápsulas probióticas vacuna la leche de soya con buenas bacterias, dándoles una ventaja. Después, los azúcares naturales encontrados en la leche de soya (junto con algunos extras que sugiero que utilices en las recetas del capítulo 7) estimulan el crecimiento de las bacterias buenas pero no son útiles para las dañinas, permitiendo aún más que las bacterias buenas proliferen por encima de las otras, o tal vez sea más correcto decir que maten de hambre a las bacterias dañinas presentes en cualquier alimento. Ésta es la premisa sobre la cual las bacterias dañinas también pierden su lugar en otros alimentos durante los procesos de fermentación.

Si te preocupa comer estos azúcares en tu dieta, no tienes por qué preocuparte. Actúan como el alimento para las bacterias beneficiosas y dejan muy poco en el alimento fermentado; así que considerando que el yogur de soya u otros alimentos estén fermentados adecuadamente, no dejarán mucho, si no es que nada, de los azúcares naturales dentro de la comida que consumes. Pero sí habrá grandes cantidades de probióticos que proliferen gracias a estos azúcares naturalmente presentes.

Preparar tu propio yogur deslactosado es más fácil de lo que puedes pensar. Yo lo preparo cada semana y por lo general varias veces a la semana. Encontrarás mis recetas para yogur deslactosa-do y yogur dulce en la sección de recetas al final de este libro. Es tan delicioso como el yogur con lactosa, aunque puede que te parezca distinto su sabor, dependiendo del tipo de "leche" que uti-lices. Yo he preparado yogur con éxito a partir de todo tipo de "leches" deslactosadas, sin embargo, no diría que los resultados son iguales. La leche de soya tiende a funcionar bien para el yogur. La leche de almendras tiende a ser un poco ligera y resulta en un yogur delicioso, a pesar de obtener una pequeña cantidad de yo-gur considerando la cantidad de leche utilizada. Experimenta con distintos tipos hasta que encuentres el o los que te agraden más. Si el yogur de almendra no es para ti, intenta con el yogur de soya (preparado sólo con leche de soya orgánica certificada, pues la soya tiende a estar modificada genéticamente). También incluí una receta para yogur hecho con almendras y nueces de la India para ayudarte a sacar los beneficios de estas nueces junto con los beneficios probióticos del yogur. Es alto en calcio, magnesio y gra-sas saludables.

El gran debate de la soya

El proceso de fermentación para convertir la leche de soya en yo-gur de soya parece aumentar sus beneficios nutricionales. Los mis-mos investigadores en la Universidad de Yonsei, en Seúl, Corea del Sur, encontraron que la soya fermentada tenía más isoflavonas para pelear contra el cáncer, para aumentar la salud del corazón y para equilibrar las hormonas que la soya sin fermentar. Aunque la leche de soya y la leche de soya fermentada, o el yogur de soya, contienen naturalmente los fitonutrientes conocidos como isofla-vonas, que pueden ser de valor para las mujeres como una terapia natural de remplazo para los estrógenos, el proceso de fermenta-ción parece aumentar la biodisponibilidad de estas sustancias be-neficiosas. Las isoflavonas son hormonas vegetales naturales que tienen un papel importante en la regulación hormonal humana, particularmente durante los años de perimenopausia, los 10 años anteriores a la menopausia, la menopausia y la posmenopausia. Las investigaciones también mostraron que las isoflavonas reducen la incidencia de cánceres relacionados con hormonas, como el de mama y el de próstata.

Existe mucha información equivocada sobre las isoflavonas y la soya, particularmente en internet, dada su habilidad para funcionar como estrógenos débiles en nuestro cuerpo. Incluso muchos practicantes de salud están confundidos sobre las isoflavonas. Intentaré aclarar algunos puntos.

La genisteína es una de las isoflavonas principales encontradas en productos de soya, y es la más parecida al estrógeno humano de todas las isoflavonas encontradas en la soya. En realidad puede ayudar a balancear los niveles de estrógeno de nuestro cuerpo, ya sea que tengamos mucho o poco estrógeno. Esto es porque cuando nuestro cuerpo tiene mucho estrógeno, ingerimos estrógenos vegetales débiles en la forma de genisteína, ésta se une a los receptores y evita que nuestro cuerpo produzca más estrógeno, o previene que nuestro propio estrógeno, que es mucho más fuerte, se una a estos receptores. Dado que los estrógenos vegetales son más débiles, pueden ayudar a bajar nuestros niveles de estrógeno. Por el contrario, si no tenemos suficiente estrógeno, ingerir más por medio de alimentos como el yogur de soya ayuda a aumentar la cantidad de estrógeno en el cuerpo.

El papel de la genisteína como equilibrista hormonal no podría ser más importante. Estamos actualmente expuestos a xenoestrógenos producidos sintéticamente, sobre todo de plásticos y otras toxinas en el ambiente. Una vez que estos estrógenos sintéticos entran en nuestro cuerpo, los cuales son mucho más fuertes que nuestro estrógeno, pueden ocasionar un caos. Algunos expertos estiman que muchos xenoestrógenos pueden ser 100 veces más fuertes que nuestras hormonas. Estos imitadores sintéticos de hormonas pueden interrumpir nuestros delicados sistemas hormonales. (Para más información sobre xenoestrógenos, consulta mi libro *Weekend Wonder Detox*.) Cuando comemos alimentos de soya y la genisteína que contienen, se unen a más receptores hormonales, previniendo que los xenoestrógenos sintéticos de los plásticos y otros químicos floten por nuestro torrente sanguíneo, donde pueden causar daño.

La genisteína tiene muchos otros beneficios, incluyendo la prevención del daño por radicales libres en nuestro cuerpo. También tiene propiedades anticancerígenas y ha demostrado ser útil con el síndrome metabólico, una condición prediabética y un factor subyacente en la obesidad para muchas personas. Asimismo ha demostrado ser de ayuda en la prevención de ataques al corazón y derrames cerebrales al actuar como agente anticoagulante.[23]

Muchos doctores les dicen a las personas que eviten la genisteína si tienen algún riesgo de cánceres hormonales (particularmente de mama y próstata), pero las investigaciones muestran que el consumo de isoflavonas como genisteína puede en realidad proteger contra estas formas de cáncer.[24] Como los estrógenos sintéticos que tomamos en forma de drogas pueden agravar los cánceres relacionados con hormonas, varios médicos asumen que lo mismo sucede con los estrógenos vegetales, como la genisteína. Pero las plantas son mucho más "inteligentes" que los compuestos sintéticos que fabricamos en los laboratorios. Las plantas contienen naturalmente cientos o incluso miles de compuestos, muchos de los cuales funcionan sinérgicamente para ayudar en nuestra curación, mientras que los medicamentos son ingredientes simples sintetizados en un laboratorio. Y como leíste antes, las hormonas vegetales débiles pueden unirse a los puntos receptores hormonales y prevenir la producción corporal excesiva de más estrógenos potentes, ayudando así a restaurar el equilibrio, sin importar si estas hormonas son muchas o pocas.

Algunas personas expresan su preocupación ante los compuestos de soya que bloquean la absorción de ciertos nutrientes, como el hierro. Las investigaciones han encontrado que el proceso de fermentación al volver leche de soya en yogur reduce significativamente el contenido de compuestos antinutrientes, dejándolos en una cantidad insignificante.[25] Otra investigación encontró que la fermentación de la leche de soya en yogur de soya usando *L. acidophilus*, *L. bulgaricus*, *L. casei*, *L. plantarum* y *L. fermentum* junto con la levadura *S. boulardii* mejoró la biodisponibilidad de las isoflavonas, ayudó en la digestión de proteína, proveyó más calcio, aumentó la salud intestinal y apoyó al sistema inmunológico mientras disminuía el ácido fítico (antinutriente) y aumentaba la disponibilidad de minerales.

El hombre y la soya

He escuchado a muchos hombres expresar su preocupación sobre comer productos de soya por los posibles efectos hormonales y sus cuestionamientos resultantes sobre los efectos hormonales en su salud y potencia sexual. ¿Recuerdas el comentario anterior sobre los receptores hormonales? Aplica también para los hombres, y es particularmente cierto cuando se trata de la soya fermentada. Los hombres podrán considerar interesante un estudio sobre animales publicado en la revista *Applied Physiology, Nutrition, and Metabolism*. Los científicos analizaron los efectos del consumo de yogur de soya fermentada en las ratas. Dado que correr en su rueda se considera un reflejo equivalente al ejercicio voluntario en humanos, se midió la cantidad de ejercicio en la rueda en animales comiendo yogur de soya, comparado con los que no lo consumieron. Los animales que comieron el yogur corrían por voluntad y tenían actividades sexuales significativamente más veces que las ratas que no comieron el yogur de soya.[26] Aunque ningún estudio se ha hecho en hombres que consumen yogur de soya para ver en cuánto más ejercicio voluntario y actividad sexual pueden participar, es probable que los resultados de este estudio se traduzcan a humanos también.

Lo que necesitas saber sobre el kéfir

La mayoría de las personas conocen los beneficios del yogur, pero muy pocos han siquiera escuchado sobre el kéfir. En muchas formas, es parecido a una forma de yogur para beber, pero ofrece mayores beneficios para la salud que un yogur. Igual que el yogur, el kéfir es básicamente un producto fermentado de leche, aunque hay variedades deslactosadas y jugos también; tiene un sabor agrio, fuerte, un tanto amargo y una característica ligeramente burbujeante.

El kéfir viene de la palabra turca *keif*, que significa "buen sentimiento", probablemente por los beneficios que ofrece. Esta bebida se originó en las montañas del Cáucaso, al este de Europa.[27] Poco más ligero de consistencia que el yogur, está hecho con granos de kéfir, que no son granos en realidad, sino una combinación de bacterias y levaduras. Algunos productos comerciales de kéfir están hechos con una base de kéfir en polvo, que no es ciertamente auténtica. Como el yogur, muchos productos comerciales de kéfir envasados frecuentemente están muy endulzados y llenos de saborizantes, así que asegúrate de leer las etiquetas si compras kéfir hecho.

Se cree que, en promedio, el kéfir contiene normalmente tres veces el número total de probióticos que el yogur y entre 10 y 20 diferentes cepas de bacterias y levaduras.[28]

Estímulo vitamínico. El kéfir contiene naturalmente varias vitaminas de complejo B, incluyendo tiamina, ácido fólico, riboflavina y biotina.[29] Además, los cultivos vivos fabrican vitamina B_{12}, que también se conoce como la "vitamina de la energía" porque estimula la energía celular y en general. Asimismo, el kéfir contiene naturalmente magnesio, calcio, fósforo y vitamina K.

Estímulo de la digestión y la inmunidad. En diversos estudios, el kéfir ha demostrado mejorar la digestibilidad de la leche, incluso en muchos individuos intolerantes a la lactosa. Otras investigaciones muestran cómo el kéfir puede prevenir o tratar algunos problemas digestivos y estimular la inmunidad a la enfermedad. Varias personas han dicho que beber kéfir diariamente muestra mejorías digestivas en el lapso de una semana o dos.

Otras condiciones. Las investigaciones muestran que el consumo de kéfir reduce los niveles de colesterol, los niveles de glucosa en la sangre y previene los picos de presión arterial en animales.[30] Otros estudios sugieren que el kéfir y sus constituyentes tienen actividad antimicrobiana, antitumoral, anticancerígena y reguladora del sistema inmunológico.[31] Como si eso no fuera suficiente, el consumo de kéfir puede ofrecer esperanza para quienes padecen alergias, asma y colitis, así como para individuos obesos, diabéticos y con sobrepeso.[32] Todavía otras investigaciones muestran que el consumo regular de kéfir aumenta la habilidad del sistema inmunológico de pelear contra virus y parásitos, como giardia, una causa común de dolores abdominales, inflamación, náusea y diarrea que usualmente resulta de beber agua contaminada durante un viaje.[33] El kéfir también ha mostrado potencial para prevenir o tratar la enfermedad de hígado graso, que es un factor común del sobrepeso que no cede, así como de la diabetes.[34]

Cáncer. Una nueva investigación demostró que los probióticos encontrados en algunos productos de kéfir son prometedores en el tratamiento del cáncer. Un tipo de probiótico llamado *lactobacillus kefiri P-IF* mostró ser de ayuda en la destrucción de las células humanas de leucemia, incluso cuando múltiples medicamentos para el cáncer no pudieron inducir el proceso asesino de células. Los científicos concluyeron que la nueva bacteria de kéfir "puede actuar como una terapia potencial en el tratamiento de leucemia resistente a diversos medicamentos".[35]

Diabetes. El consumo de kéfir también presenta nuevas posibilidades en el control de la diabetes. Una investigación publicada en la revista *Nitric Oxide* demostró que el kéfir administrado a animales diabéticos durante ocho semanas resultó en una mejoría significativa en muchas de las cifras relacionadas con la diabetes, incluyendo azúcar en la sangre, proteína C reactiva y la salud de los riñones. La diabetes está frecuentemente relacionada con anormalidades en la función renal, así que los resultados sugieren excelentes prospectos para el uso del kéfir en el tratamiento de diabetes y para retrasar la progresión de complicaciones diabéticas.[36]

Si compras productos de kéfir, ten cuidado con los saborizantes y azúcares añadidos. El kéfir es fácil de preparar de forma regular, así que puedes tener una provisión constante para estimular tu salud, y un kéfir hecho en casa siempre será mucho mejor que las variedades envasadas. Toma sólo un par de minutos añadir los "granos" —las bacterias y levaduras— a la leche, leche deslactosada o jugo que estés usando, y luego se deja fermentar durante 24 o 48 horas. Dado que los cultivos probióticos tienden a menguar con el paso del tiempo durante su almacenamiento, preparar el tuyo es también una buena forma de asegurar la integridad de los cultivos probióticos en tu kéfir. Recomiendo usar granos de kéfir sobre polvos base para un kéfir más auténtico que esté lleno de cultivos vivos. Puedes beber kéfir como tal, mezclarlo con vainilla o cacao si quieres agregarle sabor, añadirlo a tu cereal del desayuno o agregar fruta y mezclarlo en un delicioso licuado.

Miso mágico

El miso es un alimento fermentado, generalmente hecho de frijoles de soya, aunque he visto miso de arroz y de garbanzos también. La mayoría de las personas sólo saben del uso de la pasta miso para preparar sopa miso, sin embargo, hay otras formas de usarla como sazonador, por ejemplo, en aderezos para ensaladas. Es un alimento básico de la dieta japonesa, pero un tipo similar de soya fermentada se usa en otras culturas también.

El miso es rico en vitaminas, minerales, proteínas vegetales, carbohidratos (de los "buenos"), enzimas y por supuesto probióticos. Incluso se ha considerado un alimento medicinal gracias a su maravillosa habilidad curativa.

Cáncer. El consumo cotidiano de miso se ha vinculado con muchos beneficios para la salud, incluyendo la prevención de daños por radiación y la prevención o el tratamiento de cánceres de pulmón, hígado, mama y colon. En un estudio, los investigadores analizaron los efectos a largo plazo del consumo de miso en animales con cáncer de pulmón y concluyeron que incluir suplementos alimenticios con miso fermentado a largo plazo podría tener efectos preventivos de cáncer en pulmón.[39]

Mitos del miso

Sodio. Algunas personas han escuchado que el miso es alto en sodio y por tanto cualquiera que sufra de una enfermedad cardiaca o presión arterial alta debería evitarlo. También he visto artículos sobre esto en internet. Sin embargo, las investigaciones muestran que el miso no afecta negativamente la presión. Aunque tiende a tener un contenido alto de sodio, a diferencia de otros alimentos altos en sodio no tiene un impacto negativo en el sistema cardiovascular. En un estudio publicado en la revista *Hypertension Research*, científicos encontraron que añadir sodio en las dietas de los animales aumenta su presión arterial, mientras que consumir una dieta alta en miso no afecta en absoluto la presión arterial.[37] Otra investigación publicada en el *Journal of Toxologic Pathology* confirmó los resultados, sugiriendo que el miso es una opción sana incluso para personas que deben monitorear su consumo de sodio.[38]

El gran debate sobre la soya, segunda vuelta. Parecido a lo que sucede con el yogur de soya, el ácido fítico que se encuentra en la soya pierde su habilidad de funcionar como antinutriente durante el proceso de fermentación. Después de fermentado, ya no bloquea la absorción de nutrientes como el hierro. Además, la biodisponibilidad de los compuestos beneficiosos conocidos como isoflavonas aumenta, lo que mejora el valor nutricional, la capacidad de digerir y la capacidad de absorber los nutrientes encontrados en la salsa miso, haciéndola un excelente alimento.

Muchas personas dicen que el tofu es un alimento fermentado lleno de cultivos vivos. En la mayoría de los casos no es verdad. Después de probar las plantas fabricantes de tofu e incluso después de preparar tofu desde cero, puedo decir con confianza que la mayoría del tofu no es fermentado y no contiene cultivos vivos. Por supuesto, el tofu, como otros alimentos, puede fermentarse, pero requiere pasar por un proceso especial de fermentación que no es parte de la fabricación general del tofu. A menos de que el tofu que compres indique que ha sido fermentado y contiene cultivos vivos, no será así

El consumo de miso también ha demostrado reducir el riesgo de tumores en el hígado en estudios con animales, sugiriendo un futuro prometedor para prevenir y posiblemente revertir los tumores de hígado en los hombres.[40]

Aunque el consumo de miso puede favorecer a los hombres por su protección contra los tumores en el hígado, esto no significa que el consumo de miso no tenga beneficios saludables para las mujeres. Múltiples estudios demuestran que el consumo de miso reduce el riesgo de cáncer de mama en las mujeres. Otras investigaciones muestran que inhibe los tumores de colon, pulmón, mama e hígado, y puede proteger contra los daños por radiación cuando se come antes de una exposición a la radiación.[41]

Por supuesto, no necesitas comer miso sólo por sus propiedades curativas, pues es un alimento delicioso también y provee un sabor rico y único a las sopas y los aderezos para ensalada. Ten en mente que, como todo alimento rico en probióticos, calentar el miso destruye estos probióticos, así que comer sopa miso que ha sido calentada a altas temperaturas (como suele servirse esta sopa) no es una buena forma de disfrutar los beneficios probióticos que ofrece.

Chucrut supercurativo

Apenas tenía unos cuantos años de edad cuando probé por primera vez el chucrut. Como sucedió con la mayoría de las personas, mi primera probada también involucró un hot dog y mostaza, pero inmediatamente me enamoré de su sabor amargo y agrio tan único. Tiempo después empecé a experimentar con muchas combinaciones de chucrut, incluyendo mi favorita, que está hecha con col, manzanas y moras azules. También me encanta el chucrut con ajo y chile, e incluí las preparaciones de ambos tipos en la sección de recetas.

El chucrut ya no es sólo para salchichas y hot dogs. Este alimento básico de la gastronomía alemana hecho de col fermentada, aunque suelen agregársele otros ingredientes, ofrece muchos e

El chucrut y tus hormonas

Exploremos la forma en que el chucrut regula las hormonas, reduce el crecimiento de cáncer vinculado con las hormonas y afecta directamente al cáncer examinando primero lo que sucede nutricionalmente cuando la col se fermenta en su alter ego, el chucrut. Nutricionalmente ocurren muchos cambios en la col durante su transformación en chucrut. Durante el proceso de fermentación, los nutrientes conocidos como glucosinolatos encontrados en la col se transforman en isotiocinatos.[42] Los isotiocinatos pueden suprimir el crecimiento tumoral y la producción excesiva de hormonas, y demostrar una protección contra el cáncer.[43]

impresionantes beneficios para la salud, además de un sabor obviamente delicioso. Una nueva y emocionante investigación demuestra las múltiples propiedades curativas de comer chucrut fermentado naturalmente de forma cotidiana, incluyendo propiedades antibacterianas, contra la *candida* (un hongo muy común), para la reducción de alergias, una mejor recuperación muscular y de ejercicio en los atletas, para la disminución del colesterol y los triglicéridos, la regulación de ciertas hormonas y la reducción del crecimiento de cáncer vinculado con las hormonas, así como afectar directamente al cáncer en general.

Prevenir la intoxicación por comida. Los científicos exploraron la habilidad natural de las bacterias que se forman durante el proceso de fermentación que mata la bacteria *E. coli*, la cual de otro modo causaría intoxicación por comida. Encontraron que dentro de sólo dos o tres días de fermentación, la *E. coli* ya no se detectaba en la verdura fermentada. Los probióticos naturalmente presentes en el chucrut fermentado, *L. plantarum* o *L. mesenteroides*, pelearon contra la *E. coli* hasta que desapareció. Aunque este estudio muestra los beneficios de la fermentación para la conservación de los alimentos, también puede demostrar el potencial de las verduras en escabeche ricas en probióticos, y del chucrut para matar infecciones de *E. coli* presentes en humanos. Se necesitan más investigaciones para determinar la viabilidad de esta posible aplicación terapéutica.[44]

El chucrut y las verduras preparadas naturalmente en escabeche no sólo muestran efectividad contra la *E. coli*. Una investigación también encontró que las cepas de *L. plantarum* muestran una actividad antibacteriana contra otras bacterias causantes de enfermedades, incluyendo la salmonela y la *shigella*. La salmonela puede causar intoxicación por comida, y la *shigella* es similar a las bacterias que también causan diarrea, fiebre y dolores estomacales.[45] El mismo estudio mostró que los probióticos en el chucrut no sólo demostraron una actividad antibacteriana directamente, sino que ayudaron a estimular la actividad del sistema inmunológico contra las bacterias causantes de enfermedades.[46]

Ayuda contra la *candida*. Algunos probióticos incluso son establecimientos miniatura para fabricar fungicidas. Los probióticos en el chucrut producen compuestos contra la *candida* para matar algunas especies de este hongo. Los científicos han encontrado que los probióticos en realidad producen compuestos antihongos para matar la *candida* y concluyeron que los productos fermentados de col, como el chucrut, tienen un potencial terapéutico contra las infecciones de *candida*.[47] (Para más información sobre *candida*, véase el capítulo 2, página 36.)

El poder del chucrut para los atletas. Cualquiera que sea tu nivel de actividad, puedes beneficiarte con las capacidades estimuladoras de actividad de los alimentos ricos en probióticos, sin importar si eres un atleta profesional o un guerrero de fin de semana. Puede que quieras tomar nota del poder de los alimentos fermentados como el chucrut para estimular tu desempeño. La División de Medicina del Deporte de la Universidad de Hawai, en Manoa, Honolulu, estudió los alimentos ricos en probióticos, incluyendo el chucrut en su investigación sobre desempeño atlético. Encontraron que se podían atribuir numerosos beneficios para la salud a los alimentos ricos en probióticos en el desempeño de los atletas, incluyendo una reducción de las condiciones alérgicas y el aumento en la recuperación por fatiga, así como una función inmunológica mejorada.[48]

Salud del corazón. Como sucede con el yogur y otros alimentos fermentados, una nueva investigación muestra que el chucrut fermentado naturalmente es prometedor en la reducción de los niveles de colesterol y triglicéridos. En estudios con animales se encontró que un probiótico derivado del chucrut ofrece muchos beneficios para la salud cardiaca, incluyendo el descenso de los niveles de colesterol y triglicéridos en la sangre, y aumentó significativamente los niveles de antioxidantes poderosos que protegen al cuerpo contra el daño celular de los radicales libres.[49]

Cáncer. ¿Quién diría que comer chucrut regularmente podría también ayudar a mantener a raya el cáncer? Una investigación demostró que la col fermentada también podría regular los niveles excesivos de estrógeno, y por tanto reducir la incidencia de desarrollo del cáncer de mama dependiente de los estrógenos.[50]

Un sabor internacional

La mayoría de la gente está familiarizada con el chucrut alemán, pero no es el único tipo de chucrut. En China y en Taiwán también tienen sus versiones tradicionales de col en escabeche, fermentada naturalmente. En realidad, los chinos fueron los "inventores", o por lo menos "descubridores", del arte de conservar verduras por medio del proceso de fermentación con ácido láctico, que algunas veces también se llama escabeche. Empezaron a emplear este descubrimiento hace más de 2200 años, en el 221 a.C. Intentaban proveer alimentos nutritivos a los constructores de la muralla china durante los meses de invierno.

Para el siglo XIII, los mongoles llevaron el *suan cai* chino, que significa "verdura amarga", con ellos hasta el este de Europa y luego se esparcieron por el oeste de Europa también.[51]

Y al igual que las versiones alemanas de este alimento delicioso y nutritivo, las versiones asiáticas, que comúnmente usan col china, también ofrecen muchos beneficios para la salud. En estudios con animales, los científicos han encontrado que la col fermentada regula

(continúa) ▶

el sistema inmunológico e incluso demuestra habilidad para reducir o prevenir las reacciones alérgicas, concluyendo que la col fermentada taiwanesa es prometedora para el tratamiento de enfermedades alérgicas.[52]

Igual que los probióticos encontrados en el chucrut alemán, los que se hallan en el chucrut de col china también exhiben la habilidad de producir compuestos antibacterianos contra bacterias dañinas que causan enfermedades. Los científicos identificaron que el probiótico *L. paracasei HD1.7* produce un compuesto que mata otras bacterias, una bacteriocina, el cual demostró tener actividades antibacterianas contra un amplio espectro de bacterias, entre ellas *proteus*, *enterobácter*, estafilococo, *escherichia*, *microccos*, seudomonas y salmonela.[53] Puede que reconozcas algunos de estos nombres de otros apartados de este libro. Los efectos antibacterianos del chucrut chino pueden ayudar a tratar estas enfermedades.

Una investigación adicional apoya la habilidad de los probióticos beneficiosos para destruir bacterias dañinas, como las infecciones de listeria y de estafilo, así como patógenos de *E. coli* y salmonela.[54] Otros científicos han encontrado que cepas particulares de este chucrut chino muestran actividad antimicrobiana contra las bacterias *E. coli* y *shigella*. También han encontrado que los probióticos redujeron los niveles de colesterol en los animales estudiados, indicando una posible opción de tratamiento natural para condiciones infecciosas y enfermedad cardiaca por medio de sus efectos reductores de colesterol.[55]

Cómo obtener el chucrut más saludable. Desafortunadamente, la mayoría de los chucruts comerciales no contienen ningún tipo de probióticos beneficioso. El proceso tradicional para preparar chucrut involucra añadir una solución de agua salada llamada "salmuera" o "escabeche" a col picada, y algunas veces otras frutas o verduras. Luego se deja fermentar en grandes envases o en vasijas, tiempo en el que se agrega peso sobre la col para reducir la cantidad de oxígeno que acceda a las verduras mientras se fermentan. Esto también reduce la posibilidad de que se eche perder por microbios dañinos o moho. Sin embargo, muchos fabricantes de chucrut han tomado ciertos atajos en la preparación para incrementar sus ganancias. En lugar de esperar a que ocurra una fermentación natural, muchos emplean un tipo de proceso de fermentación artificial usando vinagre blanco, el cual no contiene ningún probiótico. Y las empresas que sí son fieles al proceso natural frecuentemente pasteurizan su chucrut para que pueda tener un mayor tiempo de vida en los anaqueles de las tiendas. Esta pasteurización o proceso de calentamiento durante el envasado mata cualquier cultivo vivo necesario para recibir los beneficios del chucrut.

También es importante notar que la mayoría de los procesos de envasado y fermentado no involucra cultivos de probióticos vivos en lo absoluto. Estos tipos de procesos usualmente consisten en calentar los alimentos a altas temperaturas o dejarlos en vinagre para conservarlos, sin que ninguna de las dos formas apoye el crecimiento de cultivos probióticos. Además, las bacterias probióticas no sobreviven al calor durante el proceso de envasado. Así que no compres cultivos en el supermercado pensando que estás obteniendo probióticos. A menos de que estén en la sección de refrigeración y digan "cultivos vivos" o "no pasteurizado" en la etiqueta, es probable que no contengan probióticos en realidad.

Pero todavía hay algunos buenos fabricantes de chucrut comercial. Los encontrarás por lo general en botellas, en la sección de refrigeración de tu tienda naturista o en el supermercado. También indican que *no* son pasteurizados y dicen "en crudo" en la etiqueta. Esto suele significar que tienen cultivos de probióticos vivos que ofrecen los beneficios para la salud mencionados en este capítulo.

La mejor manera de asegurarte de que tu chucrut esté lleno de cultivos activos, promotores de la salud, es preparar el tuyo. Aunque es posible que hayas escuchado que es un proceso difícil, en realidad es muy simple. Te daré instrucciones paso a paso y una variedad de preparaciones en el capítulo de recetas al final de este libro. Asegúrate de probar mi tipo favorito, el chucrut de col y manzana, aunque algunas veces lo llamo chucrut rosa por su brillante color rosado. Está hecho de col morada y blanca, así como de manzanas y moras azules para estimular tus riñones. Creé esta receta un día en que mi esposo Curtis y yo estábamos caminando por las montañas Rocosas. Nos topamos con un inmenso arbusto de enebro cargado de moras, así que recogimos varias. Estaba intentando pensar en formas de incorporar estas moras en nuestra dieta para los riñones y sabía que el chucrut alemán tradicional a veces contenía moras azules. La combinación de sabores resultante es increíble. Ahora mantenemos una vasija completa de chucrut de col y manzana en todo momento. Es una guarnición muy llamativa y colorida para casi cualquier comida. Una vez que hayas preparado tu propio chucrut te parecerá sencillo mantener una vasija llena de col fermentándose en tu hogar, listo para añadirse a una comida en cualquier momento, y una vez que hayas probado el chucrut casero y las múltiples y deliciosas variaciones posibles querrás tenerlo siempre a la mano en tu cocina o en otra parte de tu hogar.

¿Qué sucede durante la fermentación del chucrut y otras verduras?

Hay muchos tipos diferentes de técnicas de fermentación, cada una con su propio proceso, pero éste es el concepto general de lo que ocurre durante la fermentación. Los microorganismos, en su mayoría bacterias y algunas levaduras, se alimentan de los azúcares y almidones de los alimentos, convirtiéndolos entonces en ácido láctico. Este proceso se conoce como lactofermentación. Es una de las formas más saludables, si no es que la más saludable de todas, de fermentación por las múltiples bacterias de ácido láctico que se forman durante el proceso.

Por supuesto, el ácido láctico no es el único químico que se forma durante la fermentación; también se forman gases, etanol, otros ácidos y peróxido de hidrógeno, entre otros compuestos. También hay muchos precursores para otros compuestos que se forman en distintas etapas del proceso, resultando en un aumento de probióticos, enzimas, vitaminas y más formas activas de nutrientes críticos.

La cantidad de chucrut consumida es sólo un factor para estimular tu salud al comer este producto. La variedad del chucrut también desempeña un papel en su efectividad. De acuerdo con Yeong Ju, una investigadora de la Universidad de Illinois, hay grandes diferencias entre los chucruts que se venden en Estados Unidos y los de Polonia. Comenta: "El proceso de fermentación puede hacer una gran diferencia en su potencialidad". Mucho del chucrut vendido en las tiendas está pasteurizado, lo que mata las bacterias beneficiosas y las enzimas, y disminuye la presencia de otros nutrientes. En su investigación, la doctora Ju encontró que las mujeres que migraron hacia Estados Unidos tenían cuatro o cinco veces más probabilidad de desarrollar cáncer que otras mujeres que permanecieron en Polonia. Añadió que "las mujeres polacas comen mucha más col y chucrut, los cuales inhiben el estrógeno y por tanto reducen el desarrollo del cáncer".[56]

Yo he encontrado un chucrut excelente, rico en probióticos, en el área de refrigeradores de las tiendas naturistas, pero preparar el propio es la mejor forma de asegurar que tu chucrut tenga probióticos vivos.

¿Me pasas el kimchi? Lo más extraordinario para la salud

Los coreanos conocen los beneficios de las verduras fermentadas desde hace mucho tiempo, tanto así que su platillo nacional es una combinación de col china fermentada, ajo, cebollitas, jengibre, pimientos rojos y a veces otras especias. El kimchi, la deliciosa mezcla de estas verduras, es un alimento tradicional de Corea y ha sido parte de la cultura culinaria del país desde los siglos XVII o XVIII a.C. El kimchi se come comúnmente como aperitivo o guarnición, pero también suele incluirse en platillos que llevan verduras fermentadas, incluyendo estofados, panes, sopas y platillos con arroz frito.

De acuerdo con Sandor Ellix Katz, autor del libro *Pura fermentación. Todo el sabor, el valor nutricional y el arte que encierra la elaboración de alimentos vivos*, también hay variedades de kimchi más dulce que llevan una selección de fruta, como ciruelas, manzanas, peras, piña y uvas, junto con las especias picantes tradicionales para preparar un delicioso condimento.[57]

Aunque el sabor es una razón obvia para disfrutar el kimchi de verduras o de fruta de forma cotidiana, también lo son sus beneficios para la salud. Y gracias a un pequeño, aunque creciente, grupo de investigadores que señalan los beneficios potenciales tan significativos de comer kimchi rico en probióticos, querrás disfrutarlo con frecuencia. Los científicos han identificado una impactante cantidad de 970 cepas diferentes en el kimchi, las cuales representan 15 especies diferentes de probióticos, incluyendo *lactobacillus*, leuconostoc y Weissella.[58]

De acuerdo con investigaciones adicionales, las propiedades de salud del kimchi incluyen "anticancerígenas, antiobesidad, antiestreñimiento, promoción de la salud colorrectal, propiedades probióticas, reducción del colesterol, efecto fibrinolítico (un proceso que previene el crecimiento de coágulos en la sangre), propiedades antioxidantes y antienvejecimiento, promoción de la salud cerebral, promoción inmune y promoción de la salud de la piel".[59] Si se creara un medicamento que ofreciera tantos beneficios para la salud, la demanda excedería la producción. Aunque no hay un medicamento que confiera todos estos beneficios, el kimchi verdaderamente añade peso al adagio "la comida es la mejor medicina".

Sal del virus de la gripe. Una crítica común hacia la medicina occidental es su incapacidad para proveer una protección adecuada contra los virus de la influenza, los cuales parecen afectar a muchas personas frecuentemente. Nosotros sólo sufrimos las fiebres, los escalofríos, las molestias, el malestar y otros síntomas indeseables, y posiblemente vamos por nuestra vitamina C, equinácea, las moras de saúco y otros remedios naturales. O los menos inclinados hacia los remedios naturales pueden tomar antihistamínicos, descongestionantes y remedios para la tos, aunque ninguna de estas opciones de medicinas en realidad reduce la duración de la gripe.

Como leíste en el capítulo 3, si estás buscando protección contra los virus de la gripe, puedes probar los probióticos y alimentos ricos en probióticos. El kimchi es uno de estos alimentos que querrás considerar, dada su capacidad comprobada para pelear contra la gripe. Aún más, añade kimchi a tu siguiente comida sin que sea temporada de gripe para ayudarte a mantener los virus a distancia. Una nueva investigación encontró que los probióticos en el kimchi confieren protección contra la gripe al regular la inmunidad innata del cuerpo.[60] Concluyó que *L. plantarum DK119* podría desarrollarse como un remedio antiviral beneficioso.[61]

Beneficios adicionales para la salud. En estudios con animales, los científicos han encontrado que ciertas cepas probióticas en el kimchi pueden prevenir el déficit de memoria, y concluyeron que el kimchi "puede ser beneficioso para la demencia". Obviamente, se requiere realizar más investigaciones, pero considerando que no hay efectos secundarios conocidos fuera de los beneficios para la salud adicionales de comer kimchi, yo lo consideraría un gran complemento a la dieta si estás experimentando problemas de memoria o estás tratando de prevenirlos.[62]

Además de los muchos otros beneficios para la salud que ofrece el consumo regular de kimchi, en estudios con animales también se demostró que reduce la inflamación y las lesiones en la piel vinculadas con la dermatitis.[63] Si tienes presión arterial alta y estás preocupado por tu consumo de sodio, simplemente elige o prepara un kimchi bajo en sodio u otros alimentos fermentados.

Kombucha, un té para la vitalidad

El kombucha es una bebida que se cree tuvo sus orígenes en Rusia y China hace más de 2 000 años, aunque su origen exacto se desconoce. Las bacterias y levaduras que hacen la fermentación del kombucha forman un tipo de "tapete flotante" en la superficie del té negro o verde, u otro, con que se prepara comúnmente.

Aunque no ha habido muchas investigaciones sobre los beneficios para la salud del kombucha, hay un núcleo de evidencias anecdóticas, algunas de las cuales se han compilado en libros enteros

sobre esta bebida. De acuerdo con el Instituto Central Bacterioló-
gico de Moscú, el té kombucha puede ayudar a atender deficiencias
en el sistema inmunológico, cáncer, diarrea, indigestión, problemas de próstata, incontinencia en hombres y mujeres, hemorroides,
síndrome premenstrual, síntomas menopáusicos, obesidad, envejecimiento de la piel, caída del cabello, crecimiento de canas, piedras
en el riñón, piedras en la vesícula, colesterol alto, endurecimiento de
las arterias, acné, psoriasis, diabetes e hipoglucemia.[64] El instituto
también dijo que el kombucha contiene muchos nutrientes, inclu-
yendo vitaminas B_1, B_2, B_3, B_6, B_{12}, ácido fólico, ácido glucurónico,
ácido hialurónico, sulfato de condroitina, ácido mucoitinsulfúri-
co y otros. A pesar de que la mayoría de estas afirmaciones no se
han estudiado, recientemente el Laboratorio de Microbiología In-
dustrial y Biotecnología de los Alimentos, en la Universidad de
Latvia, analizó la investigación existente sobre los beneficios para
la salud del té kombucha y encontró que tiene cuatro propiedades
curativas principales, incluyendo *1)* mejora la desintoxicación, *2)* tiene propiedades antioxidantes que pueden contrarrestar los efectos
de los radicales libres dañinos para el cuerpo, *3)* tiene efectos ener-
gizantes y *4)* mejora la inmunidad contra algunas enfermedades. De
acuerdo con su investigación, consumir kombucha puede ayudar
a prevenir un amplio espectro de desórdenes metabólicos e infecciosos.[65]

Té para la diabetes. Hay muchos síntomas graves asociados con
la diabetes, así que la gente con diabetes tiende a valorar cualquier
alimento natural que demuestre efectividad para reducir esos síntomas. Un estudio hecho en la India tuvo resultados que mostraban
"el significativo potencial antidiabetes" del kombucha.[66]

Té para el tratamiento de heridas. El kombucha también ha mostrado efectividad en el tratamiento de heridas. Los investigadores
del Departamento de Patología, en la Facultad de Medicina Veterinaria, de la Universidad de Teherán, en Irán, encontraron que el
kombucha era un poco más efectivo que un ungüento medicinal
comúnmente utilizado para infecciones de la piel relacionadas con

quemaduras o heridas. En el estudio, los investigadores dividieron a los animales en dos grupos: en un grupo se aplicó el ungüento nitrofurazona, y en el otro, kombucha. Los investigadores analizaron la curación de las heridas y vieron que el kombucha estimulaba la curación un poco más que el ungüento. También observaron más inflamación en el grupo de nitrofurazona que en el grupo de kombucha.[67]

Muchas veces me preguntan si los alimentos fermentados como el kombucha contribuirán a las infecciones de levaduras. Las levaduras encontradas en el kombucha no son el mismo tipo de levadura que causa las infecciones de *candida*, así que puedes beber kombucha incluso si has tenido o tienes un crecimiento excesivo de *candida*.

Si compras bebidas comerciales, por favor ten presente que la mayoría han sido pasteurizadas, lo que significa que los cultivos vivos ya no están activos. Elige las que digan "no pasteurizado" o "cultivos vivos". También, el kombucha es fácil de preparar en casa. Nosotros mantenemos una vasija llena de kombucha y simplemente envasamos un poco cada dos semanas y añadimos nuevo té verde endulzado o té de raíz de regaliz para mantener los cultivos vivos. Revisa la sección de recetas para que aprendas a preparar el tuyo.

Fermentar tus propios alimentos

Como has leído, hay muchos grandes beneficios para la salud al comer alimentos fermentados. Aunque no es necesario preparar los tuyos en casa, te recomiendo que lo hagas. Preparar yogur, chucrut, kimchi, kombucha y otros alimentos fermentados en casa es mucho más fácil de lo que puedas pensar, y es gratificante y estimulante crear tus propios alimentos deliciosos y curativos. Además, puedes controlar los ingredientes y asegurarte de que no tengan aditivos dañinos. Puedes también sentirte confiado cuando ves la transformación de los alimentos de su estado original a su estado fermentado, de que has creado alimentos ricos en probióticos con cultivos vivos, algo que es difícil de obtener en los numerosos productos comerciales.

Más allá de los beneficios nutricionales y de salud de la fermentación, el proceso extiende la vida de los alimentos. También puedes ahorrar gastos de comida porque muchos de los alimentos pueden fermentarse cuando están "en temporada" y usarse durante los meses de invierno y primavera, cuando estos alimentos tienden a ser más caros. Pero éstas no son las únicas razones para fermentar tus propios alimentos; aquí tienes 12 más:

1. **Presupuesto:** Muchos de los alimentos fermentados comerciales y los superalimentos son caros. Puedes comer saludable y por poco dinero al preparar algunos de tus alimentos fermentados. Cuando la col esté en temporada puedes crear una vasija grande de chucrut, por ejemplo, por muy poco dinero.

2. **Conveniencia:** Una vez preparados, los alimentos fermentados hacen que las comidas diarias sean más fáciles. Por ejemplo, puede que no comas diario un sándwich de col, manzanas y nueces de la India, pero puedes preparar un delicioso y nutritivo sándwich de chucrut de col con manzana (véase la página 212) y queso asado con pimientos rojos (véase la página 203), preparado con los mismos ingredientes. Hace que las comidas día con día sean rápidas y simples.

3. **Mayores nutrientes:** Puedes comprar alimentos orgánicos de tu propia localidad o cultivar tus propios alimentos y luego fermentarlos mientras están en su mejor estado nutricional. La mayoría de los productos recorren grandes distancias antes de volverse alimentos fermentados como el chucrut, tiempo en el que van perdiendo sus preciados nutrientes.

4. **Mayor potencia:** El proceso de fermentación activa muchos nutrientes y por tanto aumenta su potencial nutricional o de absorción. Considera que los glucosinolatos de la col se vuelven compuestos de absorción más activa y mejores

para pelear contra el cáncer, conocidos como isotiocinatos, los cuales florecen durante la fermentación.

5. **Cultivos vivos:** La mayoría de los alimentos "fermentados" que se compran en las tiendas han sido pasteurizados o calentados hasta que ya no tienen más cultivos. Algunos productos tienen sabores artificiales o se han espesado para parecer fermentados, cuando en realidad no lo son. Muchos de los beneficios para la salud de los alimentos fermentados vienen de la activación de los cultivos vivos durante el proceso de fermentación, cultivos que necesitan permanecer intactos para proveer estos beneficios para la salud.

6. **Más probióticos:** La variedad de cepas bacterianas saludables suele aumentar cuando fermentas tus propios alimentos. Hay bacterias beneficiosas diferentes en distintas regiones geográficas, así que algunas de estas bacterias sólo se pueden obtener al preparar tus propios alimentos fermentados. Además, muchos alimentos fermentados comercialmente contienen sólo una cepa de bacteria. El yogur es un ejemplo excelente: la mayoría de las variedades comerciales contienen ya sea una cepa de bacterias o ningún cultivo vivo en absoluto.

7. **Fácil:** Son más fáciles de hacer de lo que te imaginas. Una vez que hayas preparado algunas de las recetas de *El milagro probiótico* ciertas veces, te darás cuenta de lo fácil que es. Puede parecer abrumador al principio porque estás aprendiendo una nueva habilidad y una nueva forma de hacer las cosas, pero es increíblemente fácil una vez que te acostumbras.

8. **Variedad:** Por lo general sólo hay unos pocos tipos de alimentos fermentados disponibles en la mayoría de las tiendas naturistas, y todavía menos en los supermercados, pero las opciones que tú puedes preparar en casa están limitadas sólo por tu imaginación. Prueba algunas de las recetas al final de este libro primero para acostumbrarte a las técnicas, y luego diviértete experimentando con los alimentos que tengas a la mano o que salgan frescos de tu jardín.

9. **No hay desperdicios:** Olvídate de tirar productos echados a perder otra vez. Simplemente fermenta algunas de tus frutas y verduras favoritas, y por lo general durarán meses más que los productos frescos. Después de todo, la fermentación se desarrolló originalmente como una forma simple de conservar la comida mucho antes de que se inventaran los refrigeradores.

10. **Productos todo el año:** En los meses de invierno, cuando muchos de los productos que se venden en las tiendas no tienen mucho sabor o son insípidos, sin mencionar que son inferiores nutricionalmente, disfruta productos frescos que hayan sido fermentados. La mayoría de los alimentos fermentados están llenos de sabor por el producto original y por las especias, así como por el incremento de sabor que resulta cuando los probióticos hacen su magia.

11. **Mejor para el planeta:** La mayoría de los "superalimentos" viajan miles de kilómetros antes de que puedas comerlos, causando que tengan implicaciones ambientales graves. Comer más alimentos que fermentes tú mismo reduce la huella ecológica.

12. **Salud general:** Una vez que te acostumbres a los diversos procesos de fermentación y hayas preparado algunos chucruts de verduras, quesos deslactosados u otras recetas deliciosas, seguramente te sentirás más autosustentable al utilizar los alimentos para mantener o restaurar tu salud y la salud de tu familia.

En el siguiente capítulo doy instrucciones paso a paso para preparar los alimentos mencionados en este capítulo y muchos otros alimentos ricos en probióticos. Una vez que pruebes varios de ellos, definitivamente querrás mantener una provisión de alimentos fermentados constante como parte de tu dieta normal.

Capítulo 7
Recetas fáciles, deliciosas y ricas en probióticos

> Ha llegado el tiempo de reclamar la cosecha roba-
> da y celebrar el crecimiento y la ofrenda de buenos
> alimentos como el mejor regalo y el acto más revo-
> lucionario.
>
> VANDANA SHIVA, activista

Preparar tus propios alimentos fermentados para incrementar tu salud y la de los miembros de tu familia es mucho más fácil de lo que crees. A diferencia de muchos alimentos comerciales que han sido pasteurizados para matar todos los microbios beneficiosos y las enzimas, y para destruir varios nutrientes, los que preparas en casa, en tu cocina, conservan todos los microbios beneficio-sos intactos. En el proceso de cultivar alimentos para preparar yogur deslactosado, quesos, bebidas, panes, chucruts y otras ver-duras fermentadas, puedes elevar un alimento saludable a un supe-ralimento que tenga el poder de prevenir e incluso eliminar muchas enfermedades.

Este capítulo incluye muchas de mis recetas favoritas de comida fermentada, para que puedas preparar tus propios alimentos de-liciosos y fermentados naturalmente, como yogur deslactosado, licuado cremoso de fresa, leche fermentada de coco, té verde fermentado (kombucha), queso suave de pimiento rojo asado, chucrut de manzana y col, zanahorias fermentadas con anís, helado de vainilla y coco y helado de moras negras y azules. Estos alimentos te ayudan a ahorrar dinero, a alargar la vida de tus ingredientes y a recuperar el control de tu salud.

Recetas libres de gluten y de lactosa

Todas las recetas son libres de gluten y de lactosa para que un mayor número de personas pueda disfrutarlas sin sufrir efectos adversos. Muchas personas sufren de alergias o son sensibles a estos ingredientes sin siquiera estar conscientes de ello. La mayoría de la gente piensa que la sensibilidad a los alimentos o las alergias se presentan con los mismos síntomas que las alergias de temporada, o en casos más graves, como una reacción anafiláctica. Aunque cada persona es diferente, y esto significa una gran variedad de síntomas posibles, la mayoría de las personas son más propensas a la inflamación, la indigestión, la congestión nasal, las infecciones respiratorias y de oído, vinculadas con los lácteos o con el gluten. En mi experiencia, estos alimentos pueden incluso agravar desórdenes autoinmunes a veces durante un día o dos después de comerlos, haciendo que sea extremadamente difícil señalar al culpable. Para ayudarte a estimular o restaurar tu salud, me mantuve lejos de estos ingredientes en las recetas siguientes. Incluso las recetas de yogur y queso no tienen lactosa. Pero no asumas que esto significa que no son tan deliciosos o cremosos como sus contrapartes lácteas; lo son. Y a diferencia de los quesos de leche de vaca, mis recetas para queso están llenas de bacterias beneficiosas que ayudarán a tu salud.

Herramientas

Olvídate de gastar una fortuna en utensilios e ingredientes; la mayoría de estos alimentos son fáciles de preparar con los utensilios y productos más básicos de cocina. Hay algunas recetas que se beneficiarían con una vasija o un tazón grande, o un frasco especial para preparar alimentos fermentados. He intentado indicar esto cuando es necesario al principio de la receta para que no te des cuenta de que necesitas algo que no tienes a la mitad de la preparación; sin embargo, un poco de inventiva puede ayudar a bajar los costos. Yo conseguí algunos de mis mejores utensilios para fermentar en mercados de segunda mano y ventas de garaje por sólo una fracción de su precio real.

En las recetas de yogur notarás que las instrucciones son para usar tazones sencillos, disponibles y otros utensilios básicos de cocina. Si prefieres usar una olla especial para yogur, adelante, pero considera que no es necesario comprar el aparato. Sólo te recomiendo no prepararlo en algo de plástico porque puede contaminar el yogur con bisfenol-A (BPA), que ataca a las hormonas, u otras toxinas de este material.

Ingredientes

Frutas y verduras. La mayoría de las recetas necesitan alimentos comunes, ingredientes que tengas a la mano, que puedes encontrar en el supermercado o en tu mercado local. Por supuesto, si cultivas tus propias verduras, rápida y fácilmente puedes volverlas alimentos sanos, ricos en probióticos. Muchos de los platillos con verduras fermentadas necesitan col. Puedes usar col blanca o morada, dependiendo de tu preferencia. Ten en mente que el sabor es un tanto distinto después de fermentar las verduras, así que incluso algunas que no te gusten mucho pueden volverse tus alimentos fermentados favoritos. La col es un ejemplo excelente: a muchas personas no les gusta tanto la col cruda o cocida, pero adoran su transformación en chucrut.

Podrás notar que algunas verduras y frutas tienen una sustancia blanca en las hojas o la piel externas. Éste es en realidad un brote natural de microorganismos beneficiosos que también ayuda a estimular el proceso de fermentación cuando se utilizan estas frutas o verduras. Algunos de los alimentos que contienen este brote incluyen manzanas, moras azules, col, uvas, moras y ciruelas. Cuando uses cualquiera de estas frutas y verduras en tus alimentos fermentados, lávalos, pero no laves o quites todo este brote, pues ayudará a estimular el proceso de cultivo.

Algunas recetas necesitan "polvo verde". Hay muchas variables disponibles, pero asegúrate de escoger una que esté libre de endulzantes, añadidos y gluten. Si no dice "libre de gluten" en la etiqueta, probablemente no lo sea. Algunas de mis preferidas incluyen el polvo de chlorella o el polvo de espirulina.

Nueces. Muchas de las recetas de yogur y queso necesitan nueces de la India y almendras crudas, sin sal, que están disponibles en la mayoría de las tiendas naturistas. Puedes comprarlas a granel, pues tiende a ser más barato y así puedes disfrutar estos alimentos regularmente, de una forma mucho más costeable de lo que crees.

Sal. Notarás que muchas de mis recetas necesitan sal o "escabeche", que es simplemente una solución de agua salada. Elige sal de mar sin refinar o sal rosa del Himalaya cuando sea posible, pues contiene restos minúsculos de nutrientes beneficiosos que tu cuerpo necesita para estar sano. Los medios y muchos nutriólogos suelen decirle a la gente que la variación de nutrientes entre la sal de mar sin refinar y la sal de mesa es insignificante y que no hace ninguna diferencia para la salud, pero esto es incorrecto. Nuestro cuerpo necesita muchas trazas de minerales. Nota la palabra "trazas", la cual indica la necesidad de diminutas cantidades, pero aun así son compuestos esenciales para las células y los tejidos de nuestro cuerpo. Evita usar sal de mesa o sal yodada, como también se conoce, porque puede interferir con el proceso natural de fermentación. El yodo que contiene es un mineral antimicrobiano que puede bloquear el crecimiento de cultivos de bacterias probióticas. Si usas sal de mar de grano, sin refinar, duplica la cantidad de sal cuando la receta indique molida o sólo indique sal de mar sin refinar.

Endulzantes. Cuando las recetas necesiten algún endulzante natural, no lo sustituyas por endulzantes artificiales o por el endulzante natural stevia. Los cultivos probióticos necesitan moléculas de azúcar para alimentarse y así proliferar. Los endulzantes artificiales no son comida, los humanos nunca deberían consumirlos y se han vinculado con una lista de más de 100 condiciones de salud. Para más información, revisa mi libro *Weekend Wonder Detox*. Además de los múltiples problemas que los endulzantes artificiales causan en los humanos, los probióticos no los reconocen como alimento.

La hierba stevia es un endulzante natural muy bueno para el uso humano, pero dado que sólo sabe naturalmente dulce y no contiene en realidad ninguna molécula de azúcar, los probióticos no pueden usarla como alimento para proliferar.

Ocasionalmente, puedes ver una receta que necesite D-ribosa como endulzante opcional. La D-ribosa es un endulzante natural que es tremendamente curativo para el cuerpo. Las investigaciones muestran que el cuerpo metaboliza la D-ribosa para crear trifosfato de adenosina o adenosín trifosfato (ATP), que es la reserva de energía del cuerpo y la utiliza cada célula para cada función metabólica que realiza. La D-ribosa ayuda a reprogramar los niveles de ATP del cuerpo, proveyendo por tanto la suficiente energía que el cuerpo necesita para quemar grasa, equilibrar los niveles de azúcar en la sangre, evitar los antojos, aumentar los niveles de energía y mejorar la función muscular y cardiaca. Muchos atletas también toman D-ribosa para incrementar sus niveles de resistencia, desempeño y tiempo de recuperación. Es una ayuda valiosa para quienes sufren de síndrome de fatiga crónica y fibromialgia. Dado que puede ser caro, cualquier receta que lleva D-ribosa necesita pequeñas cantidades, sólo para aumentar los beneficios para la salud que tiene el alimento. Si prefieres usar otro tipo de endulzante natural, como miel, jarabe de agave, jarabe de maple crudo (no el de hot cakes que mucha gente utiliza) o azúcar de coco, está bien.

Suero de leche. Hay muchas formas diferentes de fermentar alimentos: en suero de leche, en escabeche, en vinagre y por medio de polvos probióticos, por nombrar algunos. El suero de leche es un líquido amarillento claro que se obtiene normalmente cuando la leche de vaca o la deslactosada se vuelven yogur. Durante el proceso de preparación del yogur, la leche de vaca o la deslactosada se separan en dos partes: una parte espesa, cremosa, que constituye el yogur, y otra líquida que se llama suero. Esta sustancia por lo general descartada puede guardarse y usarse para conservar fácilmente muchas frutas y verduras distintas, como base para una nueva porción de yogur o para añadirla a licuados para un estímulo probiótico instantáneo.

Yogur

Yogur deslactosado

Rinde 8 porciones (¾ de taza cada una, aproximadamente)

Te invito a que prepares yogur deslactosado como una de las primeras recetas con las que empieces. Durante el proceso de fermentación, la leche de almendras o de soya se separa en yogur y suero. El yogur es la porción más espesa, cremosa y blanca, y el suero es el líquido amarillento claro que escurres. La mayoría de la gente que prepara yogur simplemente desecha el suero, pero está lleno de cultivos activos que pueden usarse para preparar otras incontables creaciones de cultivos. Guarda el suero en un frasco de vidrio en el refrigerador para que puedas preparar varias de las siguientes recetas.

> **NOTAS SOBRE INGREDIENTES:** asegúrate de elegir sólo leche de soya orgánica porque la soya es una cosecha que se modifica mucho genéticamente.
>
> Para el endulzante, recuerda que la stevia no funcionará porque los cultivos necesitan alimentarse de azúcar.
>
> Para información sobre polvos probióticos de alta calidad, revisa el capítulo 5.

1-1.8 litros de leche de almendras o leche de soya orgánica

2 cucharadas de miel, jarabe de agave u otro endulzante natural
crudo

3 cápsulas de tu polvo probiótico favorito o 1 cucharadita de
probióticos en polvo

En una olla mediana sobre fuego medio-bajo, calienta la leche de soya o de almendra hasta que esté ligeramente tibia. Disuelve la miel o el jarabe de agave, y retira del fuego. Vacía el contenido de las cápsulas probióticas o añade el polvo probiótico a la leche de almendra o de soya y revuelve hasta incorporar. Nunca añadas el polvo probiótico a la leche de almendras o de soya cuando esté caliente, pues matará los cultivos vivos. Si la leche está demasiado caliente (más de 46 °C), simplemente espera hasta que se haya enfriado o entibiado (entre 38 y 46 °C de temperatura).

Vierte la leche en un tazón de vidrio o de cerámica. Cúbrelo con un paño limpio y déjalo reposar en un lugar tibio, pero no caliente, donde pueda permanecer durante 8 horas seguidas. Idealmente, el interior de un horno con el piloto encendido (pero no el fuego) es perfecto. Si prefieres un yogur con sabor más fuerte, déjalo reposar durante 10 horas. Saca con cuidado el tazón del horno. Con una cuchara, saca el yogur espeso y pásalo a un tazón con tapa, de preferencia de vidrio. No uses uno de metal, pues puede dañar los cultivos. Reserva el líquido amarillento, el suero, ya que puedes usarlo en muchas recetas más. También puedes agregar el suero a jugos o licuados para un estímulo probiótico rápido. Guarda el yogur en el refrigerador, donde durará hasta dos semanas. En otro contenedor de vidrio, guarda el suero en el refrigerador; también puede durar hasta dos semanas.

Suero deslactosado
• • • • • • • • • • • • • •

Rinde 8 porciones (¼ de taza cada una, aproximadamente)

Sigue las instrucciones del yogur deslactosado. Saca el yogur espeso después de fermentarlo y vierte el líquido sobrante, el suero, a través de una manta de cielo para colarlo. Guarda el líquido filtrado en el refrigerador, en un frasco o contenedor de vidrio por hasta dos semanas. Éste es el suero que usarás en muchas de las recetas de este libro. Puedes añadir ¼ de taza o ½ taza a una receta de licuado, usar ½ taza de suero para empezar tu siguiente provisión de yogur o añadirla a una solución de agua salada (escabeche) para acelerar el crecimiento de probióticos en varias verduras, incluyendo cebollas, frijoles, zanahorias ralladas, chiles molidos, pepinos o cualquiera que desees probar. Cuando uses suero para fermentar verduras, simplemente sigue las instrucciones detalladas para cada una de las recetas de verduras a continuación. Tener suero a la mano en el refrigerador es una forma fácil de tener más alimentos ricos en probióticos en tu dieta y de simplificar el proceso de preparación de alimentos fermentados.

Delicioso yogur deslactosado estilo griego
• • • • • • • • • • • • • • • • • •

Rinde 8 porciones (²/₃ de taza cada una, aproximadamente)

Como el yogur deslactosado anterior, ésta es una buena receta para empezar. El proceso de fermentación causa que la mezcla de almendra, nuez de la India y girasol se separe en yogur y suero. El yogur es la porción espesa, cremosa y blanca, y el suero es el líquido amarillento que escurres. En este caso, por las nueces y semillas específicas que elegí para prepararlo, el yogur resultó ser muy espeso. Guarda el suero en un frasco de vidrio en el refrigerador para que puedas preparar muchos de los cultivos a continuación. El yogur más espeso, estilo griego, es perfecto para preparar *tzatziki*, un delicioso dip para verduras, pan pita o pan, o sólo para disfrutar como un desayuno fácil y rápido. Si empieza a ponerse de un color ligeramente grisáceo, no te preocupes, es normal. Las semillas de girasol de la receta causan esto.

Para el endulzante, recuerda que la stevia no funcionará porque los cultivos necesitan alimentarse de azúcar.

Para información sobre polvos probióticos de alta calidad, revisa el capítulo 5.

½ taza de almendras crudas, sin sal

½ taza de nueces de la India crudas, sin sal

½ taza de semillas de girasol crudas, sin sal

2 cucharadas de miel, jarabe de agave u otro endulzante natural
    crudo

4 tazas de agua filtrada, sin cloro

2 cápsulas de tu polvo probiótico favorito o 1 cucharadita de
    probióticos en polvo

En una licuadora de alta potencia, muele las almendras, las nueces de la India, las semillas de girasol, la miel y el agua, hasta que estén suaves. En una olla mediana sobre fuego medio-bajo, calienta la leche de semillas y miel hasta que se entibie ligeramente, luego retírala del fuego. Vacía el contenido de las cápsulas probióticas o añade el probiótico en polvo a la leche y revuelve hasta incorporar por completo.

Vierte la leche en un tazón de vidrio o de cerámica. Cúbrelo con un paño limpio y déjalo reposar en un lugar tibio, pero no caliente (entre 37 y 46 °C), donde pueda permanecer durante 8 horas. Idealmente, el interior de un horno con el piloto encendido (pero no el fuego) es perfecto. Si prefieres un yogur con sabor más fuerte, déjalo reposar durante 10 horas. Saca con cuidado el tazón del horno.

Con una cuchara saca el yogur espeso y pásalo a un tazón con tapa, de preferencia de vidrio. No uses uno de metal, pues puede dañar los cultivos. Reserva el líquido amarillento, el suero, ya que puedes usarlo en muchas otras recetas más. También puedes añadir el suero a jugos o licuados para un estímulo probiótico rápido. Guarda el yogur en el refrigerador, donde puede durar hasta dos semanas. En otro contenedor de vidrio, guarda el suero en el refrigerador; también puede durar hasta dos semanas.

Delicioso yogur estilo griego (preparado con suero)
• • • • • • • • • • • • • • • • • •

Rinde 8 porciones (¾ de taza cada una, aproximadamente)

La siguiente receta es similar al yogur deslactosado estilo griego, pero se prepara de una manera ligeramente distinta. Usa la receta anterior si no tienes el suero a la mano; usa ésta si tienes suero que quieras usar. Utilizar suero como base en lugar de comprar el polvo probiótico puede ayudarte a ahorrar dinero.

Para el endulzante, recuerda que la stevia no funcionará porque los cultivos necesitan alimentarse de azúcar.

½ taza de almendras crudas, sin sal
½ taza de nueces de la India crudas, sin sal
½ taza de semillas de girasol crudas, sin sal
2 cucharadas de miel, jarabe de agave
 u otro endulzante natural crudo
4 tazas de agua filtrada, sin cloro
¼ de taza de suero (el líquido amarillento claro que sobra
 cuando preparas yogur)

En una licuadora de alta potencia, muele las almendras, las nueces de la India, las semillas de girasol, la miel y el agua. Vierte la leche en un tazón de vidrio o de cerámica, y revuelve hasta que se incorpore por completo. Cúbrelo con un paño limpio y déjalo reposar en un lugar tibio, pero no caliente (entre 37 y 46 °C), donde pueda permanecer entre 6 y 8 horas. Idealmente, el interior de un horno con el piloto encendido (pero no el fuego) es perfecto. Si prefieres un yogur con sabor más fuerte, déjalo reposar durante 10 horas. Saca con cuidado el tazón del horno.

Con una cuchara, saca el yogur espeso y pásalo a un tazón con tapa, de preferencia de vidrio. No uses uno de metal, pues puede dañar los cultivos. Reserva el líquido amarillento restante, el suero, ya que puedes usarlo en muchas recetas más. También puedes añadir el suero a jugos o licuados para un estímulo probiótico rápido. Guarda el yogur en el refrigerador, donde durará hasta dos semanas. En otro contenedor de vidrio, guarda el suero en el refrigerador; también puede durar hasta dos semanas.

Yogur dulce

• • • • • • • • • • • • • • • • • • •

Rinde 8 porciones (²/₃ de taza cada una, aproximadamente)

La siguiente es similar a las otras recetas de yogur, pero usarás yogur de una preparación anterior o yogur comercial con cultivos vivos como base. Simplemente con guardar ½ taza de yogur de cada ración y usarla para preparar una nueva, puedes mantener tus cultivos vivos indefinidamente. Yo preparo esta receta una o dos veces por semana, y siempre reservo media taza de yogur para la siguiente preparación. Hacerlo ahorra dinero. Si no tienes ningún yogur a la mano, sustitúyelo por ½ taza de suero. Si no tienes suero a la mano, usa tres cápsulas de probióticos y en cambio vierte su contenido al líquido. Este yogur es más dulce que las opciones con más sabor, lo que lo vuelve una gran elección cuando quieres tomar yogur en el desayuno o para platillos dulces o postres. Es mi favorito, así que lo preparo constantemente para disfrutarlo con las frutas de cualquier estación en el desayuno. Es muy bueno servido con moras azules, duraznos o fresas frescas, o con nueces crudas encima, sin sal, y un poco de miel para un postre delicioso de inspiración griega.

Para el endulzante, recuerda que la stevia no funcionará porque los cultivos necesitan alimentarse de azúcar.

½ taza de almendras crudas, sin sal

½ taza de nueces de la India crudas, sin sal

2 cucharadas de miel, jarabe de agave u otro endulzante
natural crudo

4 tazas de agua filtrada, sin cloro

½ taza de yogur (puedes comprar un yogur comercial o, una vez
que hayas preparado esta receta, guarda sólo ½ taza para
preparar la siguiente porción de yogur) o ½ cucharadita de
polvo probiótico o 2 cápsulas de probióticos

En una licuadora de alta potencia, muele las almendras, las nueces de la India, la miel, el agua y el yogur. Vierte la leche de almendras y la nuez de la India en un tazón de vidrio o de cerámica, o en una olla especial para preparar yogur. Cúbrelo con un paño limpio y déjalo reposar en un lugar tibio, pero no caliente (entre 37 y 46 °C), donde pueda permanecer entre 6 y 8 horas. (Si usas una olla para yogur, sigue las instrucciones del fabricante.) Idealmente, el interior de un horno con el piloto encendido (pero no el fuego) es perfecto. Si prefieres un yogur con sabor más fuerte, déjalo reposar durante 10 horas. Saca con cuidado el tazón del horno o de la olla para yogur.

Con una cuchara, saca el yogur espeso y pásalo a un tazón con tapa, de preferencia de vidrio. No uses uno de metal, pues puede dañar los cultivos. Reserva el líquido amarillento claro sobrante, el suero, ya que puedes usarlo en muchas recetas más. También puedes agregar el suero a jugos o licuados para un estímulo probiótico rápido. Guarda el yogur en el refrigerador, donde durará hasta dos semanas. En otro contenedor de vidrio, guarda el suero en el refrigerador; también puede durar hasta dos semanas.

Bebidas

··

Licuado de mora azul y plátano

• • • • • • • • • • • • • • • • • •

Rinde 2 porciones (1¾ tazas cada una, aproximadamente)

Este delicioso licuado de mora azul está lleno de probióticos (mientras uses un yogur con cultivos vivos) y proantocianidinas, un tipo de químico vegetal que se da naturalmente y ha probado ser de ayuda en alergias, para mejorar la salud cerebral y la memoria, contener propiedades anticancerígenas y ayudar a curar enfermedades del corazón. Te encantará el sabor tanto como los beneficios para la salud de este licuado que puede servirse como desayuno, refrigerio o como un postre saludable.

> 1 taza de yogur dulce (véase la página 190, u otro tipo de yogur que te guste)
> 1 taza de agua filtrada, sin cloro, o de leche de almendras
> 1 taza de moras azules congeladas
> ½ plátano congelado

Licua todos los ingredientes hasta que estén suaves. ¡Disfruta inmediatamente!

El licuado profesional de Curtis con plátano y chocolate

• • • • • • • • • • • • • • • • • •

Rinde 2 porciones (1 $^2/_3$ tazas cada una, aproximadamente)

Mi esposo, Curtis, creó este delicioso licuado para aquellos días cuando quería obtener todos los beneficios nutricionales y probióticos de un licuado pero que al mismo tiempo pudiera sentir que estaba bebiendo una clásica malteada de chocolate. Dado que está repleto de una bondad nutricional, puede ser un gran desayuno, refrigerio, postre o para reponerte después del trabajo. La adición de semillas de chía añade fibra y ácidos grasos esenciales, mientras que el polvo proteínico de las semillas de cáñamo o el polvo proteínico de semillas de calabaza es una fuente excelente de proteína.

> 1 taza de yogur de almendra (véase la receta del delicioso yogur deslactosado estilo griego en la página 190)
>
> 1 taza de leche de almendras
>
> 1 plátano congelado
>
> 1 cucharada de cacao en polvo (más si deseas un sabor a chocolate más fuerte)
>
> 1 cucharada de semillas de chía (opcional)
>
> 1 cucharada de polvo verde (opcional)
>
> 1 cucharada de polvo proteínico de semillas de cáñamo o de semillas de calabaza (u otro polvo proteínico de tu elección)

Licua todos los ingredientes hasta que estén suaves. ¡Disfruta inmediatamente!

Licuado de fresas con crema

• • • • • • • • • • • • • • • •

Rinde 2 porciones (2 tazas cada una, aproximadamente)

Las fresas son poderosas fuentes de antioxidantes que pelean contra el envejecimiento y las enfermedades. Sólo ocho fresas contienen más vitamina C que una naranja. Han demostrado ser de ayuda en la prevención de enfermedades del corazón, artritis, pérdida de memoria y cáncer. Este licuado ofrece todos los beneficios nutricionales de las fresas con las propiedades curativas de los probióticos, considerando que utilices un yogur rico en cultivos vivos. Puedes preparar el yogur dulce con tiempo y tenerlo a la mano para licuados rápidos y deliciosos como éste. Es tan bueno, que olvidarás que es saludable.

> 1 taza de yogur dulce (véase la página 188, o usa tu yogur favorito)

1 taza de leche de almendras

1 plátano congelado

1 taza de fresas congeladas

Licua todos los ingredientes hasta que estén suaves. ¡Disfruta inmediatamente!

Leche de coco fermentada
• • • • • • • • • • • • • • •

Rinde 1 litro aproximadamente

Esta "leche" es una alternativa naturalmente dulce y deliciosa para la leche de vaca, además contiene triglicéridos de cadena media (TCM), promotores de la salud que aceleran el metabolismo y ayudan a reiniciar la tiroides, una glándula en forma de mariposa en la garganta, la cual regula el metabolismo y la temperatura corporal. Es simple de preparar y maravillosa para tener a la mano y beber sola, añadirla a licuados o para preparar helado de coco (más adelante encontrarás la receta).

1 taza de coco seco, sin azúcar

4 tazas de agua filtrada, sin cloro

1 cucharada de miel o de jarabe de agave crudo

½ taza de suero o 2 cápsulas de probióticos

Licua el coco, el agua y la miel hasta que estén suaves. Vierte la mezcla en un tazón grande de vidrio o de cerámica, o en una olla para yogur. Agrega el suero o el contenido de las cápsulas probióticas y revuelve para mezclar bien. Cubre con un paño o la tapa de la olla para preparar yogur. Déjalo reposar en un lugar tibio durante 8 horas. Viértelo a través de un colador delgado hacia una botella o una jarra de vidrio. Refrigera. Dura alrededor de una semana en el refrigerador.

Té verde fermentado (kombucha)
• • • • • • • • • • • • • • • • • •

Puede parecer un poco intimidante preparar un té fermentado cuyo nombre ni siquiera habías escuchado antes de leer *El milagro probiótico*. Yo también me sentía un poco insegura sobre esto cuando preparé y fermenté mi primera ración de kombucha, pero pronto descubrí que es muy simple de hacer.

Necesitarás obtener un cultivo de kombucha, el cual parece una tapa más o menos plana, de un color raro, que se forma en la superficie del kombucha. Busca los cultivos de kombucha en tiendas naturistas. No te preocupes por la cantidad de azúcar en la receta; es el alimento para el cultivo de kombucha, lo que le permite crecer. Sin el azúcar, no funcionará. Y, lo siento, la stevia tampoco funcionará, pues no contiene ninguna molécula de azúcar. Durante el proceso de fermentación, el azúcar se transforma en probióticos beneficiosos y otros constituyentes nutricionales que hacen que el kombucha sea tan bueno para la salud. Después de cinco o siete días de fermentación, casi no queda azúcar.

Cuando prepares kombucha, es importante asegurarte de que tus manos estén limpias. Ubica un lugar en tu cocina donde tu kombucha pueda fermentar lejos de corrientes de aire, luz de sol, gente y animales.

MATERIALES E INGREDIENTES:
Una vasija de cerámica o una jarra para agua, de preferencia
    con una tapa
4 litros de agua filtrada, sin cloro
1 taza de azúcar
4 o 6 bolsitas de té verde o negro, o 4 cucharadas de hojas de té
1 paño de algodón o de lino limpio, lo suficientemente grande
    para cubrir la vasija o la jarra de vidrio. La manta de cielo es
    demasiado porosa, así que evítala. También evita telas
    sintéticas.
1 olla de acero inoxidable grande
1 cuchara de madera
1 liga de plástico o cordón para ajustar el lino a la parte de
    arriba de la vasija.

PREPARACIÓN DEL KOMBUCHA:

Puedes utilizar cualquier tazón, recipiente o vasija de boca ancha. Yo utilizo una vasija con llave en el costado para una preparación de kombucha y una jarra de agua de vidrio con llave para otra, y así puedo tener dos tipos de kombucha cultivándose al mismo tiempo. Puedes usar cualquiera de estos tipos de recipientes para tu kombucha. Asegúrate de que el recipiente esté limpio antes de usarlo. Puedes rociarlo con peróxido de hidrógeno al 3 por ciento, para consumo, para esterilizarlo antes de usar y así asegurar que esté libre de microbios dañinos. Enjuágalo después.

Calienta el agua hasta hervir, agrega el azúcar y revuelve hasta que se disuelva por completo. Luego añade las bolsitas de té verde o negro y hiérvelas unos minutos más. Apaga la flama y déjalo reposar durante 15 minutos. Aunque algunas personas dicen que el té no debe hervir, es una parte esencial en el proceso de preparación del kombucha para ayudar a matar cualquier espora de hongos que tengan las hojas del té. Saca las bolsitas de té. Permite que el té se enfríe hasta llegar a temperatura ambiente o hasta que esté tibio (entre 21 y 24 °C). Una temperatura mayor a ésta puede dañar el cultivo de kombucha. Vierte el té en la vasija o el recipiente que vayas a utilizar, y añade la madre del kombucha (el cultivo base) y el té que la acompaña. Cubre la boca del recipiente con el paño y coloca la liga de plástico alrededor para mantenerlo sellado. Otra opción es utilizar cinta adhesiva para mantener en su lugar los bordes de la tela. Esto sirve para asegurar que el paño no se hunda en la vasija.

Coloca la vasija cubierta en un área tranquila, ventilada, caliente pero no soleada, donde pueda reposar. La temperatura ideal de fermentación está entre los 23 y 28 °C. Una vez que hayas localizado el punto donde la colocarás, no la muevas mientras se esté fermentando, pues el movimiento puede interferir con el proceso de cultivo.

El kombucha estará listo entre siete y 10 días, dependiendo de tu preferencia de sabor, más dulce o más agrio. Entre más tiempo lo dejes fermentar, más amargo será el kombucha. Menos tiempo resulta en un kombucha más dulce (y comúnmente contiene más azúcar, así que si estás intentado evitarla, opta por más tiempo de fermentación). No te preocupes si huele un poco a vinagre, es normal.

COSECHA TU TÉ KOMBUCHA:

Después de siete o 10 días, prueba el sabor de tu kombucha. Si está más dulce de lo que te gustaría, permite que fermente uno o dos días más. Si tiene un sabor a vinagre, puede que necesites envasar tus futuras preparaciones después de menos días. Todavía puedes beberlo, pero quizá necesites diluirlo con agua para beberlo y evitar irritar tu membrana mucosa. Quita la tela de la vasija. Probablemente verás el cultivo original más grande, y un cultivo recién formado encima. El cultivo grande se conoce como "madre" y el pequeño se llama "hijo". Puedes quitar el hijo recién formado y guardarlo en un frasco de vidrio con dos tazas de té kombucha en el refrigerador como repuesto por si llegaras a necesitar otro cultivo. De otro modo, puedes regalar el "hijo" a un amigo o un familiar para que empiece a preparar su kombucha.

Vierte aproximadamente 2 tazas de tu té kombucha fermentado en un frasco de vidrio o un contenedor con tapa y guárdalo en el refrigerador. Una vez a la semana, más o menos, abre un poco la tapa del kombucha para permitir que se escapen los gases. Para mantener un suministro constante de kombucha, sigue las instrucciones de arriba para preparar más té, permite que se enfríe y añade las dos tazas de té sobrantes. Sigue estas instrucciones cada semana durante 10 días y tendrás kombucha diario. Bebe ½ taza o ¼ de taza de té kombucha entre una y tres veces al día, con las comidas o antes de ellas. Evita beber kombucha si tienes una úlcera, pues el ácido acético que se forma naturalmente durante el proceso de fermentación puede irritarla.

Puede que haya veces en que no notes un cultivo "hijo". Esto usualmente se debe a la temperatura del cuarto. Si la habitación está muy fría, puede que no se forme un hijo. No debe preocuparte si esto no pasa. Ello puede indicar que necesitas dejar tu fermentación durante unos días más para que el kombucha desarrolle suficientes cultivos probióticos.

Si el cultivo de kombucha se va hacia el fondo de la vasija, quiere decir que la temperatura del té estaba muy caliente y probablemente destruyó los cultivos que fermentan el kombucha. Necesitarás empezar de nuevo con un cultivo fresco si esto sucede.

Si en algún momento ves moho en tu cultivo de kombucha o un crecimiento azulado o verdoso, desecha todo, tanto el cultivo de kombucha como el té. Limpia muy bien la vasija y desinféctala con peróxido de hidrógeno para consumo antes de prepararlo otra vez. Si todo el kombucha se torna café, es posible que se haya contaminado con microorganismos dañinos y no debe usarse.

Queso deslactosado

Queso cremoso de yogur deslactosado

Rinde 1½ tazas u 8 porciones de 3 cucharadas cada una, aproximadamente

1 preparación de yogur de cualquiera de las recetas anteriores
¼ cucharadita de sal, o al gusto
1 cucharadita de miel o jarabe de agave crudo, o al gusto

Después de separar el yogur espeso del suero, coloca algunas capas de manta de cielo en el interior de un colador. (La manta de cielo está disponible en la mayoría de las tiendas naturistas, ferreterías y supermercados. Busca manta de cielo que no tenga cloro.) Asegúrate de que la manta de cielo sea lo suficientemente grande para que sobrepase los bordes del colador. Pasa el yogur al colador y permite que se cuele al menos durante 1 hora. El líquido que sale es suero y puedes reservarlo para otras preparaciones. Reserva el yogur colado, que es ahora más espeso que el yogur original. Añade la sal y la miel para dar sabor. Revuelve hasta mezclar por completo. Sirve como un queso suave de yogur sobre camotes cocidos, untado en galletas saladas o en pan, o añade algunas hierbas frescas y sírvelo como dip para verduras. Dura aproximadamente una semana en el refrigerador.

Queso suave y cremoso deslactosado

• • • • • • • • • • • • • • • • •

Rinde 2 tazas o 10 porciones de 3 cucharadas cada una, aproximadamente

Nadie podrá adivinar que éste es un queso deslactosado. Es tan cremoso y delicioso, y en realidad ofrece más beneficios para la salud que un queso de vaca gracias a su distintivo proceso de fermentación rico en probióticos. Toma alrededor de 8 o 10 horas fermentarlo, pero puede quedar listo con sólo 10 minutos de preparación.

2 tazas de nueces de la India crudas, sin sal, remojadas durante una noche o entre 10 y 12 horas

1 cucharadita de probióticos en polvo o 2 cápsulas probióticas, abiertas, disueltas en 1 taza de agua filtrada, sin cloro

1 cucharadita de sal de mar sin refinar, o al gusto

1 o 2 cucharaditas de cebolla en polvo

¼ de cucharadita de nuez moscada molida

En una licuadora o un procesador de alimentos, mezcla las nueces de la India coladas y la mezcla de agua y el probiótico en polvo. Licua hasta que esté suave. Pásalo a un tazón de vidrio, cúbrelo con un paño limpio y déjalo reposar entre 10 y 14 horas para que fermente. Luego añade la sal, la cebolla en polvo y la nuez moscada, y revuelve hasta incorporar. Forma el queso en una bola o presiónalo en un molde desmontable. Sirve con galletas saladas, pan pita o verduras picadas. Dura alrededor de dos semanas en el refrigerador.

Queso ricota de almendras

• • • • • • • • • • • • • • • • •

Rinde 1 o 2 tazas

Éste es un delicioso queso ricota deslactosado, hecho a partir de un yogur de almendras, espesándolo y añadiendo un par de saborizantes. Es delicioso para rellenar pasta, sobre pan tostado o para decorar pasta o un postre.

> 1 litro de leche de almendras sin azúcar
> 2 cucharadas, más 1 cucharadita de miel o jarabe de agave, crudo
> 2 cápsulas de probióticos o ½ cucharadita de probióticos en polvo
> 1 pizca de sal de mar sin refinar

Vierte la leche de almendras en una vasija o un tazón limpio de cerámica con tapa. Añade 2 cucharadas de miel y revuelve hasta mezclar por completo. Vacía las cápsulas de probióticos abriéndolas de un lado y vertiendo su contenido en la mezcla de leche de almendras. Desecha las cápsulas vacías. Revuelve la leche de almendras hasta que el polvo probiótico esté incorporado. Cubre. Colócalo en un lugar tibio y déjalo reposar entre 8 y 10 horas. El interior de un horno con el piloto encendido es ideal.

Destapa y, con ayuda de una cuchara, saca cuidadosamente la porción espesa del yogur de almendras y pásalo a un colador fino cubierto con manta de ciclo. Pasa el yogur ahora más espeso a un tazón. Guarda el líquido amarillento claro, el suero, para usarlo en otras recetas de fermentación.

Agrega la cucharadita de miel restante y la sal de mar al yogur espeso. Úsalo como harías con el queso ricota. Dura alrededor de una semana en el refrigerador.

Queso suave de pimiento rojo asado

• • • • • • • • • • • • • • •

Rinde 2 tazas o 10 porciones de 3 cucharadas cada una, aproximadamente

Este queso suave es perfecto para servir con galletas saladas, trozos de pitas o con verduras picadas. Tiene una gran textura, haciendo que sea adecuado para formar en bola, tronco o servir como aderezo. El proceso de fermentación aumenta el número de probióticos, haciendo que sea una forma deliciosa y saludable de mejorar el equilibrio bacteriano de tu cuerpo.

1 taza de nueces de la India crudas, sin sal

1 taza de agua filtrada, sin cloro

1 cápsula o ½ cucharadita de probióticos en polvo

1 cucharada de aceite de coco o aceite de oliva extra virgen

½ cebolla pequeña, picada finamente

½ pimiento rojo, picado finamente

½ cucharadita de sal de mar sin refinar

Remoja las nueces de la India en agua durante 4 horas, o durante toda la noche. Muele en una licuadora. Añade los probióticos, revuelve hasta mezclar por completo y cubre con un paño limpio. Déjalo reposar entre 8 y 10 horas en un lugar tibio, sin moverlo.

En una sartén mediana sobre fuego medio-bajo, saltea la cebolla y el pimiento rojo en el aceite hasta que estén suaves y ligeramente caramelizados, alrededor de 15 minutos. Permite que se enfríen. Agrega la mezcla de cebolla y pimento a las nueces de la India, agrega la sal y revuelve hasta mezclar por completo.

Forma una bola con el queso o presiónalo en un molde desmontable. Sirve con galletas saladas, trozos de pitas o verduras picadas. Úntalo en sándwiches o añádelo a burritos. Puedes diluirlo en un poco de agua para preparar un delicioso aderezo para ensalada. Dura alrededor de una semana en el refrigerador.

Queso suave con nuez de la India y tomillo
• • • • • • • • • • • • • • • • • • • •

Rinde 2 tazas o 10 porciones de 3 cucharadas cada una, aproximadamente

Ricas en ácidos grasos omega-3, las nueces de la India dan un sabor delicioso y una textura cremosa a este queso suave. Yo lo sirvo durante las fiestas decembrinas porque su sabor parece encajar perfectamente con la temporada. A diferencia de muchos alimentos de esta época, no viene acompañado de un sentimiento de culpa.

Está lleno de probióticos generadores de salud que aumentan sus números durante el proceso de fermentación.

1 taza de nueces de la India crudas, sin sal

1 taza de agua filtrada, sin cloro

1 cápsula o ½ cucharadita de probióticos en polvo

1 cucharada de aceite de coco o aceite de oliva extra virgen

½ cebolla pequeña, picada finamente

1 brote de tomillo fresco, sin tallos

½ cucharadita de sal de mar sin refinar

Remoja las nueces de la India en agua durante 4 horas o por toda la noche. Muélelas en una licuadora. Añade los probióticos y revuelve hasta mezclar por completo. Cubre con un paño limpio y déjalo reposar entre 8 y 10 horas, en un lugar tibio, sin moverlo.

En una sartén mediana sobre fuego medio-bajo, saltea la cebolla y el tomillo en el aceite hasta que estén suaves y ligeramente caramelizados, alrededor de 15 minutos. Permite que se enfríen. Añade la mezcla de cebolla y tomillo a las nueces de la India, agrega la sal y revuelve para incorporar.

Dale forma al queso en un tazón o presiónalo en un molde desmontable. Sirve con galletas saladas, trozos de pitas o verduras picadas. Úntalo en sándwiches o añádelo a un burrito. Puedes diluirlo en un poco de agua para preparar un delicioso aderezo para ensalada. Dura alrededor de una semana en el refrigerador.

Queso suave con albahaca y semillas de calabaza

• • • • • • • • • • • • • • • • • •

Rinde 1½ tazas o 12 porciones de 2 cucharadas cada una, aproximadamente

Este queso suave tiene todo el sabor de la albahaca fresca mezclada con los múltiples beneficios para la salud de las semillas de calabaza, ricas en ácidos grasos de omega-3. Los omega-3 son naturalmente antiinflamatorios, ayudan a mantener los niveles de dolor abajo y el metabolismo elevado.

1 taza de semillas de calabaza crudas, sin sal

Agua filtrada, sin cloro, sólo la suficiente para cubrir

1 cápsula o ¼ de cucharadita de probióticos en polvo

1 cucharadita de aceite de oliva extra virgen

2 cucharadas de cebolla picada finamente

1 puñado de albahaca fresca, entre 8 y 10 hojas

1 pizca de sal de mar, o al gusto

Coloca las semillas de calabaza en un tazón pequeño de vidrio o de cerámica, y cúbrelas sólo con suficiente agua para que queden sumergidas. Coloca la tapa o un paño limpio encima y déjalo reposar entre 4 y 8 horas, o durante toda la noche.

Muele las semillas de calabaza con suficiente agua para hacerlas puré y crear la consistencia de un queso suave. Permite que las semillas se muelan hasta que su textura sea suave.

Devuelve la mezcla al tazón de vidrio o cerámica. Añade el contenido de la cápsula de probióticos abriendo de un lado o añade el probiótico en polvo. Revuelve para incorporar. Cubre con una tapa o un paño limpio, y déjalo reposar entre 8 y 10 horas, o hasta que tenga el sabor deseado.

En una sartén pequeña, calienta el aceite de oliva sobre fuego medio-bajo, añade la cebolla picada y saltéala hasta que se caramelice ligeramente, alrededor de 15 minutos. No permitas que el aceite humee. Espera a que la cebolla se enfríe.

Mientras, pica finamente la albahaca y añádela a la mezcla de semillas y probióticos. Agrega la cebolla caramelizada y una pizca de sal, o al gusto. Mezcla todo y forma el queso como tronco, bola o simplemente ponlo en un tazón como dip. Sirve.

Dura alrededor de una semana tapado, en refrigeración.

Queso suave

• • • • • • • • • • • • • • • •

Rinde 1½ tazas o 12 porciones de 2 cucharadas cada una, aproximadamente

Éste es mi queso deslactosado, rico en probióticos, favorito. Es muy cremoso, lo puedes rebanar e incluso derretir, aunque no recomiendo calentarlo, pues destruirás los cultivos beneficiosos. Este queso puede disfrutarse solo o con galletas saladas y pan fresco.

1 taza de nueces de la India crudas, sin sal

1 taza de agua filtrada, sin cloro

1 cápsula de probióticos o ½ cucharadita de probióticos en polvo

⅓ de taza de aceite de coco, derretido pero no caliente

1 cucharada de miso oscuro

⅓ de cucharadita de sal de mar

Remoja las nueces de la India en agua durante 8 horas o toda la noche. Muélelas junto con suficiente agua para que adquieran una textura suave. Vierte en un tazón de vidrio o de cerámica. Vacía el contenido de la cápsula de probióticos o añade el probiótico en polvo, y revuelve. Cubre con un paño y permite que fermente entre 8 y 12 horas, dependiendo del sabor preferido (un tiempo de fermentación más corto crea un queso con sabor más suave, mientras que más tiempo hace un queso con sabor fuerte).

Licua todos los ingredientes juntos. Vierte en un tazón pequeño de vidrio cubierto con manta de cielo, sin que haya burbujas de aire. Permite que se enfríe en el refrigerador hasta que esté firme, o por lo menos durante 2 horas. Sácalo del refrigerador. Saca el queso del tazón y retira la manta de cielo. Sirve.

Opciones para servir: sirve solo o con vinagre balsámico, fruta fresca o chutney de arándano. Dura alrededor de dos semanas en refrigeración.

Aderezos para ensalada

··

Aderezo para ensalada César deslactosado, rico en probióticos

• • • • • • • • • • • • • • • • •

Rinde 2 tazas aproximadamente

Nadie sabrá que este delicioso aderezo para ensalada César no tiene lactosa. Es espeso y cremoso, y tiene un sabor maravilloso. Puedes revolverlo con lechuga romana para una ensalada rápida y sabrosa, pero también puedes usarlo como aderezo para otras verduras o sobre pan.

> 2 tazas del delicioso yogur deslactosado estilo griego
> Jugo de 1 limón
> 1 pizca de pimienta cayena
> ¼ de cucharadita de sal de mar sin refinar
> 1 diente de ajo pequeño

Licua todos los ingredientes juntos hasta obtener una textura suave. Guarda en un frasco tapado en el refrigerador hasta por una semana.

Vinagreta de jengibre

• • • • • • • • • • • • • • • •

Rinde 8 porciones (2 cucharadas cada una, aproximadamente)

Esta deliciosa vinagreta ofrece los probióticos naturales encontrados en la pasta miso. Tiene un sabor delicado, aunque ligeramente picante, gracias al calor del jengibre fresco. Es prefecto sobre una cama de verduras de hoja verde o judías mungo germinadas, o sobre una ensalada de verduras ralladas.

> ⅔ de taza de aceite de oliva extra virgen
> ⅓ de taza de vinagre de arroz
> 2 cucharadas de miso oscuro

1 cucharadita de miel u otro endulzante natural crudo
1 cucharada de jengibre fresco, rallado

Mezcla todos los ingredientes en un frasco o una licuadora, revuelve o licua hasta incorporar por completo. Refrigera las porciones sobrantes hasta por un mes.

Vinagreta o marinada de té verde y limón
• • • • • • • • • • • • • • • •

Rinde 1 $^2/_3$ tazas aproximadamente

En una ocasión me tardé en envasar una preparación de kombucha de té verde, así que se tornó un tanto "avinagrado". Decidí probarlo como marinada para verduras, salmón y frijoles, los cuales resultaron de muy buen sabor. Obtienes lo múltiples beneficios para la salud del té verde, incluyendo la protección contra los dañinos rayos UV, el cáncer, las enfermedades del corazón, la quema de grasa, el equilibrio de azúcar en la sangre e incluso la prevención contra las arrugas, gracias a sus compuestos naturales llamados galato de epigalocatequina (EGCG).

1 taza de kombucha de té verde
½ taza de aceite de oliva
1 cucharadita de sal de mar sin refinar
1 trozo de jengibre de 2.5 centímetros, rallado
Jugo de 1 limón, más la ralladura de ½ limón
2 cucharaditas de azúcar de coco o 1 cucharadita de miel pura,
    no pasteurizada

Mezcla todos los ingredientes en un frasco o una licuadora, y revuelve o licua. Refrigera en porciones limpias hasta por un mes.

Verduras fermentadas
• • • • • • • • • • • • • • • •

Mi abuelo nació en Austria y llegó a Canadá siendo un niño pequeño. Migró con su madre, su hermana y una tradición de alimentos fermentados que después le enseñó a mi abuela, quien mantuvo esta tradición viva en mi familia. Estoy feliz de compartir la receta de un chucrut simple, junto con otras que he creado para disfrutar una gran variedad de sabores de chucrut.

Yo conseguí un gran producto para preparar verduras fermentadas, chucrut, eneldo en escabeche y casi cualquier cosa de una manera prácticamente perfecta. Es un frasco con un tipo de "seguro de aire" especial que saca cualquier oxígeno restante dentro del frasco que contiene el alimento esperando fermentarse. Dado que los microbios involucrados en la putrefacción de los alimentos requieren oxígeno para proliferar y las bacterias probióticas que fermentan los alimentos y mejoran nuestra salud no necesitan oxígeno, este proceso casi garantiza los mejores resultados sin que te preocupes por que se eche a perder. De acuerdo con algunas investigaciones, las bacterias beneficiosas duplican sus cifras cada 20 o 30 minutos hasta que se quedan sin carbohidratos que consumir, lo que se traduce en más bacterias beneficiosas para ti. Y por si te estás preguntando, está hecho de vidrio sin plomo, así que no necesitas preocuparte por metales pesados o toxinas dañinas, como el BPA del plástico; no contiene nada de ello. Busca en tu zona un frasco especial para probióticos o para fermentación.

Chucrut simple

• • • • • • • • • • • • • • • • •

Rinde 20 porciones (1 taza cada una, aproximadamente)

Este chucrut es un chucrut "simple", sin los múltiples sabores que pueden añadírsele. Es delicioso por sí solo, pero siéntete libre de añadir un puñado de sabores si lo prefieres. Algunas posibilidades incluyen semillas de comino, semillas de hinojo, semillas de cilantro, moras azules, albahaca fresca, romero fresco o seco, semillas de mostaza y otros. Usa tu imaginación si quieres probar diferentes sabores de chucrut, pero también date la oportunidad de disfrutar esta receta de chucrut simple "como tal" porque tiene un gran sabor por sí solo.

Preparar chucrut en casa u otro tipo de "chucrut" de verduras es más fácil de lo que crees. Además de estar cargado con probióticos que ayudarán a tu salud —lo que suele ser deficiente en el chucrut comercial—, el chucrut casero sabe mucho mejor. La técnica que describo más adelante puede parecer intensa, pero una vez que te acostumbras al proceso básico, en realidad es muy simple.

Puedes usar una variedad de recipientes para fermentar, desde vasijas de cerámica pequeñas o grandes y tazones de vidrio o de cerámica, hasta frascos de vidrio de boca ancha. Evita usar contenedores de metal o de plástico, pues el nivel de acidez aumentará, lo que puede causar una reacción química con estos materiales. Además, la mayoría de los microbios beneficiosos no crecen bien en los contenedores de metal. El vidrio o la cerámica es lo mejor.

Sin importar el tipo que utilices, necesitarás un plato, frasco o tapa que quepa adentro de la vasija, el tazón o el frasco. La razón es muy simple: ayuda a sumergir las verduras que de otra manera flotarían en la superficie y podrían echarse a perder. Para cubrir, yo uso un plato tan grande como pude encontrar. Los mercados de segunda mano y las tiendas de antigüedades son lugares perfectos para encontrar tanto vasijas como platos de diferentes tamaños que puedan embonar. Luego necesitarás peso. A veces uso un frasco lleno de agua para que se siente sobre el plato, pero también puedes usar una piedra que hayas tallado y hervido por al menos 15 minutos. Una jarra de vidrio de un litro tiende a ser un peso excelente para vasijas más grandes, y los frascos llenos de agua son buenas pesas para vasijas o tazones más pequeños.

> 2 coles blancas pequeñas o medianas, troceadas
> 3 cucharadas de sal de mar molida, sin refinar, o 6 cucharadas
> de sal de mar de grano, sin refinar (no uses sal yodada
> porque puede interferir con el proceso de cultivo)
> 1 litro de agua filtrada, sin cloro

En una vasija o un tazón grande, limpio, coloca la col blanca y empuja con tu puño limpio o una cuchara de madera para hacerla más compacta y que libere sus jugos mientras presionas. En una jarra o una taza medidora grande, disuelve la sal de mar en el agua, moviendo si es necesario para que la sal se disuelva. Vierte el agua sobre la col en la vasija hasta que los ingredientes se sumerjan, dejando unos cinco centímetros arriba para que los ingredientes se expandan.

Coloca un plato que entre en el interior de la vasija, sobre la mezcla de agua y col, y mantenlo en su lugar con pesas o un tazón o un frasco con agua, hasta que las verduras estén sumergidas bajo la mezcla de agua con sal. Cubre con una tapa o un paño. Déjalo fermentar durante al menos una semana, revisando periódicamente para asegurarte de que la mezcla de col siga sumergida bajo el agua salada.

Si se forma moho en la superficie, simplemente sácalo con una cuchara. Esto no echará a perder el chucrut. Puede formarse donde la mezcla tiene contacto con el aire, pero no dentro de la vasija. Por supuesto, si ves moho en el interior de la vasija, tira el contenido, lávala muy bien y vuelve a empezar.

Después de una semana o más si lo prefieres, saca el chucrut y guárdalo en frascos o en un tazón en el refrigerador, donde durará por lo menos unos cuantos meses.

Chucrut de manzana y col

• • • • • • • • • • • • • • • • • •

Rinde 20 porciones (1 taza cada una, aproximadamente)

Éste es el chucrut favorito de mi esposo, Curtis. Lo come tanto que de broma empecé a referirme a él como Chucrurtis. Me encanta que este chucrut no sólo sabe fabuloso, sino que toma un color rosa brillante, muy llamativo, que lo hace un acompañamiento radiante para cualquier platillo. Disfrútalo solo o como un condimento delicioso sobre ensaladas, hot dogs, salchichas, hamburguesas o sobre un tazón de arroz integral o negro. Curtis lo come generalmente en sándwiches y burritos, o como guarnición en la mayoría de las comidas.

1 col blanca pequeña o mediana, troceada
1 col morada pequeña o mediana, troceada
2 manzanas de tu elección, rebanadas finamente

2 cucharaditas de moras azules molidas en mortero o en
    molino de pimienta

3 cucharadas de sal de mar molida, sin refinar, o 6 cucharadas
    de sal de mar de grano, sin refinar

1 litro de agua filtrada, sin cloro

En una vasija o tazón grande, limpia, coloca capas de col blanca, col morada, manzanas y moras azules hasta que esté llena o hasta que hayas terminado con los ingredientes. Usa una cuchara de madera o tu puño limpio para presionar la mezcla de col y manzana hacia abajo para hacerla más compacta y liberar sus jugos.

En una jarra o una taza medidora grande, disuelve la sal de mar en el agua y revuelve si es necesario para que la sal se disuelva. Vierte el agua sobre la mezcla de col y manzana en la vasija hasta que los ingredientes se sumerjan, dejando unos cinco centímetros arriba para que los ingredientes se expandan.

Coloca un plato que entre en el interior de la vasija, sobre la mezcla de agua y col, y mantenlo en su lugar con pesas o un tazón o un frasco con agua, hasta que las verduras estén sumergidas bajo la mezcla de agua con sal. Cubre con una tapa o un paño. Déjalo fermentar durante al menos una semana, revisando periódicamente para asegurarte de que la mezcla de col siga sumergida bajo el agua salada.

Si se forma moho en la superficie, simplemente sácalo con una cuchara. Esto no echará a perder el chucrut. Puede formarse donde la mezcla encuentra aire, pero no dentro de la vasija.

Después de una semana o más si lo prefieres, saca el chucrut y guárdalo en frascos o en un tazón en el refrigerador, donde durará unos cuantos meses.

Zanahorias fermentadas con anís
• • • • • • • • • • • • • • • •

Rinde 10 porciones ($^2/_3$ de taza cada una, aproximadamente)

Sólo una zanahoria contiene 13 500 UI de beta caroteno, lo que se traduce en una tremenda cantidad de poder nutricional contra los radicales libres. El beta caroteno es anticancerígeno, previene el daño celular y el envejecimiento prematuro, y es importante para prevenir las cataratas. Mezclada con semillas de anís, que promueven una buena digestión, ésta es una receta de gran sabor y muy buena para la salud. La primera vez que preparé y probé este platillo, me sorprendió mucho lo bien que saben las zanahorias con sólo un poco de anís. Si no has probado el anís antes, tiene un sabor suave, parecido a la regaliz. Sirve estas zanahorias solas como un tipo de ensalada de zanahoria, sobre una ensalada verde, dentro de un burrito o en un sándwich.

700 gramos de zanahorias ralladas

1 cucharadita de semillas de anís

1 cucharada de sal de mar, finamente molida,
   o 2 cucharadas de sal de mar en grano

3 tazas de suero o el suficiente para cubrir la mezcla de anís
   y zanahoria (véase la receta de yogur deslactosado en la
   página 188)

En un frasco de boca ancha de un litro, con tapa, acomoda las zanahorias, las semillas de anís y la sal en capas. Añade suficiente suero para cubrir. Con ayuda de un plato pequeño, un molde pequeño o una pesa limpia que quepa dentro del frasco, presiona las zanahorias hasta que estén completamente sumergidas en el líquido. Fermenta entre tres y siete días, o más si prefieres un sabor más agrio. Duran alrededor de seis meses en el refrigerador.

Salsa picante de chile verde

Rinde 1 taza aproximadamente

Es fácil preparar tu propia salsa picante fermentada, rica en probióticos. Puedes usar cualquier tipo de chile que prefieras. Los jalapeños tienden a ser chiles suaves, los chiles rojos son más picantes y los habaneros tienden a ser muy, muy picantes. Sólo elige el chile que te guste, dependiendo del nivel de picor que desees obtener para tu salsa. Una pizca o una cucharadita es todo lo que necesitarás para añadir sabor y probióticos a tus alimentos favoritos. Ten cuidado cuando estés trabajando con chiles, usa guantes o lávate las manos muy bien después, y también cuando abras el procesador de alimentos o pases el puré de chile al frasco. Además de ser un posible irritante para la piel y los ojos, también puede desprender gases que irritan los pulmones.

> 5 chiles jalapeños, sin tallos
> 10 chiles rojos, sin tallos
> ⅓ de taza de suero (véase la receta de yogur deslactosado en la página 188)
> ½ cucharadita de sal de mar, sin refinar

Muele todos los ingredientes juntos en un procesador de alimentos hasta que quede suave. Vierte la mezcla en un frasco pequeño de vidrio con tapa. Cubre con la tapa y déjalo reposar al menos durante 24 horas. Dura hasta seis meses en el refrigerador.

Ejotes en escabeche con ajo y chile

• • • • • • • • • • • • • • • • •

Rinde 8 o 10 porciones (10 ejotes cada una, aproximadamente)

Ésta es una receta sencilla que puede asegurar que siempre tengas deliciosas verduras en escabeche en el refrigerador para acompañar cualquier comida o para servir como un refrigerio delicioso, saludable y rico en probióticos. Creé esta receta un verano cuando coseché una cantidad de ejotes inusualmente grande de mi jardín. Curtis y yo no pudimos con tantos, así que se me ocurrió la idea de hacerlos en escabeche para que pudiéramos comerlos a lo largo del año. Los chiles les dan un ligero picor a los ejotes, mientras que el ajo añade su delicioso sabor suave. También puedes usar los dientes de ajo en tus platillos favoritos o comerlos solos. Perderán un poco de su intensidad con el escabeche durante el proceso de fermentación. Yo suelo preparar una gran cantidad y tenerlos a la mano cuando me da flojera preparar algo pero quiero incluir verduras en mi comida.

450-900 gramos de ejotes, lavados, sin puntas

3 chiles secos o frescos de tu elección (la pimienta de cayena
también es una buena opción)

3 dientes de ajo, cortados a la mitad

1 cucharadita de semillas de cilantro

2 o 3 tazas de agua filtrada, sin cloro

2 cucharadas de sal de mar de grano o 1 cucharada
de sal de mar molida

Guarda los ejotes, los chiles, los ajos y las semillas de cilantro en un frasco para conservas, con tapa, de un litro. Mételos presionando lo más posible. Añade agua y sal para cubrir. Tapa el frasco con un frasco más pequeño o con un molde para cocina que quepa dentro del frasco tan cerca como sea posible de la boca. Este frasco o molde más pequeño mantendrá los ejotes y los otros ingredientes sumergidos en el escabeche. Permite que fermente al menos durante una semana. Dura aproximadamente seis meses en el refrigerador.

Cebolla fermentada
• • • • • • • • • • • • • • • • •

Rinde 10 porciones (3 cucharadas cada una, aproximadamente)

Fermentar cebolla hace que su sabor no sea tan fuerte, por lo que es un gran complemento para burritos, sándwiches o ensaladas. Me encantan estas cebollas fermentadas en un burrito vegetariano estilo griego o sobre humus y trozos de pita. El sabor de la cebolla se vuelve más suave durante el proceso de fermentación, así que no dejes que la idea de cebollas crudas en este delicioso condimento te asuste.

2 cebollas pequeñas, rebanadas finamente

1 cucharada de sal de mar molida o 2 cucharadas de sal de mar
de grano

1 o 2 tazas de suero, o el suficiente para cubrir

Acomoda las cebollas y la sal en capas dentro de un frasco de vidrio de un litro, con boca ancha y con tapa. Añade suficiente suero para cubrir la cebolla. Sella el frasco con la tapa y déjalo fermentar entre 3 y 7 días. Entre más tiempo se fermente, más suave será el sabor de la cebolla, y se volverá naturalmente más agria. Dura aproximadamente seis meses en el refrigerador.

Kimchi (condimento de col y verduras fermentadas)
• • • • • • • • • • • • • • • • • •

Rinde 6 tazas aproximadamente

El kimchi es un condimento de col, verduras y especias fermentadas tan popular en Corea, que se considera el principal platillo nacional. Hay incontables variantes para este condimento, pero la mayoría tiende a llevar col china, daikon o rábanos, cebollas o cebollitas de cambray, ajos, jengibre y pimientos rojos o chiles rojos. Las versiones más tradicionales del kimchi incluyen salsa de pescado, la cual puedes añadir si gustas, pero asegúrate de que esté libre de conservadores, pues pueden interferir con el proceso natural de fermentación. Ésta es una versión vegana, libre de salsa de pescado. Toma alrededor de 30 minutos prepararla y al menos una semana para que fermente, aunque puedes fermentarla durante más tiempo si lo prefieres.

> 3 cucharadas de sal de mar de grano, sin refinar,
>   o 1½ cucharadas de sal de mar molida
> 3 tazas de agua filtrada, sin cloro
> 450 gramos de col china, troceada
> 3 cabezas de col china baby, troceadas
> 4 rábanos picados
> 1 cebolla pequeña
> 3 dientes de ajo
> 1 trozo de jengibre de 5 centímetros
> 3 chiles

Mezcla el agua y la sal hasta que ésta se disuelva para formar el escabeche. Reserva.

Mezcla las coles y los rábanos, y colócalos en una vasija o un tazón pequeño. Vierte el escabeche sobre la mezcla de verduras hasta cubrirla. Coloca un plato que quepa adentro de la vasija o el tazón, y coloca pesas encima o un frasco, u otro tazón lleno de agua. Tápalo y déjalo reposar por lo menos durante 4 horas o toda la noche.

Muele la cebolla, los ajos, el jengibre y los chiles en un procesador de alimentos, hasta obtener una pasta.

Cuela el escabeche de las verduras y resérvalo para usarlo después. Prueba la mezcla de verduras. Si sabe mucho a sal, enjuágala, o añade una pizca de sal si es necesario. Revuelve las verduras con la pasta de especias hasta mezclar por completo. Guarda todo en una vasija o un tazón pequeño, presiona las verduras hacia el fondo, y si es necesario, añade una pequeña cantidad del escabeche para mantener las verduras sumergidas. Coloca un plato con peso sobre las verduras. (Yo utilizo un tazón de cerámica o de vidrio más pequeño lleno con el escabeche sobrante para que sirva como peso. Así, si necesitas más escabeche o la mezcla de verduras se expande hasta alcanzar el tazón, contiene el mismo escabeche.) Cubre con una tapa. Fermenta alrededor de una semana o durante más tiempo si prefieres un kimchi de sabor más agrio. Guárdalo en un tazón o un frasco de vidrio con tapa en el refrigerador. Sirve como guarnición, condimento o encima de arroz integral y fideos de soya para una cena rápida y deliciosa. Dura aproximadamente seis meses en el refrigerador.

Postres

··

Crema de coco fermentada

• • • • • • • • • • • • • • • • •

Rinde 1 taza aproximadamente

La crema de coco fermentada es una crema deliciosa y rica en probióticos, el remplazo perfecto para la crema batida de leche de vaca. Contiene todos los beneficios de la leche de coco, incluyendo sus triglicéridos de cadena media (TCM) que han demostrado ser de ayuda en la pérdida de peso, los desequilibrios tiroideos y otros problemas de salud. Sirve esta deliciosa crema sobre hot cakes, waffles, ensalada de frutas u otros platillos. Además, puedes usarla como una salsa dulce para rebanadas de fruta o encima de un tazón de moras frescas.

> 1 lata de 380 mililitros de leche de coco (normal, no la versión
> "light" ni baja en grasa), bien agitada
> 1 cápsula o ¼ de cucharadita de probióticos en polvo

Vierte la leche de coco en un tazón de vidrio pequeño. (No utilices tazones de metal, pues pueden inhibir el proceso de cultivo.) Agrega el contenido de la cápsula o el probiótico en polvo, y revuelve para mezclar por completo. Cubre con un paño limpio y déjalo reposar en un lugar tibio, sin moverlo, entre 8 y 10 horas. Cúbrelo con una tapa y refrigera.

Después de que la crema de coco se haya enfriado por lo menos durante 1 o 2 horas, está lista para usarse. Usa sólo la parte superior de la crema, que está ahora espesa. Puedes guardar la porción líquida de abajo para añadirla a licuados, jugos o como "pie" para otros alimentos fermentados. Dura aproximadamente una semana en el refrigerador.

Crema de vainilla y coco

Rinde 1 taza aproximadamente

Esta crema rica y deliciosa es una alternativa excelente para las versiones con crema de leche de vaca. Tiene un sabor dulce a vainilla y coco, y es maravillosa para sustituir la crema batida, incluyendo sobre fruta, hot cakes o waffles, o sobre tu postre favorito.

NOTA SOBRE LOS INGREDIENTES: la vainilla en polvo no es lo mismo que el azúcar de vainilla. La vainilla en polvo son vainas de vainilla molidas, y está disponible en la mayoría de las tiendas naturistas. También puedes moler tus propias vainas de vainilla frescas.

1 preparación de crema de coco fermentada (véase la página 219)
1 o 2 cucharaditas de miel o jarabe de maple puro
1 cucharadita de vainilla en polvo o extracto de vainilla puro

Cuela el líquido claro —suero— de la crema de coco fermentada. Resérvalo como "pie" para otras recetas. Usa sólo la parte espesa de la crema de coco.

Añade la miel y la vainilla en polvo. Revuelve hasta incorporar por completo. Sirve. Se conserva hasta por una o dos semanas en un tazón de vidrio o de cerámica, tapado, en refrigeración.

Crema deslactosada

Rinde 1½ tazas aproximadamente

Esta crema es deliciosa sobre fruta fresca o sobre hot cakes o waffles. Es rica en calcio, magnesio y probióticos, y es una alternativa más sana que la crema de leche.

1 taza de leche de almendras
½ taza de nueces de la India crudas, sin sal

2 dátiles frescos, sin hueso

1 cápsula de probióticos en polvo

Licua la leche de almendras, las nueces de la India y los dátiles hasta que tengan una consistencia suave. Abre la cápsula de probióticos y añade el contenido a la mezcla de leche de almendras y nueces. Revuelve hasta mezclar. Viértelo en un tazón de vidrio o de cerámica, y cúbrelo con una tapa o un paño limpio. Déjalo en un lugar tibio durante 2 horas por lo menos. Revuelve antes de servir. Dura aproximadamente una semana en el refrigerador.

Helado de vainilla y coco

• • • • • • • • • • • • • • • • • •

Rinde 4 porciones (1 taza o 1 bola cada una, aproximadamente)

Este delicioso y nutritivo helado, naturalmente bajo en grasa, es el postre perfecto para un día caluroso. La leche de almendras tiene mucho calcio y magnesio, mientras que la leche de coco es rica en triglicéridos de cadena media (TCM), que aceleran el metabolismo y ayudan a resetear la tiroides. Esta versión también es rica en cultivos probióticos para estimular tu tracto gastrointestinal y tu cuerpo en general. Para hacer todavía más saludable este helado bajo en azúcar, sólo usé dos dátiles frescos, pero puedes agregar más si prefieres un helado más dulce.

> NOTA SOBRE LOS INGREDIENTES: la vainilla en polvo no es lo mismo que el azúcar de vainilla. La vainilla en polvo son vainas de vainilla molidas, y está disponible en la mayoría de las tiendas naturistas. También puedes moler tus propias vainas de vainilla.

1 lata de 380 mililitros de leche de coco (no la versión "*light*"), bien agitada

1 cápsula de probióticos o ¼ de cucharadita de probióticos en polvo

2½ tazas de leche de almendras

2 dátiles frescos, sin hueso, o más si deseas un helado más
  dulce

1 cucharadita de vainilla en polvo o extracto de vainilla puro

Vierte la leche de coco en un tazón pequeño con tapa. Añade el contenido de la cápsula de probióticos o agrega el probiótico en polvo. Revuelve para mezclar por completo. Tapa y permite que se fermente durante 1 o 2 horas por lo menos, pero de preferencia más tiempo. Entre 8 y 10 horas, o durante toda la noche es ideal.

Licua todos los ingredientes juntos, incluyendo el cultivo de leche de coco y el suero líquido (si es que se separó). Vierte en una máquina para preparar helado y sigue las instrucciones del fabricante. Usualmente toma entre 25 y 30 minutos en la máquina. También puedes verter la mezcla en moldes para paletas y añadir palitos. Permite que se enfríen las paletas durante unas horas o hasta que se congelen. Pasa el molde por agua caliente para sacar las paletas. Sirve de inmediato o guarda en el congelador hasta por una semana.

Helado de crema de naranja
• • • • • • • • • • • • • • • • • •
Rinde 4 porciones (1 taza o 1 bola cada una, aproximadamente)

Este helado ligeramente naranja es igualmente delicioso y bello. Sabe a las paletas de crema de naranja que comía de niña, pero es mucho más sano. Es rico en vitamina C, proteína, calcio, magnesio y por supuesto probióticos promotores de la salud. Si no tienes una máquina para hacer helados, vierte la mezcla en moldes para paleta y haz unas deliciosas paletas cremosas.

¾ de taza de nueces de la India crudas, sin sal

1 taza de agua filtrada, sin cloro

1 cápsula de probióticos o ½ cucharadita de probióticos
  en polvo

5 mandarinas peladas, sin semillas

1 taza de leche de almendras

2 dátiles frescos, sin hueso

1 cucharadita de vainilla en polvo o extracto de vainilla puro

Licua las nueces de la India y el agua. Pásalo a un tazón pequeño de vidrio o de cerámica. Añade el contenido de la cápsula de probióticos o el probiótico en polvo, luego tápalo y déjalo fermentar entre 8 y 12 horas.

Licua la mezcla fermentada de nueces de la India, las mandarinas, la leche de almendras, los dátiles y la vainilla hasta que esté cremoso. Vierte la mezcla en una máquina para hacer helados y sigue las instrucciones del fabricante. Usualmente toma entre 25 y 30 minutos en la máquina. También puedes verter la mezcla en moldes para paletas y añadir palitos. Permite que se enfríen las paletas durante unas horas o hasta que se congelen. Pasa el molde por agua caliente para sacar las paletas. Sirve de inmediato o guarda en el congelador hasta por una semana.

Helado de moras negras y azules

• • • • • • • • • • • • • • • • • •

Rinde 4 porciones (1 taza o 1 bola cada una, aproximadamente)

Este helado no sólo tiene un sabor increíble, es una fuente poderosa de nutrientes. Las moras negras están llenas de vitamina C y también contienen ácido elágico, un fitonutriente muy importante que protege las células de la piel de los dañinos rayos UV. El ácido elágico previene que se degrade el colágeno en la piel, lo que ocurre naturalmente con la edad y está ligado a las arrugas. Muchos fitonutrientes que pelean contra las enfermedades le dan a las moras azules su color azul oscuro y su sabor fuerte, incluyendo las antocianinas, el ácido elágico, la quercetina y las catequinas. Las moras azules están demostrando ser muy prometedoras en la prevención y el tratamiento de enfermedades cerebrales gracias a su habilidad para reducir las proteínas de shock térmico vinculadas con el alzheimer y el parkinson, así como con otros desórdenes neurológicos. La ralladura de limón contiene limoneno, uno de los compuestos anticancerígenos más potentes, un regalo anticancerígeno soberbio. Si no tienes una máquina para hacer helados, vierte la mezcla en moldes para paletas y disfruta su sabor frutal.

½ taza de nueces de la India crudas, sin sal

1 taza de moras negras frescas o congeladas

1 taza de moras azules

Jugo y ralladura de ½ limón

1¼ tazas de leche de almendras

2 manzanas sin corazón

1 cucharada de miel, D-ribosa u otro endulzante

Licua todos los ingredientes juntos. Vierte en una máquina para hacer helados y sigue las instrucciones del fabricante. Suele tomar entre 25 y 30 minutos. Si no, vierte en moldes para paletas y añade palitos. Permite que se enfríen las paletas durante unas horas o hasta que se congelen. Pasa el molde por agua caliente para sacar las paletas. Sirve y guarda en el congelador hasta por una semana.

Helado de yogur sabor vainilla
• • • • • • • • • • • • • • • • • •

Rinde 3 porciones (1 taza cada una, aproximadamente)

Este simple y delicioso helado de yogur está lleno de probióticos, contrario a la mayoría de las variedades comerciales que no contienen cultivos vivos. La cantidad de dátiles es para un helado de yogur bajo en azúcar; si prefieres un helado de yogur más dulce simplemente aumenta el número de dátiles.

Nota sobre los ingredientes: La vainilla en polvo no es lo mismo que el azúcar de vainilla. La vainilla en polvo son vainas de vainilla molidas, y está disponible en la mayoría de las tiendas naturistas. También puedes moler tus propias vainas frescas de vainilla.

2½ tazas de leche de almendras, sin azúcar

½ taza de nueces de la India crudas, sin sal

2 dátiles frescos, sin hueso

1 cápsula de probióticos o ½ cucharadita de probióticos
en polvo
1 cucharadita de vainilla en polvo
o extracto de vainilla puro

Licua la leche de almendras, las nueces de la India y los dátiles hasta que tengan una consistencia suave y cremosa. Vierte la mezcla en un tazón mediano o grande de vidrio o cerámica. Vacía el contenido de la cápsula de probióticos o el probiótico en polvo en la mezcla y revuelve hasta incorporar. Tapa y déjalo reposar en un lugar tibio, sin moverlo, durante 2 horas por lo menos, pero de preferencia más. Pasa la mezcla a una máquina para hacer helados y sigue las instrucciones del fabricante hasta obtener la consistencia deseada. Sirve o guarda en el congelador hasta por una semana.

Paletas congeladas de yogur de mango

Rinde 4 paletas

Estas paletas congeladas de yogur son muy buenas para un día soleado. Además, están llenas de probióticos del yogur deslactosado y están endulzadas naturalmente gracias al mango. Puedes usar yogur de leche de vaca o uno de los yogures deslactosados de este libro. La receta del yogur dulce funciona bien.

1 taza de yogur de tu preferencia
1 mango (o puedes utilizar 1 taza de mango congelado), pelado,
sin hueso y picado
1 cucharadita de miel o jarabe de agave, opcional

Licua todos los ingredientes hasta que tenga una consistencia suave. Vierte en un molde. Congela. Pasa el molde por agua caliente para sacar las paletas. Sirve o guarda en el congelador hasta por una semana.

Helado de coco

• • • • • • • • • • • • • • • •

Rinde 4 porciones (1 taza o 1 bola cada una, aproximadamente)

Este helado es perfecto para un caluroso día de verano, pero también es tan bueno que querrás disfrutarlo todo el año. Está lleno de probióticos encontrados en la leche de coco fermentada. Las nueces de la India añaden proteína y los dátiles añaden endulzantes naturales junto con fibra y minerales. Si no tienes una máquina para hacer helado, simplemente vierte la mezcla en moldes y prepara deliciosas paletas de coco, ricas en probióticos.

> **NOTA SOBRE LOS INGREDIENTES:** la vainilla en polvo no es lo mismo que el azúcar de vainilla. La vainilla en polvo son vainas de vainilla molidas, y está disponible en la mayoría de las tiendas naturistas. También puedes moler tus propias vainas de vainilla.

1 preparación de leche de coco fermentada (véase la página 197)
½ taza de nueces de la India crudas, sin sal
2 o 3 dátiles frescos, sin hueso, o más si deseas un helado más dulce
2 cucharaditas de vainilla en polvo o de extracto de vainilla puro

Licua todos los ingredientes hasta que estén suaves. Vierte en una máquina para hacer helados y sigue las instrucciones del fabricante. Sirve inmediatamente cuando esté congelado. También puedes verterlo en moldes para paletas y añadir palitos. Permite que se enfríen las paletas durante unas horas o hasta que se congelen. Pasa el molde por agua caliente para sacar las paletas. Sirve o guarda en el congelador hasta por una semana.

Apéndice
Investigaciones de vanguardia

Cuando la medicina es peor que la enfermedad

En el capítulo 3 expuse algunos momentos en que la medicina se torna peor que la enfermedad. Investigaciones adicionales muestran lo siguiente:

Científicos en el Centro de Medicina Basada en la Evidencia de California del sur, Salud RAND, en Santa Mónica, California, publicaron un estudio en el *Journal of the American Medical Association*, en el que analizaron la investigación que había sobre los probióticos en el tratamiento de la diarrea relacionada con antibióticos. Encontraron que la evidencia entera sugiere que los probióticos están vinculados con una reducción de la diarrea asociada con antibióticos. Las cepas probióticas que se estudiaron incluían muchas bacterias de lactobacilos, bifidobacterias, *saccharomyces*, estreptococos, enterococos y bacilos.[1]

En otro estudio publicado en el *World Journal of Gastroenterology*, los investigadores encontraron que los probióticos eran "útiles en la prevención de los efectos adversos de los probióticos, modulando la respuesta inmunológica, la protección gástrica y la promoción de la salud en general".[2] Así que sabemos que la práctica de tomar probióticos junto con antibióticos es buena y está sustentada en investigaciones. Los probióticos están demostrando la capacidad de fortalecer nuestro sistema inmunológico y nuestro tracto gastrointestinal para reducir la incidencia y la severidad de las reacciones a las medicinas. Asimismo, otras investigaciones apoyan esta conclusión. Un estudio de la Universidad de Gotemburgo, en Suecia, encontró que el probiótico *lactobacillus plantarum*, tomado junto con antibióticos, reducía la incidencia de diarrea asociada con antibióticos, sugiriendo que esta cepa particular de probióticos tomada durante y después de un tratamiento antibiótico puede ayudar a reducir o prevenir enteramente los síntomas negativos de los medicamentos.[3]

Cómo funcionan los probióticos

La *H. pylori* ha demostrado en estudios afectar la expresión genética de las células en el tracto gastrointestinal para causar una menor secreción de mucosa. Por el contrario, las investigaciones muestran que *lactobacillus plantarum* y *rhamnosus* mejoran la expresión de los genes involucrados, inhibiendo aún más la habilidad para sobrevivir de las bacterias dañinas, como la *H. pylori*.

Curación de úlceras y gastritis

A continuación se muestran detalles adicionales de un estudio del Laboratorio de Microbiología y Probióticos, del Instituto de Nutrición y Tecnología de Alimentos, de la Universidad de Chile, en Santiago, Chile, para analizar los posibles efectos de combinar el jugo de arándano con probióticos para tratar las infecciones de *H. pylori*:

Los investigadores dividieron a los niños infectados con la bacteria *H. pylori* en cuatro grupos: el primero recibió un tratamiento con placebos, el segundo recibió un jugo placebo con el suplemento probiótico, el tercero recibió el jugo de arándano con probióticos destruidos por calor, y el cuarto recibió el jugo de arándano con cultivos vivos de *L. johnsonii La1* en forma de suplemento.

Los resultados son interesantes. El grupo placebo experimentó un porcentaje de 1.5 de eliminación de la infección de *H. pylori*; el grupo de jugo placebo y probiótico real tuvo una erradicación de la infección de 14.9%; el grupo de jugo de arándano y probiótico destruido tuvo una erradicación de la *H. pylori* de 16.9%, y el grupo tratado con el jugo de arándano real y los cultivos vivos de probióticos tuvo un porcentaje de erradicación de 22.9.

Más poderes antibacterianos de los probióticos

Los probióticos pueden ayudar a prevenir las infecciones dérmicas. De acuerdo con un estudio hecho por la División de Dermatología, del Departamento de Medicina, en la Universidad de California, en La Jolla, San Diego, California, el uso inapropiado de antibióticos puede eliminar las bacterias beneficiosas que protegen la piel, haciendo que sea más difícil luchar contra las infecciones dérmicas de SARM.[4]

Investigación revolucionaria de una enfermedad devastadora

A continuación se muestran algunos detalles adicionales sobre el estudio piloto presentado en la revista *Mycropathologia*, en el que los investigadores analizaron los efectos de tomar suplementos probióticos por medio del consumo de yogur como una forma de afectar la infección de *candida*:

Veinticuatro mujeres pasaron por un periodo de iniciación de 60 días, durante el cual no consumieron probióticos, seguido de dos periodos de 15 días consumiendo probióticos, cada uno con una fase de 30 días en medio para "limpiar", en la cual no consumieron probióticos. Se tomaron muestras bucales y vaginales en los días 0, 60 y 74 para analizar si los probióticos habían causado algún efecto en las infecciones de *candida*.

La conexión con la inflamación

A continuación presento más información sobre las citocinas y cómo están vinculadas con la inflamación corporal: las citocinas son moléculas parecidas a las hormonas que mandan señales a las células y estimulan la comunicación celular por medio de respuestas inmunológicas, así como estimulan el movimiento de las células hacia los lugares inflamados, infectados o con algún tipo de traumatismo. Las citocinas pueden afectar a la célula de la que se originaron o a las células adyacentes, o pueden producir efectos a lo largo de todo el cuerpo, como fiebres altas.[5]

En un esfuerzo para comprender mejor los efectos de las citocinas, investigadores realizaron un estudio en adultos sanos en el que indujeron la secreción de citocinas. Descubrieron que las citocinas, cuando se inducen en adultos sanos, causan ansiedad, síntomas de depresión y alteraciones cognitivas. También disminuyeron un compuesto importante, el factor neurotrófico derivado del cerebro (FNDC), el cual protege a nuestras células nerviosas.[6]

Alergias y condiciones relacionadas con ellas

Los probióticos pueden ayudar a regular el sistema inmunológico para pelear contra las alergias. Dado que las membranas mucosas son los pasajes por los que los alérgenos del medio ambiente entran al cuerpo, proteger las membranas mucosas al aumentar la sustancia inmunológica conocida como inmunoglobulina A (IgA) ayuda a crear una capa protectora contra los alérgenos.[7]

Ansiedad y depresión

Cómo la inflamación está vinculada con la ansiedad y la depresión: estudios adicionales muestran que las bacterias probióticas reducen los compuestos negativos del sistema inmunológico llamados "citocinas" (que también recordarás de nuestros comentarios sobre inflamación), no sólo en el intestino, sino en todo el torrente sanguíneo. Las citocinas están vinculadas tanto con la ansiedad como con los síntomas de la depresión, entre otros síntomas en adultos sanos.

Artritis

Hay un vínculo sorprendente entre las infecciones articulatorias dañinas y la artritis. Los investigadores analizaron 144 muestras de heces de pacientes con artritis reumatoide y de controles sanitarios. Analizaron las bacterias intestinales entre los dos grupos usando un análisis de ADN, y encontraron que la *P. copri* era más abundante en pacientes recién diagnosticados con artritis reumatoide que en los individuos sanos o quienes ya tenían una condición de artritis reumatoide ya establecida.

Los investigadores de la Universidad de Nueva York continuaron con una postura establecida por una investigación publicada en el *Journal of Clinical Investigation*. En este estudio, ratones criados en condiciones libres de gérmenes desarrollaron inflamación en las articulaciones después de introducir específicas bacterias intestinales dañinas. El autor del estudio, el doctor Dan Littman, profesor de patología e inmunología, dijo que "los estudios de modelos roedores ya han demostrado que la microbiota intestinal contribuye significativamente a la causa de enfermedades autoinmunes sistémicas".[8]

En un tipo específico de artritis conocido como espondiloartritis (SpA), la conexión entre la inflamación intestinal y la enfermedad se ha estudiado extensamente. Los investigadores han identificado que la inflamación intestinal subclínica está fuertemente asociada con la inflamación articulatoria en esta condición. Aunque la investigación no ha explorado todavía los posibles tratamientos probióticos para la SpA, la conexión persiste. Por tanto, puede ser beneficioso atender la inflamación intestinal con probióticos como parte de una estrategia general para tratar la SpA.

Enfermedades cerebrales

· ·

Los probióticos también pueden ayudar a reducir la inflamación vinculada con las enfermedades cerebrales. Observaron los efectos de un compuesto inflamatorio particular llamado IL-6, el cual se ha visto elevado en enfermedades cerebrales, lo que sugiere que los probióticos pueden ayudar en el tratamiento.[9]

Todo está en las cepas: enfermedades del corazón

· ·

A continuación expongo más información sobre la forma en que los probióticos pueden ser de ayuda en el tratamiento de las enfermedades del corazón. Otras cepas probióticas están demostrando ser útiles para bajar los niveles de colesterol. Los investigadores de la Clínica de Medicina Geriátrica, de la Facultad de Medicina de la Universidad Comenius, en Eslovaquia, estudiaron los efectos de la cepa probiótica *enterococcus faecium M-74* en los niveles de colesterol durante 56 semanas. Administraron el suplemento probiótico con 2 000 millones de UFC una vez al día. Los participantes, con un promedio de 74 años, experimentaron una caída de 20% del colesterol LDL y una caída de 12% del colesterol total al final del estudio.[10]

Investigadores canadienses probaron todavía otra cepa para determinar su efectividad contra los niveles de colesterol y la inflamación. El estudio canadiense, publicado en el *European Journal of Clinical Nutrition*, exploró los efectos de *lactobacillus reuteri NCIMB 30242* en los niveles de colesterol y de la proteína C reactiva. Los científicos de la Facultad de Medicina de la Universidad McGill, en Montreal, Quebec, Canadá, encontraron que durante las nueve semanas de estudio los niveles de colesterol permanecieron iguales, pero la proteína C reactiva disminuyó.[11]

Nutrición infantil

La administración temprana de ciertos probióticos puede ayudar a los recién nacidos. Investigaciones adicionales en el *American Journal of Clinical Nutrition* encontró que la infancia es un periodo crítico para la temprana colonización de microbios beneficiosos en el intestino casi estéril de los bebés recién nacidos. Los investigadores indicaron que hacerlo puede proveer una buena oportunidad para prevenir problemas de salud futuros, como alergias y diabetes.[12]

Envejecimiento

Los probióticos pueden ser de mucha ayuda para detener o tratar condiciones vinculadas con el envejecimiento. Un nuevo estudio animal en ratones machos viejos puede indicar cierto potencial para los probióticos en el envejecimiento de hombres humanos también. Científicos del Instituto de Tecnología de Massachusetts realizaron conjuntamente un estudio en varias locaciones de Estados Unidos y Grecia para determinar si añadir el probiótico *lactobacillus reuteri* al agua para beber de los animales tendría algún efecto en sus niveles de la hormona testosterona y en la prevención de la disminución del tamaño testicular en ratones envejecidos. Encontraron que los ratones que usualmente consumieron los probióticos mantuvieron testículos más grandes y tuvieron niveles de testosterona más altos en la sangre que los ratones similares que no obtuvieron el probiótico. Los científicos concluyeron que estos descubrimientos no sólo son nuevos, sino que tienen un gran potencial para la terapia probiótica, para conservar la salud típica hormonal y gonadal de individuos sanos y mucho más jóvenes, particularmente porque el uso de probióticos tiene otros efectos beneficiosos para la salud comparado con tratamientos con medicinas, los cuales tienden a tener efectos secundarios dañinos.[13]

Las bondades directas del yogur

Dado que algunos yogures contienen la especie probiótica *L. delbrueckii bulgaricus*, la cual se cree originaria de la superficie de una planta, se piensa que la leche puede haberse vacunado inadvertidamente con una planta que contenía esta bacteria, lo que resulta en leche fermentada, o yogur.[14]

Puede que encuentres interesante notar que aun si pensamos en el yogur como algo salido exclusivamente de la leche de vaca, muchas otras culturas preparan yogur de diferentes tipos de leche animal, incluyendo leche de cabra y de camello. Científicos en la Universidad de Hungría Occidental compararon el yogur preparado con estas leches animales para analizar si los cultivos probióticos sobrevivieron mejor en ciertos tipos de leche. Los cuatro productos tenían niveles altos de probióticos *S. thermophilus* tanto al principio del estudio como después de 42 días. La leche de camello en particular no mostró un declive significativo de este probiótico, mientras que otros yogures sí. Algunos de los probióticos disminuyeron más rápido que otros. Por ejemplo, su investigación mostró un descenso lento y constante de cultivos probióticos de lactobacilos, con el tiempo, en todas las leches animales, incluyendo el yogur de leche de vaca. Los cuatro tipos de yogur tenían alrededor de la misma cantidad de lactobacilos después de 42 días en el estudio, así que ninguno fue superior a los demás en ese aspecto.[15] ¿Deberías cambiar a yogur de leche de camello? Pues eso depende enteramente de ti y de si puedes conseguirlo. Desafortunadamente, no se hicieron comparaciones entre el yogur de leche animal y las alternativas deslactosadas.

Los problemas con la mayoría de los productos lácteos

Las investigaciones vinculan el consumo de productos lácteos con la formación de la artritis. En un estudio en conejos, el científico Richard Panush fue capaz de producir articulaciones inflamadas en los animales al cambiar su agua por leche de vaca. En otro estudio, científicos observaron una reducción de más de 50% del dolor y la inflamación de la artritis cuando los participantes eliminaron la leche y los productos lácteos de su dieta.

Alternativas para el yogur de leche de vaca

El Colegio de Ecología Humana de la Universidad de Yonsei, en Seúl, Corea del Sur, realizó un interesante estudio explorando los efectos de una dieta alta en colesterol en ratas. Dividieron las ratas en grupos: un grupo comía 20% de caseína, una proteína de leche, mientras que otros dos grupos comían leche de soya o leche fermentada de soya para cubrir 20% del total de su dieta. Luego, los investigadores examinaron a las ratas para determinar cualquier diferencia en su salud. Encontraron que los grupos con soya tenían niveles de colesterol en el hígado y triglicéridos en la sangre más bajos que el grupo con caseína. El colesterol alto y los triglicéridos altos en la sangre son indicadores de enfermedades del corazón, así que reducirlos puede mejorar la salud cardiaca. Sólo las ratas que comían la soya fermentada tenían niveles más bajos de triglicéridos en el hígado, niveles más altos de colesterol HDL en la sangre (el colesterol "bueno") y mayores cantidades de colesterol fecal, un indicador de que sus cuerpos estaban eliminando más colesterol dañino en sus heces. Los investigadores concluyeron que incluir soya fermentada en la alimentación puede ser una forma de aumentar los efectos beneficiosos de la soya en el metabolismo de la grasa.[16] Y considerando sus resultados, este estudio también sugiere que el consumo de yogur de soya puede ser una gran forma de mejorar la salud del corazón.

Un estudio del Departamento de Ciencia de los Alimentos y Nutrición, de la Universidad de Mukogawa para Mujeres, en Hyogo, Japón, demostró que las ratas alimentadas con una dieta alta en colesterol y con yogur de soya fermentado con probióticos había mejorado el peso del hígado y de su grasa, contrario a las ratas que sólo comieron la dieta alta en colesterol. El grupo que comió yogur también tuvo una reducción significativa en los niveles de colesterol, en comparación con el grupo de control. Los investigadores concluyeron que la leche de soya fermentada puede regular el metabolismo del colesterol en animales que consuman una dieta alta en colesterol.[17]

Otro estudio realizado en el Instituto de Ciencia y Tecnología de Alimentos y Nutrición (ICTAN-CSIC), en Madrid, España, probó que varias bacterias de la familia enterococo aumentó la disponibilidad de las isoflavonas durante la fermentación del yogur de soya. Los científicos encontraron que los probióticos también aumentaron el potencial antioxidante y antiinflamatorio de la leche de soya, y concluyeron que comer regularmente yogur de soya "puede ser una estrategia prometedora en el tratamiento para la prevención de enfermedades cardiovasculares".[18]

El gran debate de la soya

El estudio que mencioné antes del *International Journal of Food Sciences and Nutrition* descubrió que el yogur de leche de vaca aumentaba la absorción de isoflavonas de la leche de soya. Desafortunadamente, los científicos no analizaron los efectos de comer yogur hecho con leche de soya, pero yo creo que los resultados beneficiosos habrían sido similares o superiores a los del yogur de soya. Después de todo, las isoflavonas se *encuentran* en la leche de soya, no en la leche de vaca, y se sabe que el proceso de fermentación mejora la habilidad de absorber los nutrientes, como demostraron los investigadores de la Universidad de Yonsei.

El yogur de soya y la osteoporosis

Científicos de la Universidad Nacional de Taiwán, en Taipei, Taiwán, publicaron un estudio explorando los efectos del yogur de soya en la densidad mineral de los huesos, el cual publicaron en el *Journal of Agricultural Food Chemistry*. La leche de soya estaba fermentada con *lactobacillus paracasei* y *plantarum*. Un grupo de animales hembras sin ovarios comió el yogur de soya resultante durante ocho semanas, mientras que el otro grupo comió su dieta normal sin la adición del yogur de soya. Encontraron que los ratones que comieron el yogur de soya tenían un aumento significativo en su densidad ósea y el grosor de sus huesos, por encima de los ratones que no comieron el yogur de soya. Los investigadores también descubrieron que los lactobacilos aumentaron el contenido de isoflavonas, calcio soluble y vitamina D_3 en la leche de soya. Los investigadores concluyeron que el yogur de soya puede reducir la pérdida ósea y disminuir el riesgo de osteoporosis en animales.[19] Los mismos científicos realizaron un estudio de seguimiento para comprobar sus resultados durante el curso de seis semanas, usando los mismos probióticos para crear yogur de soya. De nuevo, encontraron que los huesos eran significativamente más densos en el grupo de yogur de soya que en el grupo de control. También descubrieron que había menos fracturas en el grupo de yogur de soya que en el grupo de control, un proceso conocido como resorción.

Kéfir: estímulo vitamínico

Hace más de 100 años el biólogo, zoólogo y protozoólogo ruso, ganador del Premio Nobel, Ilya Méchnikov encontró que el kéfir activa el flujo de saliva y estimula la peristalsis y los jugos digestivos en el tracto intestinal, lo que podría indicar sus habilidades para mejorar la digestión.[20] La peristalsis es el proceso de contracción y relajación de los músculos en las paredes del tracto digestivo para impulsar la comida digerida hacia adelante y ayudar en la eliminación de desechos.

Otras condiciones

Se ha descubierto que un probiótico, *lactobacillus kefiranofaciens*, produce una sustancia conocida como kefirán.[21] En un estudio realizado por la División de Investigación y Desarrollo, de la Compañía Farmacéutica Daiwa, en Tokio, Japón, y publicado en la revista *Biofactors*, los investigadores descubrieron que el kefirán del kéfir previno el aumento de presión arterial, redujo los niveles de colesterol y bajó los niveles de glucosa en la sangre en animales.

En un estudio presentado en el *International Journal of Obesity*, los investigadores de la Universidad de Da-Yeh y de la Universidad Nacional de Chung Hsing analizaron los efectos del consumo de kéfir en la enfermedad de hígado graso. Esta enfermedad es un problema común vinculado con el sobrepeso y la obesidad, la resistencia a la insulina y la diabetes. Desafortunadamente no hay un tratamiento médico que sea efectivo para este problema de salud, así que los investigadores intentaron encontrar nuevas estrategias naturales para mejorar la condición. Encontraron que el consumo diario de kéfir mejoró el síndrome de hígado graso y problemas metabólicos específicos vinculados con la enfermedad, incluyendo el aumento del ritmo metabólico, mejoró el gasto de energía y disminuyeron los triglicéridos y el colesterol en el hígado. Los científicos concluyeron que el kéfir puede prevenir o tratar potencialmente la enfermedad de hígado graso.[22]

Un hígado graso es sorprendentemente común y es un factor escondido en el peso que simplemente no cede. Éstas son algunas de las señales de que puedes tener hígado graso: tener sobrepeso, particularmente en el abdomen; dificultad para perder peso; diabetes tipo 2; agotamiento; problemas en el sistema inmunológico; triglicéridos o colesterol alto en la sangre, y un diagnóstico de síndrome X o síndrome metabólico.

La mágica pasta miso: cáncer

Científicos analizaron el consumo de miso en tumores espontáneos o inducidos por radiación en el hígado de animales alimentados con miso durante 13 meses. Su investigación, publicada en el *International Journal of Oncology*, mostró que la pasta miso redujo significativamente la frecuencia y la cantidad de tumores en el hígado en los animales machos, pero sorprendentemente no en las hembras. Los científicos no están seguros de por qué la pasta miso protegió a los machos pero no a las hembras, sin embargo, creen que ciertos factores hormonales pueden estar involucrados. Se necesitan más investigaciones para comprender sus hallazgos, pero mientras tanto, sus resultados pueden ser prometedores para prevenir y posiblemente revertir los tumores hepáticos en hombres.[23]

En un estudio publicado en el *Journal of the National Cancer Institute*, investigadores encontraron que el consumo regular de miso podría reducir el riesgo de cáncer de mama en mujeres hasta en 54%.[24] La reducción del riesgo es especialmente alta en mujeres posmenopáusicas. La investigación en el *Japanese Journal of Cancer Research* también demostró el efecto protector del miso contra el cáncer de mama.[25] Otras investigaciones del Departamento de Investigación sobre Cáncer de la Universidad de Hiroshima encontró que el consumo de miso al principio del tratamiento del cáncer puede incluso reducir la aparición de tumores en senos tan efectivamente como el medicamento para cáncer tamoxifen.[26] Ésa es una gran noticia para cualquiera que padece cáncer. Por supuesto, deberás trabajar junto con tu doctor cuando tomes decisiones médicas importantes, como las relativas a tu tratamiento del cáncer.

En otro estudio de la Universidad de Hiroshima, en Hiroshima, Japón, los investigadores analizaron la pasta miso fermentada durante cuatro, 120 o 180 días para determinar sus efectos contra la radiación. Encontraron que los mejores resultados se obtuvieron con un miso fermentado durante 180 días, el cual inhibió los tumores en colon, pulmones, senos e hígado en ratones expuestos a radiación, lo que sugiere que puede proteger contra las lesiones por radiación y que entre más tiempo tenga de fermentación, mayores serán los efectos anticancerígenos de consumirlo.[27] Los investigadores encontraron que cuando se les daba miso a ratones después de exponerlos a radiación, la pasta no tenía los mismos efectos. Concluyeron que para extraer los beneficios de protección contra radiación del miso, la sangre debe contener cierta concentración de los compuestos activos en él antes de exponerse a la radiación.[28]

¿Qué sucede durante la fermentación del chucrut y otras verduras?

Un estudio de Investigaciones de Agroalimentos MTT, en Finlandia, publicado en el *Journal of Agricultural and Food Chemistry*, encontró que el proceso de fermentación descompone los compuestos conocidos como glucosinolatos, encontrados en la col, en una forma más bioactiva de los nutrientes llamados isotiocinatos, que se conocen por pelear contra el cáncer.[29] De acuerdo con uno de los autores, Eeva-Liisa Ryhanen, "estamos encontrando que la col fermentada podría ser más saludable que la col cruda o cocida, especialmente en la lucha contra el cáncer".[30]

De acuerdo con Leonard Bjeldanes, profesor de toxicología de los alimentos en la Universidad de California, en Berkeley, "los índices de cáncer disminuyen un total de 40% cuando pasas de un bajo consumo [de chucrut] a un consumo mayor".[31] Aunque no especificó cuánto constituye el consumir poco o mucho, considerando que los estadounidenses no comen virtualmente nada de chucrut con cultivos vivos, un consumo moderado diario debería ser suficiente para obtener esta reducción de cáncer.

¿Me pasas el kimchi?

Los científicos aislaron *lactobacillus plantarum* (la cepa DK119, específicamente), dando crédito a la bacteria beneficiosa por su acción antiviral. Los investigadores encontraron que los animales tratados con el probiótico tenían menos cargas virales en los pulmones y menos inflamación. También descubrieron que la cantidad ingerida hacía una diferencia. Los animales que tomaron las mayores cantidades de *lactobacillus plantarum* tenían la mejor inmunidad contra el virus de la gripe cuando los científicos los expusieron a él.

Además, científicos del Departamento de Ciencias de la Vida y Nanofarmacéutica, de la Universidad Kyung Hee, en Seúl, Corea del Sur, encontraron una cepa probiótica única del kimchi durante sus análisis microbiológicos de los múltiples probióticos que contiene el kimchi. Después de estudiar más la composición genética del "nuevo" probiótico, lo llamaron *lactobacillus pentosus var. Plantarum C29* porque se asemeja mucho tanto a la *L. pentosus* como a la *L. plantarum*.

La dermatitis simplemente significa una inflamación o irritación de la piel. Es un problema común, pero esta nueva investigación publicada en el *Journal of Applied Microbiology* muestra ser prometedora para el tratamiento de la condición desde su fuente de inflamación en lugar de sólo atender los síntomas al aplicar cremas o ungüentos.[32]

Investigadores del Departamento de Alimentación y Nutrición y del Instituto de Ciencias de la Salud, de la Universidad de Corea, en Corea del Sur, variaron la cantidad de sal utilizada en la preparación de kimchi, de 1.4 a 3% del peso neto de los ingredientes. No hubo aumento de presión arterial en las ratas hipertensas que comieron el kimchi bajo en sodio (1.4% del peso neto de los otros ingredientes).[33] La poca cantidad de sodio es todavía suficiente para mantener a los microorganismos dañinos a distancia mientras estimula la proliferación de probióticos beneficiosos, particularmente en un ambiente privado de oxígeno.

Kombucha para el tratamiento de heridas

El kombucha también ha demostrado ser efectivo en el tratamiento de heridas en estudios con animales. Los investigadores del Departamento de Patología, de la Facultad de Medicina Veterinaria, de la Universidad de Teherán, en Irán, encontraron que el kombucha era un poco más efectivo que el ungüento medicinal comúnmente utilizado para las infecciones dérmicas vinculadas con quemaduras o heridas. En el estudio, los investigadores dividieron a los animales en dos grupos: en un grupo se aplicó el ungüento nitrofurazona y en el otro, kombucha. Los investigadores analizaron la curación de las heridas y encontraron que el kombucha estimulaba la curación un poco más que el ungüento. También observaron más inflamación en el grupo de nitrofurazona que en el de kombucha.[34]

Tal vez uno de los estudios más inusuales que exploran los usos posibles del kombucha involucró rociarlo en los pulmones de animales que habían sido expuestos al polvo de sílice. El propósito del estudio era explorar las posibles opciones de terapias para los mineros expuestos al polvo de sílice de forma regular. Los animales tuvieron entonces un tratamiento, ya fuera con un medicamento utilizado para este propósito o inhalando dos diferentes tipos de kombucha. Los niveles de sílice libre en los pulmones de animales tratados con kombucha eran significativamente menores que los de todos los demás grupos. Estos resultados preliminares indican que inhalar preparaciones de kombucha promueve el desecho de polvo de sílice de los tejidos pulmonares. Aunque definitivamente se necesita ampliar la investigación, los investigadores concluyeron que inhalar kombucha puede ser un nuevo tratamiento útil para las enfermedades pulmonares que resultan de inhalar polvo de sílice y para otras enfermedades resultantes de respirar polvo de carbón, grafito o carbón artificial, particularmente en la minería.[35]

Un estudio realizado en el Colegio de Ingeniería, de la Universidad Agrícola de China, en Beijing, China, y publicado en el *Journal of the Science of Food and Agriculture*, investigadores exploraron las propiedades protectoras hepáticas del té kombucha para determinar qué microorganismos y constituyentes químicos pueden ser responsables de estos efectos protectores. En este estudio, los investigadores analizaron la habilidad del kombucha de proteger a los animales contra las lesiones hepáticas por acetaminofén (el Tylenol es una de las marcas principales para llamar al acetaminofén). Atribuyeron los efectos de protección hepática a un compuesto químico hecho por la bacteria *gluconacetobacter sp. A4* encontrado en el té kombucha.[36]

Hay tanto bacterias como levaduras involucradas en la fermentación del té dulce en kombucha, incluyendo la *gluconacetobacter*, que según análisis de laboratorio es la bacteria dominante presente en el té kombucha (algunas veces en más de 85%), seguida de los lactobacilos (hasta 30%) y trazas de acetobácter (menos de 2%). Las poblaciones de levadura están dominadas por *zygosaccharomyces*, que comprende más de 95% de la levadura en la bebida fermentada.[37]

Recursos
Más información sobre la doctora Michelle Schoffro Cook

World's Healthiest News

Suscríbete a la revista digital (en inglés) de la doctora Schoffro Cook, *World's Healthiest News*, para recibir los últimos avances sobre salud natural, noticias, investigaciones, recetas y más. Cada edición incluye información concisa que puedes aplicar inmediatamente para incrementar tu energía, aumentar tu desintoxicación, sobrecargar tu sistema inmunológico y verte y sentirte de maravilla. Encontrarás deliciosas recetas nutritivas, así como investigaciones vanguardistas sobre nutrición, prevención de enfermedades y curación. También recibirás ofertas exclusivas de algunos de tus productos naturistas favoritos y descubrirás consejos de salud que puedas aplicar a tu vida hoy, todo de una fuente confiable y a un precio inigualable: ¡Gratis! Suscríbete en <www.worldshealthiestdiet.com>.

Blogs de la doctora Michelle

Sigue los populares blogs (en inglés) de la doctora Michelle en:

<www.DrMichelleCook.com>
<www.HealthySurvivalist.com>

<www.PureFoodWarrior.com>
<www.care2.com/greenliving/author/mcook>

Dónde encontrar cultivos y suplementos

La mayoría de las tiendas naturistas ofrecen una variedad de alimentos fermentados, cultivos base y provisiones que necesitarás para empezar. Si no puedes encontrar algo localmente, te recomiendo buscar proveedores en internet.

Alimentos modificados genéticamente

Para más información sobre los alimentos modificados genéticamente, sigue los blogs de la doctora Cook y revisa su libro *Weekend Wonder Detox*, así como la página web <www.seedsofdecep tion.com>.

El Grupo de Trabajo Ambiental es una organización ambiental con base en Washington, D.C., que se especializa en la investigación y el apoyo en las áreas de químicos tóxicos, subsidios agrícolas, tierras públicas y responsabilidad corporativa. Revisa su página web, <www.ewg.org>.

Filtración de agua

La mayoría de los alimentos fermentados requieren agua purificada. El cloro que suele ser utilizado en los tratamientos de agua mata las bacterias beneficiosas y detendrá su crecimiento, causando que muchas de las recetas fallen. Si no tienes presupuesto para una unidad de filtración cara, hay muchas opciones excelentes y costeables.

Existen muchos tipos diferentes de sistemas de filtrado de agua, incluyendo el carbón activo (como Brita), la ósmosis inversa, los sistemas ultravioleta (UV), la destilación, los ionizadores de agua y los alcalinizadores de agua. Varían enormemente en las toxinas que remueven del agua. Para ayudarte a navegar por los diferentes sistemas de filtración disponibles, a continuación expongo un breve resumen.

El **carbón activo** puede absorber miles de compuestos tóxicos diferentes. Está disponible en modelos no autorizados para su distribución comercial, jarras y botellas de agua.

La ósmosis inversa es altamente efectiva contra bacterias, virus, arsénico, fluoruro, nitratos y la mayoría de las sustancias capturadas por el carbón activo.

La luz **ultravioleta (UV)** es una forma de radiación que mata virus, mohos, algas, bacterias y levaduras, sin embargo, no funciona bien contra metales pesados. Como resultado, suele combinarse con otras formas de filtración.

La **destilación** elimina todos los minerales, incluyendo los beneficiosos, del agua. Aunque muchos practicantes naturistas aman el agua destilada, yo no. Siento que está esencialmente "muerta" y puede drenar los minerales del cuerpo. Sin embargo, es altamente efectiva contra los metales pesados.

La **ionización** es un medio en el que se añaden iones negativos al agua para permitir que neutralice las toxinas (pues tienden a tener una carga eléctrica negativa). Sus defensores dicen que deja el agua en mejor condición para las células del cuerpo, permitiendo que se rehidraten más rápido.

Proveedores de hierbas

Existen muchas empresas excelentes que ofrecen hierbas secas o a granel, las cuales puedes usar en tus proyectos de fermentación. Algunas de las hierbas que yo utilizo para mis recetas de alimentos fermentados incluyen raíz de regaliz (excelente para el kombucha), hojas de té verde (excelente para el kombucha), chiles cayena (fabuloso para las verduras en escabeche y las recetas de chucrut), moras azules (excelentes en el chucrut) y por supuesto, las hierbas comunes en la gastronomía, como albahaca, orégano, romero y otras que te puedan gustar para tus verduras fermentadas. Búscalas en tiendas naturistas o supermercados.

Análisis de diagnóstico

Busca análisis que puedan ayudar a tu médico a determinar si tienes un desequilibrio microbiano, nutricional o neurotransmisor subyacente, como un análisis de 120 compuestos diferentes, incluyendo antioxidantes, vitaminas, neurotransmisores, disbiosis, niveles de toxinas y ácidos grasos esenciales; un análisis completo de heces, incluyendo parásitos y metales pesados, y una prueba para determinar tus niveles de vitamina D.

Lecturas adicionales

Stephen Harrod Buhner, *Antibióticos naturales. Alternativas naturales para combatir las bacterias resistentes a los fármacos*, Massachusetts, Storey Publishing, 2012.

Michelle Schoffro Cook, *Weekend Wonder Detox. Quick Cleanses to Strengthen Your Body and Enhance Your Beauty*, Boston, DaCapo Press, 2014.

_____, *60 Seconds to Slim. Balance Your Body Chemistry to Burn Fat Fast!*, Emmaus, Pensilvania, Rodale, 2013.

Jeff Cox, *The Essential Book of Fermentation. Great Taste and Good Health with Probiotic Foods*, Nueva York, Avery, 2013.

Sandor Ellix Katz, *Pura fermentación. Todo el sabor, el valor nutricional y el arte que encierra la elaboración de alimentos vivos*, White River Junction, Vermont, Chelsea Green, 2003.

Cobi Slater, *The Ultimate Candida Guide and Cookbook. The Breakthrough Plan for Eliminating Disease-Causing Yeast and Revolutionizing Your Health!*, Maitland, Florida, Xulon Press, 2014.

Notas

Capítulo 1: *El secreto sobre la salud que todos hemos estado esperando*

[1] Mary Ellen Sanders, "Probiotics: Definition, Selection, Sources, and Uses", *Clinical Infectious Diseases*, vol. 46, núm. S2, S58-61, 2008. Consultado en <http://cid.oxfordjournals.org/content/46/Supplement_2/S58.full>.

[2] Stephen Harrod Buhner, *Herbal Antibiotics: Natural Alternatives for Treating Drug-Resistant Bacteria*, North Adams, Massachusetts, Storey Publishing, 2012, p. 44.

[3] Hiromi Shinya, *The Microbe Factor: Your Innate Immunity and the Coming Health Revolution*, San Francisco, Council Oak Books, 2010, p. 28.

Capítulo 2: *Los sorprendentes mundos dentro de tu cuerpo*

[1] Shinya, *The Microbe Factor...*, p. 23.

[2] Dan Krotz, "Berkeley Lab Scientists Help Define the Healthy Human Microbiome", *Lawrence Berkeley National Laboratory, News Center*, 13 de junio de 2012. Consultado en <http://newscenter.lbl.gov/news-releases/2012/06/13/human-microbiome>.

[3] Jeff Cox, *The Essential Book of Fermentation. Great Taste and Good Health with Probiotic Foods*, Nueva York, Avery, 2013, pp. 39-40.

[4] "Human Microbiome Project", National Institutes of Health. Consultado en <http://commonfund.nih.gov/hmp/index>.

[5] Donatella Comito, Antonio Cascio y Claudio Romano, "Microbiota Biodiversity in Inflammatory Bowel Disease", *Italian Journal of Pediatrics*, 31 de marzo de 2014. Consultado en <www.ijponline.net/content/pdf/1824-7288-40-32.pdf>.

⁶ *Idem.*

⁷ Xandria Williams, *The Herbal Detox Plan. The Revolutionary Way to Cleanse and Revive Your Body*, Carlsbad, California, Hay House, 2004, p. 83. Gloria Gilbere, "A Doctor's Solution to 'Plumbing Problems', in Your Gut That Is!", *Total Health*, vol. 26, núm. 1, febrero de 2004, p. 37.

⁸ Patricia Fitzgerald, *The Detox Solution. The Missing Link to Radiant Health, Abundant Energy, Ideal Weight, and Peace of Mind*, Santa Mónica, California, Illumination Press, 2001, p. 140.

⁹ *Idem.*

¹⁰ Jacob Teitelbaum, *From Fatigued to Fantastic*, Nueva York, Avery, 2007.

¹¹ Cobi Slater, *The Ultimate Candida Guide and Cookbook: The Breakthrough Plan for Eliminating Disease-Causing Yeast and Revolutionizing Your Health!*, Maitland, Florida, Xulon Press, 2014, p. 11.

¹² *Ibid.*, p. 16.

¹³ Michelle Schoffro Cook, *60 Seconds to Slim. Balance Your Body Chemistry to Burn Fat Fast!*, Emmaus, Pensilvania, Rodale, 2013, pp. 184-188. Slater, *The Ultimate Candida Guide and Cookbook...*, p. 16.

¹⁴ Cook, *60 Seconds to Slim...*, pp. 184-188.

¹⁵ "Vitamin", *Diccionario Oxford*. Consultado en <www.oxforddictionaries.com/definition/english/vitamin>. (Las cursivas son mías).

¹⁶ "Autoimmune Disorders", Medline Plus. Consultado en <www.nlm.nih.gov/medlineplus/ency/article/000816.htm>.

¹⁷ Leonard Smith, "The Importance of Your Intestinal Tract for Health and Longevity", *Townsend Letter: The Examiner of Alternative Medicine*, abril de 2014, pp. 70-72.

¹⁸ Emma J. Woodmansey, Marion E. T. McMurdo, George T. MacFarlane y Sandra MacFarlane, "Comparison of Compositions and Metabolic Activities of Fecal Microbiotas in Young Adults and in Antibiotic-Treated and Non-Antibiotic-Treated Elderly Subjects", *Applied Environmental Microbiology*, vol. 10, octubre de 2007, pp. 6113-6122.

¹⁹ Y. Guiqoz, J. Doré y E. J. Schiffrin, "The Inflammatory Status of Old Age Can Be Nurtured from the Intestinal Environment", *Current Opinion in Clinical Nutrition and Metabolic Care*, vol. 11, núm. 1, enero de 2008, pp. 13-20.

²⁰ Smith, "The Importance of Your Intestinal Tract for Health and Longevity", p. 70.

²¹ *Idem.*

²² *Idem.*

²³ M. A. Wozniak, A. L. Frost y R. F. Itzhaki, "Alzheimer's Disease

Specific Tau Phosphyloration Is Induced by Herpes Simplex Virus Type 1", *Journal of Alzheimer's Disease*, vol. 16, núm. 2, 2009, pp. 341-350. S. J. Soscia *et al.*, "The Alzheimer's Disease-Associated Amyloid Beta-Protein Is an Antimicrobial Peptide", *PLos One*, vol. 5, núm. 3, marzo de 2010, p. e9505.

24 L. A. Davis *et al.*, "Diet Rapidly and Reproducibly Alters the Human Gut Microbiome", *Nature*, 11 de diciembre de 2013. Consultado en <www.ncbi.nlm.nih.gov/pubmed/24336217>.

25 Michaeleen Doucleff, "Chowing Down on Meat, Dairy Alters Gut Bacteria a Lot, and Quickly", *NPR*, 11 de diciembre de 2013. Consultado en <www.npr.org/blogs/thesalt/2013/12/10/2500070 42/chowing-own-on-meat-and-dairy-alters-gut-bacteria-a-lot-and-quickly>.

26 K. Shinohara, Y. Ohashi, K. Kawasumi, A. Terada y T. Fujisawa, "Effect of Apple Intake on Fecal Microbiota and Metabolites in Humans", *Anaerobe*, vol. 16, núm. 5, octubre de 2010, pp. 510-515. Consultado en <www.ncbi.nlm.nih.gov/pubmed/20304 079>.

Capítulo 3: *Del resfriado común a las superbacterias: probióticos al rescate*

1 Buhner, *Herbal Antibiotics...*, p. 26.
2 *Idem.*
3 Brandon Keim, "Antibiotics Breed Superbugs Faster than Expected", Wired.com, 22 de diciembre de 2010.
4 Chris Wodskou, "Bacteria Getting Upper Hand in Antibiotics Arms Race", *CBC News*, 1 de marzo de 2014. Consultado en <www.cbc.ca/news/health/bacteria-getting-upper-hand-in-antibiotics-arms-race-1.2555750>.
5 Buhner, *Herbal Antibiotics...*, p. 17.
6 *Ibid.*, p. 18.
7 *Ibid.*, p. 19.
8 *Idem.*
9 Stuart B. Levy, *The Antibiotic Paradox. How the Misuse of Antibiotics Destroys Their Curative Power*, Nueva York, Plenum Press, 1992, p. 94.
10 "Antibiotic Resistance Threats in the US", Centers for Disease Control and Prevention. Consultado en <www.cdc.gov/features/AntibioticResistanceThreats/index.html>.
11 Buhner, *Herbal Antibiotics...*, p. 40.
12 *Idem.*
13 *Ibid.*, pp. 27-28.

14 Philip Hilts, "Gene Jumps to Spread a Toxin in Meat", *New York Times*, 23 de abril de 1996. Consultado en <www.nytimes. com/1996/04/23/science/gene-jumps-to-spread-a-toxin-in-meat. html>.
15 Buhner, *Herbal Antibiotics...*, p. 40.
16 Wodskou, "Bacteria Getting Upper Hand in Antibiotics Arms Race".
17 Y. Qin, J. Li, Q. Wang, K. Gao, B. Zhu y N. Lv, "Identification of Lactic Acid Bacteria in Commercial Yogurt and Their Antibiotic Resistance", *Wei Sheng Wu Xue Bao*, vol. 53, núm. 8, 4 de agosto de 2013, p. 897. Consultado en <www.ncbi.nlm.nih.gov/pubmed/ 24341282>.
18 Mary Ellen Sanders, "How Do We Know When Something Called 'Probiotic' Is Really a Probiotic? A Guideline for Consumers and Health Care Professionals", *Functional Food Reviews*, vol. 1, núm. 1, primavera de 2009, pp. 3-12.
19 A. Lyra *et al.*, "Comparison of Bacterial Quantities in Left and Right Colon Biopsies and Faeces", *World Journal of Gastroenterology*, vol. 18, núm. 32, 28 de agosto de 2012, pp. 4404-4411. Consultado en <www.ncbi.nlm.nih.gov/pubmed/22969206>.
20 X. W. Gao, M. Mubasher, C. Y. Fang, C. Reifer e I. E. Miller, "Dose Response Efficacy of a Proprietary Probiotic Formula of *Lactobacillus acidophilus CL1285* and *Lactobacillus casei LBC80R* for Antibiotic-Associated Diarrhea and *Clostridium difficile*-Associated Diarrhea Prophylaxis in Adult Patients", *American Journal of Gastroenterology*, vol. 105, núm. 7, julio de 2010, pp. 1636-1641. Consultado en <www.ncbi.nlm.nih.gov/pubmed/20145608>.
21 E. J. Videlock y F. Cremonini, "Meta-Analysis: Probiotics in Antibiotic-Associated Diarrhea", *Alimentary Pharmacology and Therapeutics*, vol. 35, núm. 12, junio de 2012, pp. 1355-1369. Consultado en <www.ncbi.nlm.nih.gov/pubmed/22531096>.
22 E. Lönnermark, V. Friman, G. Lappas, T. Snadberg, A. Berggren e I. Adlerberth, "Intake of *Lactobacillus plantarum* Reduces Certain Gastrointestinal Symptoms During Treatment with Antibiotics", *Journal of Clinical Gastroenterology*, vol. 44, núm. 2, febrero de 2010, pp. 106-112. Consultado en <www.ncbi.nlm. nih.gov/pubmed/19727002>.
23 M. Hickson, A. I. D'Souza, N. Muthu, T. R. Rogers, S. Want, C. Rajkumar y C. J. Bulpitt, "Use of Probiotic *Lactobacillus* Preparation to Prevent Diarrhoea Associated with Antibiotics: Randomised Double Blind Placebo Controlled Trial", *British Medical Journal: Clinical Research Edition*, vol. 335, núm. 7612, julio de 2007. Consultado en <www.ncbi.nlm.nih.gov/pubmed/1914 504>.

[24] "Product Review: Probiotics for Adults, Children, and Pets", ConsumerLab.com, 23 de noviembre de 2013. Consultado en <www.consumberlab.com/results/print.asp?reviewid=probiotics>.

[25] *Idem.*

[26] "Diseases and Conditions: Periodontitis", Mayo Clinic. Consultado en <www.mayoclinic.org/diseases-conditions/periodontitis/basics/definition/con-20021679>.

[27] W. Teughels, A. Durukan, O. Ozcelik, M. Pauwels, M. Quirynen y M. C. Haytac, "Clinical and Microbiological Effects of *Lactobacillus reuteri* Probiotics in the Treatment of Chronic Periodontitis", *Journal of Clinical Periodontitis*, vol. 40, núm. 11, noviembre de 2013, pp. 1025-1035. Consultado en <www.ncbi.nlm.nih.gov/pubmed/24164569>.

[28] "What Is Peptic Ulcer Disease?", Web MD. Consultado en <www.webmd.com/digestive-disorders/digestive-diseases-peptic-ulcer-disease>.

[29] "What Is Gastritis?", Web MD. Consultado en <www.webmd.com/digestive-disorders/digestive-diseases-gastritis>.

[30] E. P. Iakovenko *et al.*, "Effects of Probiotic Bifiform on Efficacy of *Helicobacter pylori* Infection Treatment", *Terapevticheskii rkhiv*, vol. 78, núm. 2, 2006, pp. 21-26. Consultado en <www.ncbi.nlm.nih.gov/pubmed/16613091>.

[31] *Idem.*

[32] "Product Review: Probiotics for Adults, Children, and Pets".

[33] Lucia Pacifico *et al.*, "Probiotics for the Treatment of *Helicobacter pylori* Infection in Children", *World Journal of Gastroenterology*, vol. 20, núm. 3, 21 de enero de 2014, pp. 673-683. Consultado en <www.ncbi.nlm.nih.gov/pmc/articles/PMC3921477>.

[34] Y. Aiba, N. Suzuki, A. M. Kabir, A. Takagi e Y. Koga, "Lactic Acid-Mediated Suppression of *Helicobacter pylori* of the Oral Administration of *Lactobacillus salivarius* as a Probiotic in a Gnotobiotic Murine Model", *American Journal of Gastroenterology*, vol. 93, núm. 11, 1998, pp. 2097-2101. Consultado en <www.ncbi.nlm.nih.gov/pubmed/9820379>. M. H. Coconnier, V. Lievin, E. Hemery y A. L. Servin, "Antagonistic Activity Against *Helicobacter* Infection in Vitro and in Vivo by the Human *Lactobacillus acidophilus* Strain *LB*", *Applied Environmental Microbiology*, vol. 64, núm. 11, 1998, pp. 4573-4580. Consultado en <www.ncbi.nlm.nih.gov/pubmed/9797324>. K. C. Johnson-Henry, D. J. Mitchell, Y. Avitzur, E. Galindo-Mata, N. L. Jones y P. M. Sherman, "Probiotics Reduce Bacterial Colonization and Gastric Inflammation in *H. pylori*-Infected Mice", *Digestive Diseases and Sciences*, vol. 49, núm. 7-8, 2004, pp. 1095-1102. Consultado en <www.ncbi.nlm.nih.gov/pubmed/15387328>. A. M. Kabir,

Y. Aiba, A. Takagi, S. Kamiya, T. Miwa e Y. Koga, "Prevention of *Helicobacter pylori* Infection by Lactobacilli in a Gnotobiotic Murine Model", *Gut*, vol. 41, núm. 9707, 1997, pp. 49-55. Consultado en <www.ncbi.nlm.nih.gov/pubmed/9274471>. D. N. Sgouras, E. G. Panayotopoulou, B. Martínez-González, K. Petraki, S. Michopoulos y A. Mentis, "*Lactobacillus johnsonii* La1 Attenuates *Helicobacter pylori*-Associated Gastritis and Reduces Levels of Proinflammatory Chemokines in C57BL/6 Mice", *Clinical and Diagnostic Laboratory Immunology*, vol. 12, núm. 12, 2005, pp. 1378-1386. Consultado en <www.ncbi.nlm.nih.gov/pubmed/16339060>.

[35] M. Gotteland *et al.*, "Modulation of *Helicobacter pylori* Colonization with Cranberry Juice and *Lactobacillus johnsonii* La1 in Children", *Nutrition*, vol. 24, núm. 5, 2008, pp. 421-426. Consultado en <www.ncbi.nlm.nih.gov/pubmed/18343637>.

[36] Pacifico *et al.*, "Probiotics for the Treatment of *Helicobacter pylori* Infection in Children".

[37] H. Sikorska y W. Smoragiewica, "Role of Probiotics in the Prevention and Treatment of Methicillin-Resistant *Staphylococcus* Infections", *International Journal of Antimicrobial Agents*, vol. 42, núm. 6, diciembre de 2013, pp. 475-481. Consultado en <www.ncbi.nlm.nih.gov/pubmed/24071026>.

[38] P.-W. Chen, T. T. Jheng, C.-L. Shyu y F. C. Mao, "Synergistic Antibacterial Efficacies of the Combination of Bovine Lactoferrin or its Hydrolysate with Probiotic Secretion in Curbing the Growth of Meticillin-Resistant *Staphylococcus aureus*", *Journal of Medical Microbiology*, vol. 62, núm. 12, diciembre de 2013, pp. 1845-1851. Consultado en <www.ncbi.nlm.nih.gov/pubmed/24072764>.

[39] C. R. Musgrave, P. B. Bookstaver, S. S. Sutton y A. D. Miller, "Use of Alternative or Adjuvant Pharmacologic Treatment Strategies in the Prevention and Treatment of *Clostridium difficile* Infection", *International Journal of Infectious Disease*, vol. 15, núm. 7, julio de 2012, pp. 3438-448. Consultado en <www.ncbi.nlm.nih.gov/pubmed/21596604>.

[40] B. A. Haywood, Katherine E. Black, Dane Baker, James McGarvey, Phil Healey y Rachel C. Brown, "Probiotic Supplementation Reduces the Duration and Incidence of Infections but Not Severity in Elite Rugby Union Players", *Journal of Science and Medicine in Sport*, vol. 17, núm. 4, 31 de agosto de 2013, pp. 356-360. Consultado en <www.ncbi.nlm.nih.gov/pubmed/?term=j+sci+med+sport+probiotics>.

[41] M. Popova *et al.*, "Beneficial Effects of Probiotics in Upper Respiratory Tract Infections and Their Mechanical Actions to

Antagonize Pathogens", *Journal of Applied Microbiology*, vol. 113, núm. 6, julio de 2012, pp. 1305-1318. Consultado en <www. ncbi.nlm.nih.gov/pubmed/22788970>.

42 R. Luoto, O. Ruuskanen, M. Waris, M. Kalliomäki, S. Salminen y E. Isolauri, "Prebiotic and Probiotic Supplementation Prevents Rhinovirus Infections in Preterm Infants", *Journal of Allergy and Clinical Immunology*, vol. 133, núm. 2, 13 de octubre de 2013, pp. 405-413. Consultado en <www.ncbi.nlm.nih.gov/pubmed/24 131826>.

43 E. Guillemard, F. Tondu, F. Lacoin y J. Schrezenmeir, "Consumption of a Fermented Dairy Product Containing the Probiotic *Lactobacillus casei DN-114001* Reduces the Duration of Respiratory Infections in the Elderly in a Randomised Controlled Trial", *British Journal of Nutrition*, vol. 103, núm. 1, enero de 2010, pp. 58-68. Consultado en <www.ncbi.nlm.nih.gov/pubmed/19747 410>.

44 John Heinerman, *Heineman's Enciclopedia of Healing Herbs and Spices*, Nueva York, Reward Books, 1996, p. 333.

45 P. Mastromarino, Fatima Cacciotti, Alessandra Masci y Luciana Mosca, "Antiviral Activity of *Lactobacillus brevis* Towards Herpes Simplex Virus Type 2: Role of Cell Wall Associated Components", *Anaerobe*, vol. 17, núm. 6, diciembre de 2011, pp. 334-336. Consultado en <www.ncbi.nlm.nih.gov/pubmed/21621 625>.

46 E. I. Ermolenko, V. A. Furaeva, V. A. Isakov, D. K. Ermolenko y A. N. Survorov, "Inhibition of Herpes Simplex Virus Type 1 Reproduction by Probiotic Bacteria in Vitro", *Voprosy Virusologii*, vol. 55, núm. 4, julio-agosto de 2010, pp. 25-28. Consultado en <www.ncbi.nlm.nih.gov/pubmed/20886709>.

47 T. M. Liaskovs'kyi, S. L. Rybalko, V. S. Pidhors'kyi, N. K. Kovalenko y L. T. Oleshchenko, "Effect of Probiotic Lactic Acid Bacteria Strains on Virus Infection", *Mikrobiolohichnyi zhurnal*, vol. 69, núm. 2, marzo-abril de 2007, pp. 55-63. Consultado en <www. ncbi.nlm.nih.gov/pubmed/17494336>.

48 C. Rask, I. Adlerberth, A. Berggren, I. L. Ahrén y A. E. Wold, "Differential Effect on Cell-Mediated Immunity in Human Volunteers After Intake of Different Lactobacilli", *Clinical and Experimental Immunology*, vol. 172, mayo de 2013, pp. 321-332. Consultado en <www.ncbi.nlm.nih.gov/pubmed/23574328>.

49 Ananya Mandal, "What Is a Macrophage?", *News Medical*. Consultado en <www.news-medical.net/health/What-is-a-Macrophage.aspx>.

50 "Worldwide AIDS and HIV Statistics", AVERT. Consultado en <www.avert.org/worldstats.htm>.

51 M. I. Petrova, M. van den Broek, J. Vanderleyden, S. Lebeer y J. Balzarini, "Vaginal Microbiota and Its Role in HIV Transmission

and Infection", *FEMS Microbiology Review*, vol. 37, núm. 5, septiembre de 2013, pp. 762-792. Consultado en <www.ncbi.nlm.nih.gov/pubmed/23789590>.

[52] Neetu Gautam *et al.*, "Role of Multivitamins, Micronutrients and Probiotics Supplementation in Management of HIV Infected Children", *Indian Journal of Pediatrics*, 24 de abril de 2014. Consultado en <www.ncbi.nlm.nih.gov/pubmed/24760382>.

[53] H. Hu *et al.*, "Impact of Eating Probiotic Yogurt on Colonization by Candida Species of the Oral and Vaginal Mucosa in HIV-Infected and HIV-Uninfected Women", *Mycopathologia*, vol. 176, núm. 3-4, octubre de 2013, pp. 175-181. Consultado en <www.ncbi.nlm.nih.gov/pubmed/23925786>.

[54] G. Reid *et al.*, "Oral Use of *Lactobacillus rhamnosus GR-1* and *L. fermentum RC-14* Significantly Alters Vaginal Flora: Randomized, Placebo-Controlled Trial in 64 Healthy Women", *FEMS Immunology and Medical Microbiology*, vol. 35, núm. 2, 20 de marzo de 2003, pp. 131-134. Consultado en <www.ncbi.nlm.nih.gov/pubmed/12628548>.

[55] Cook, *60 Seconds to Slim...*, pp. 184-188.

[56] H. B. Wang, "Cellulase Assisted Extraction and Antibacterial Activity of Polysaccharides from the Dandelion Taraxacum Officinale", *Carbohydrate Polymers*, vol. 103, 15 de marzo de 2014, pp. 140-142. Consultado en <www.ncbi.nlm.nih.gov/pubmed/24528711>.

[57] O. H. Lee y B. Y. Lee, "Antioxidant and Antimicrobial Activities of Individual and Combined Phenolics in Olea Europaea Leaf Extract", *Bioresource Technology*, vol. 101, núm. 10, mayo de 2010, pp. 3751-3754. Consultado en <www.ncbi.nlm.nih.gov/pubmed/20106659>.

[58] Michelle Schoffro Cook, "4 Natural Antibiotics", Care2, 30 de noviembre de 2011. Consultado en <www.care2.com/greenliving/4-natural-antibiotics.html>.

Capítulo 4: Nuevas esperanzas para enfermedades graves

[1] Brian Krans, "Mood Disorders Linked to Inflammation", *Healthline News*, 12 de junio de 2013. Consultado en <www.healthline.com/health-news/mental-mood-disorders-tied-to-autoimmune-diseases-infection-061213>.

[2] Artemis Morris y Molly Rossiter, "Linking Inflammation to Chronic Diseases", For Dummies. Consultado en <www.dummies.com/how-to/content/linking-inflammation-to-chronic-diseases.html>.

3 *Idem.*

4 *Idem.*

5 David M. Marquis, "Inflammation Affects Every Aspect of Your Health", Mercola, 7 de marzo de 2013. Consultado en <http://articles.mercola.com/sites/articles/archive/2013/03/07/inflammation-triggers-disease-symptoms.aspx>.

6 *Idem.*

7 *Idem.*

8 *Idem.*

9 Carmen Rondon y Cemal Cingi, "Allergic Rhinoconjunctivitis", EAACI. Consultado en <http://infoallergy.com/Tools-Extras/Allergic-Rhinoconjunctivitis>.

10 M. Tamura *et al.*, "Effects of Probiotics on Allergic Rhinitis Induced by Japanese Cedar Pollen: Randomized Double-Blind, Placebo-Controlled Clinical Trial", *International Archives of Allergy and Immunology*, vol. 143, núm. 1, diciembre de 2007, pp. 75-82. Consultado en <www.ncbi.nlm.nih.gov/pubmed/17199093>.

11 M. A. Moyad *et al.*, "Immunogenic Yeast-Based Fermentation Product Reduces Allergic Rhinitis-Induced Nasal Congestion: A Randomized, Double-Blind, Placebo-Controlled Trial", *Advanced Therapeutics*, vol. 26, núm. 8, 2009, pp. 795-804.

12 "Facts and Statistics", Anxiety and Depression Association of America. Consultado en <www.adaa.org/about-adaa/press-room/facts-statistics>.

13 ConsumerLab.com, "Product Review: Probiotics for Adults, Children and Pets".

14 P. Bercik *et al.*, "Chronic Gastrointestinal Inflammation Induces Anxiety-Like Behavior and Alters Central Nervous System Biochemistry in Mice", *Gastroenterology*, vol. 139, núm. 6, diciembre de 2010, pp. 2102-2112. Consultado en <www.ncbi.nlm.nih.gov/pubmed/20600016>.

15 *Idem.*

16 J. Fehér, I. Kovács y C. Balacco Gabrieli, "Role of Gastrointestinal Inflammations in the Development and Treatment of Depression", *Orvosi Hetilap*, vol. 152, núm. 37, septiembre de 2011, pp. 1477-1485. Consultado en <www.ncbi.nlm.nih.gov/pubmed/21893478>.

17 M. Messaoudi *et al.*, "Assessment of Psychotropic-Like Properties of a Probiotic Formulation (*Lactobacillus helveticus R0052* and *Bifidobacterium longum R0175*) in Rats and Human Subjects", *British Journal of Nutrition*, vol. 105, núm. 5, marzo de 2011, pp. 755-764. Consultado en <www.ncbi.nlm.nih.gov/pubmed/20974015>.

18 L. Pineda Mde, S. F. Thompson, K. Summers, F. de León, J. Pope y G. Reid, "A Randomized, Double-Blind, Placebo-Controlled Pilot

Study of Probiotics in Active Rheumatoid Arthritis", *Medical Science Monitor*, vol. 17, núm. 6, junio de 2011, pp. CR347-354. Consultado en <www.ncbi.nlm.nih.gov/pubmed?term=rheumatoid%20arthritis%20university%20of%20western%20probiotic>.

[19] Nina Lincoff, "Gut Bacteria May Cause Inflammation in Rheumatoid Arthritis", *HealthlineNews*, 8 de noviembre de 2013. Consultado en <www.healthline.com/health-news/arthritis-gut-bacteria-may-trigger-ra-110813>.

[20] Michelle Schoffro Cook, *The Brain Wash*, Toronto, Ontario, John Wiley & Sons, 2007, p. 2.

[21] Guillemard, Tondu, Lacoin y Schrezenmeir, "Consumption of a Fermented Dairy Product Containing the Probiotic *Lactobacillus casei DN-114001* Reduces the Duration of Respiratory Infections in the Elderly in a Randomised Controlled Trial".

[22] Alan C. Logan, *The Brain Diet. The Connection between Nutrition, Mental Health, and Intelligence*, Nashville, Tennessee, Cumberland House Publishing, 2006, p. 115.

[23] National Cancer Institute, "Surveillance, Epidemiology, and End Results Program: Turning Cancer Data into Discovery". Consultado en <http://seer.cancer.gov/statfacts/html/all.html>.

[24] T. Ohara, K. Yoshino y M. Kitajima, "Possibility of Preventing Colorectal Carcinogenesis with Probiotics", *Hepatogastroenterology*, vol. 57, núm. 104, noviembre-diciembre de 2010, pp. 1411-1415. Consultado en <www.ncbi.nlm.nih.gov/pubmed/21443095>.

[25] M. Reale *et al.*, "Daily Intake of *Lactobacillus casei Shirota* Increases Natural Killer Cell Activity in Smokers", *British Journal of Nutrition*, vol. 108, núm. 2, julio de 2012, pp. 308-314. Consultado en <www.ncbi.nlm.nih.gov/pubmed/22142891>.

[26] P. D. Cani, M. Osto, L. Geurts y A. Everard, "Involvement of Gut Microbiota in the Development of Low Grade Inflammation and Type 2 Diabetes Associated with Diabetes", *Gut Microbes*, vol. 3, núm. 4, julio de 2012, pp. 279-288. Consultado en <www.ncbi.nlm.nih.gov/pubmed/22572877>.

[27] Z. Asemi, Z. Zare, H. Shakeri, S. S. Sabihi y A. Esmaillzadeh, "Effect of Multispecies Probiotic Supplements on Metabolic Profiles, hs-CRP, and Oxidative Stress in Patients with Type 2 Diabetes", *Annals of Nutrition and Metabolism*, vol. 63, núm. 1-2, 5 de julio de 2013, pp. 1-9. Consultado en <www.ncbi.nlm.nih.gov/pubmed/23899653>.

[28] Bruno Melo Carvalho y Mario José Abdalla Saad, "Influence of Gut Microbiota on Subclinical Inflammation and Insulin Resistance", *Mediators of Inflammation*, núm. 6778, 2013, pp. 1-13. Consultado en <www.ncbi.nlm.nih.gov/pubmed/23840101>.

[29] P. Bekkering, I. Jafri, F. J. Overveld y G. T. Rijkers, "The Intricate Association Between Gut Microbiota and Development of Type 1, Type 2 and Type 3 Diabetes", *Expert Reviews in Clinical Immunology*, vol. 9, núm. 11, noviembre de 2013, pp. 1031-1041. Consultado en <www.ncbi.nlm.nih.gov/pubmed/24138599>.

[30] R. D'Arienzo *et al.*, "Immunomodulatory Effects of *Lactobacillus casei* Administration in a Mouse Model of Gliaden-Sensitive Enteropathy", *Scandinavian Journal of Immunology*, vol. 74, núm. 4, octubre de 2011, pp. 3335-3341. Consultado en <www.ncbi.nlm.nih.gov/pubmed/21615450>.

[31] Michelle Schoffro Cook, *The Phytozyme Cure*, Toronto, Ontario, John Wiley & Sons, 2010, p. 179.

[32] Mark W. Hull y Paul L. Beck, "*Clostridium difficile*-Associated Colitis", *Canadian Family Physician*, vol. 50, noviembre de 2004, pp. 1536-1545. Consultado en <www.ncbi.nlm.nih.gov/pubmed/15597970>.

[33] Donatella Comito, Antonio Cascio y Claudio Romano, "Microbiota Biodiversity in Inflammatory Bowel Disease", *Italian Journal of Pediatrics*, vol. 40, núm. 1, 31 de marzo de 2014, p. 32. Consultado en <www.ncbi.nlm.nih.gov/pubmed/24684926>.

[34] "Diseases and Conditions: Irritable Bowel Syndrome—Definition", Mayo Clinic. Consultado en <www.mayoclinic.org/diseases-conditions/irritable-bowel-syndrome/basics/definition/con-20024578>.

[35] *Idem.*

[36] P. J. Whorwell, "Review: Do Probiotics Improve Symptoms in Patients with Irritable Bowel Syndrome?", *Therapeutic Advances in Gastroenterology*, vol. 2, núm. S4, julio de 2009, pp. S37-S34. Consultado en <www.ncbi.nlm.nih.gov/pubmed/21180553>.

[37] F. Indrio *et al.*, "Prophylactic Use of a Probiotic in the Prevention of Colic, Regurgitation, and Functional Constipation: A Randomized Clinical Trial", *JAMA Pediatrics*, vol. 168, núm. 3, 1 de marzo de 2014, pp. 228-233. Consultado en <www.ncbi.nlm.nih.gov/pubmed/24424513>.

[38] P. J. Whorwell *et al.*, "Efficacy of an Encapsulated Probiotic *Bifidobacterium infantis 35624* in Women with Irritable Bowel Syndrome", *American Journal of Gastroenterology*, vol. 101, núm. 7, julio de 2006, pp. 1581-1590. Consultado en <www.ncbi.nlm.nih.gov/pubmed/16863564>.

[39] H. J. Kim *et al.*, "A Randomized Controlled Trial of a Probiotic Combination VSL#3 and Placebo in Irritable Bowel Syndrome with Bloating", *Neurogastroenterology and Motility*, vol. 17, núm. 5, octubre de 2005, pp. 687-696. Consultado en <www.ncbi.nlm.nih.gov/pubmed/16185307>.

[40] B. Ki Cha et al., "The Effect of a Multispecies Probiotic Mixture on the Symptoms and Fecal Microbiota in Diarrhea-Dominant Irritable Bowel Syndrome: A Randomized, Double-Blind, Placebo-Controlled Trial", Journal of Clinical Gastroenterology, vol. 46, núm. 3, marzo de 2012, pp. 220-227. Consultado en <www.ncbi.nlm.nih.gov/pubmed/22157240>.

[41] D. H. Sinn et al., "Therapeutic Effect of Lactobacillus acidophilus-SDC 2012, 2013 in Patients with Irritable Bowel Syndrome", Digestive Diseases and Sciences, vol. 53, núm. 10, octubre de 2008, pp. 2714-2718. Consultado en <www.ncbi.nlm.nih.gov/pubmed/18274900>.

[42] Claudio Romano et al., "Lactobacillus reuteri in Children with Functional Abdominal Pain (FAP)", Journal of Pediatrics and Child Health, vol. 9, 8 de julio de 2010. Consultado en <www.ncbi.nlm.nih.gov/pubmed/20626584>.

[43] Whorwell, "Review: Do Probiotics Improve Symptoms in Patients with Irritable Bowel Syndrome?"

[44] A. Tursi et al., "Randomised Clinical Trial: Mesalazine and/or Probiotics in Maintaining Remission of Symptomatic Uncomplicated Diverticular Disease—A Double-Blind, Randomised, Placebo-Controlled Study", Alimentary Pharmacology and Therapeutics, vol. 38, núm. 7, octubre de 2013, pp. 741-751. Consultado en <www.ncbi.nlm.nih.gov/pubmed/23957734>.

[45] Kenneth D. Kochanek, Jaquan Xu, Sherry L. Murphy, Arialdi M. Miniño y Hsiang-Ching Kung, "Deaths: Final Data for 2009", National Vital Statistics Reports, vol. 60, núm. 3, 2011. Consultado en <www.cdc.gov/nchs/data/nvsr/nvsr60/nvsr60_03.pdf>.

[46] D. B. DiRienzo, "Effects of Probiotics on Biomarkers of Cardiovascular Disease: Implications for Heart-Healthy Diets", Nutrition Reviews, vol. 72, núm. 1, enero de 2014, pp. 18-29. Consultado en <www.ncbi.nlm.nih.gov/pubmed/24330093>.

[47] R. Ben Salah, I. Trabelsi, K. Hamden, H. Chouayekh y S. Bejar, "Lactobacillus plantarum TN8 Exhibits Protective Effects on Lipid, Hepatic and Renal Profiles in Obese Rats", Anaerobe, vol. 23, octubre de 2013, pp. 55-61. Consultado en <www.ncbi.nlm.nih.gov/pubmed/23891961>.

[48] P. Hlivak, J. Odraska, M. Ferencki, L. Ebringer, E. Jahnova y Z. Mikes, "One-Year Application of Probiotic Strain Enterococcus faecium M-74 Decreases in Serum Cholesterol Levels", Bratislavske Lekarske Listy, vol. 106, núm. 2, 2005, pp. 67-72. Consultado en <www.ncbi.nlm.nih.gov/pubmed/16026136>.

[49] M. L. Jones, C. J. Martoni y S. Prakash, "Cholesterol Lowering and Inhibition of Sterol Absorption by Lactobacillus reuteri

NCIMB 30242: A Randomized Controlled Trial", *European Journal of Clinical Nutrition*, vol. 66, núm. 11, noviembre de 2012, pp. 1234-1241. Consultado en <www.ncbi.nlm.nih.gov/22 990854>.

50 Medline Plus, "C-Reactive Protein". Consultado en <www.nlm.nih.gov/medlineplus/ency/article/003356.htm>.

51 U. Hoppu, Erika Isolauri, Pèaivi Laakso, Jaakko Matomèaki y Kirso Laitinen, "Probiotics and Dietary Counselling Targeting Maternal Dietary Fat Intake Modifies Breast Milk Fatty Acids and Cytokines", *European Journal of Nutrition*, vol. 51, núm. 2, marzo de 2012, pp. 211-219. Consultado en <www.ncbi.nlm.nih.gov/pubmed/21626296>.

52 Logan, *The Brain Diet*..., p. 114.

Capítulo 5: *Cómo elegir suplementos probióticos*

1   Logan, *The Brain Diet*..., p. 114.
2   "The Probiotic Leader: Functions of Probiotic Species", Klaire Labs. Consultado en <www.klaire.com/probioticleader3.htm>.
3   *Idem.*
4   *Idem.*
5   *Idem.*
6   "*C. difficile* Infection", Mayo Clinic. Consultado en <www.mayoclinic.org/diseases-conditions/c-difficile/basics/definition/con-20029664>.
7   "Listeria", Microbe Wiki. Consultado en <http://microbewiki.kenyon.edu/index.php/Listeria>.
8   "Enterococcus", Microbe Wiki. Consultado en <http://microbewiki.kenyon.edu/index.php/Enterococcus>.
9   "MRSA Infection", Mayo Clinic. Consultado en <www.mayoclinic.org/diseases-conditions/mrsa/basics/definition/CON-2002 4479>.
10 "The Probiotic Leader: Functions of Probiotic Species".
11 *Idem.*
12 *Idem.*
13 "*Salmonella typhimurium*". Consultado en <http://microbewiki.kenyon.edu/index.php/Salmonella_typhimurium>.
14 "*Bifidobacterium*", Wikipedia. Consultado en <http://en.wikipedia.org/wiki/Bifidobacterium>.
15 "The Probiotic Leader: Functions of Probiotic Species".
16 *Idem.*
17 "*Bacteroides*". Consultado en <http://microbewiki.kenyon.edu/index.php/Bacteroides>.

[18] *"Campylobacter jejuni"*. Consultado en <http://microbewiki.ken-yon.edu/index.php/Campylobacter_jejuni>. "Rotavirus". Consultado en <http://microbewiki.kenyon.edu/index.php/Rotavirus>.

[19] "The Probiotic Leader: Functions of Probiotic Species".

[20] *Idem.*

[21] *Idem.*

[22] *Idem.*

[23] Deirdre Rawlings, *Fermented Foods for Health. Use the Power of Probiotic Foods to Improve Your Digestion, Strengthen Your Immunity, and Prevent Illness*, Massachusetts, Fair Winds Press, 2013, p. 13.

[24] "The Probiotic Leader: Functions of Probiotic Species".

[25] "Product Review: Probiotics for Adults, Children and Pets".

[26] *"Lactobacillus*—Interactions". WebMD. Consultado en <www.webmd.com/vitamins-supplements/ingredientmono-790-lactoba cillus.aspx?activeingredientid=790&activeingredientname=lacto bacillus>.

[27] *Idem.*

[28] *Idem.*

Capítulo 6: Enamórate de los alimentos fermentados

[1] Rawlings, *Fermented Foods for Health*, p. 5.

[2] *Idem.*

[3] Fabíola Málaga Barreto *et al.*, "Beneficial Effects of *Lactobacillus plantarum* on Glycemia and Homocysteine Levels in Postmeno-pausal Women with Metabolic Syndrome", *Nutrition*, vol. 30, núm. 7-8, 14 de diciembre de 2013, pp. 939-942. Consultado en <www.ncbi.nlm.nih.gov/pubmed/24613434>.

[4] "Diseases and Conditions: Metabolic Syndrome", Mayo Clinic. Consultado en <www.mayoclinic.org/diseases-conditions/meta-bolic-syndrome/basics/definition/con-20027243>.

[5] Patrick Holford, *The New Optimum Nutrition Bible. Revised and Updated*, Berkeley, California, Crossing Press, 2004, pp. 137 y 139.

[6] Guillemard, Tondu, Lacoin y Schrezenmeir, "Consumption of a Fermented Dairy Product Containing the Probiotic *Lactobacillus casei DN-114001* Reduces the Duration of Respiratory Infections in the Elderly in a Randomised Controlled Trial".

[7] "Your Health in Postmenopause", WebMD. Consultado en <www.webmd.com/menopause/guide/health-after-menopause>.

[8] F. Aragón, G. Perdigón, A. De Moreno de LeBlanc y S. Carino, "The Administration of Milk Fermented by the Probiotic *Lacto-*

bacillus casei CRL 131 Exerts an Immunomodulatory Effect Against a Breast Tumour in a Mouse Model", *Immunobiology*, vol. 219, núm. 6, 25 de febrero de 2014, pp. 457-464. Consultado en <www.ncbi.nlm.nih.gov/pubmed/24646876>.

[9] Aarti Sachdeva, Swapnil Rawat y J. Nagpal, "Efficacy of Fermented Milk and Whey Proteins in *Helicobacter pylori* Eradication: A Review", *World Journal of Gastroenterology*, vol. 20, núm. 3, 21 de enero de 2014, pp. 724-737. Consultado en <www.ncbi.nlm.nih.gov/pubmed/24574746>.

[10] *Idem.*

[11] E. Zagato *et al.*, "*Lactobacillus paracasei CBA L74* Metabolic Products and Fermented Milk for Infant Formula Have Anti-Inflammatory Activity on Dendritic Cells in Vitro and Protective Effects Against Colitis and an Enteric Pathogen in Vivo", *Plos One*, vol. 9, núm. 2, 10 de febrero de 2014, p. e87615. Consultado en <www.ncbi.nlm.nih.gov/pubmed/24520333>.

[12] Kazuhito Ohsawa, Naoto Uchida, Kohji Ohki, Yasunori Nakamura y Hidehiko Yokogoshi, "*Lactobacillus helveticus*-Fermented Milk Improves Learning and Memory in Mice", *Nutritional Neuroscience*, 3 de abril de 2014. Consultado en <www.ncbi.nlm.nih.gov/pubmed/24694020>.

[13] Michelle Schoffro Cook, *Weekend Wonder Detox: Quick Cleanses to Strengthen Your Body and Enhance Your Beauty*, Boston, Da Capo Press, 2014.

[14] H. Kikuchi-Hayakawa *et al.*, "Effects of Soy Milk and Bifidobacterium Fermented Soy Milk on Lipid Metabolism in Aged Ovariectomized Rats", *Bioscience, Biotechnology, and Biochemistry*, vol. 62, núm. 9, septiembre de 1998, pp. 1688-1692. Consultado en <www.ncbi.nlm.nih.gov/pubmed/9805369>.

[15] Y. A. Sinyavsky, V. A. Kraysman y Zh. M. Sulymenova, "Using of a Specialized Fermented Milk Product on the Basis of Soybeans in Cardiology Practice", *Voprosy Pitaniia*, vol. 82, núm. 5, 2013, pp. 51-57. Consultado en <www.ncbi.nlm.nih.gov/pubmed/24640160>.

[16] C. P. Cheng, S. W. Tsai, C. P. Chiu, T. M. Pan y T. Y. Tsai, "The Effect of Probiotic-Fermented Soy Milk on Enhancing the NO-Mediated Vascular Relaxation Factors", *Journal of Science and Food Agriculture*, vol. 93, núm. 5, 30 de marzo de 2013, pp. 1219-1225. Consultado en <www.ncbi.nlm.nih.gov/pubmed/22996620>.

[17] Li-Ru Lai, Shu-Chen Hsieh y Hui-Yu Huang, "Effect of Lactic Fermentation on the Total Phenolic, Saponin, and Phytic Acid Contents as Well as Anti-Colon Cancer Cell Proliferation Activity of Soymilk", *Journal of Bioscience and Bioengineering*, vol. 115, núm. 5, mayo de 2013, pp. 552-556. Consultado en <www.ncbi.nlm.nih.gov/pubmed/23290992>.

[18] S. K. Yeo y M. T. Liong, "Angiotensin I-Converting Enzyme In-hibitory Activity and Bioconversion of Isoflavones by Probiotics in Soymilk Supplemented with Prebiotics", *International Journal of Food Science Nutrition*, vol. 61, núm. 2, marzo de 2010, pp. 161-181. Consultado en <www.ncbi.nlm.nih.gov/pubmed/20085 504>.

[19] Michelle Schoffro Cook, *The Phytozyme Cure: Treat or Reverse More Than 30 Serious Health Conditions with Powerful Plant Nu-trients*, Toronto, Ontario, John Wiley & Sons, 2010, pp. 220-221.

[20] S. M. Lee, Y. Kim, H. J. Choi, J. Choi, Y. Yi y S. Yoon, "Soy Milk Suppresses Cholesterol-Induced Inflammatory Gene Expression and Improves the Fatty Acid Profile in the Skin of SD Rats", *Bio-chemical and Biophysical Research Communications*, vol. 430, núm. 1, 4 de enero de 2013, pp. 202-207. Consultado en <www.ncbi.nlm.nih.gov/pubmed/23111331>.

[21] K. Miyazaki, T. Hanamizu, T. Sone, K. Chiba, T. Kinoshita y S. Yoshikawa, "Topical Application of Bifidobacterium-Fermented Soy Milk Extract Containing Genistein and Daidzein Improves Rheological and Physiological Properties of Skin", *Journal of Cos-metic Sciences*, vol. 55, núm. 5, septiembre-octubre de 2004, pp. 473-479. Consultado en <www.ncbi.nlm.nih.gov/pubmed/1560 8997>.

[22] S. Inoguchi, Y. Ohashi, A. Narai-Kanayama, K. Aso, T. Makagaki y T. Fujisawa, "Effects of Non-Fermented and Fermented Soybean Milk Intake on Faecal Microbiota and Faecal Metabolites in Hu-mans", *International Journal of Food Science and Nutrition*, vol. 63, núm. 4, junio de 2012, pp. 402-410. Consultado en <www.ncbi.nlm.nih.gov/pubmed/22040525>.

[23] "Genistein", Phytochemicals.info. Consultado en <www.phyto-chemicals.info/phytochemicals/genistein.php>.

[24] *Idem*.

[25] Lai, Hsieh y Huang, "Effect of Lactic Fermentation on the Total Phenolic, Saponin, and Phytic Acid Contents as Well as Anti-Co-lon Cancer Cell Proliferation Activity of Soymilk".

[26] Takuya Sato, Yasutomo Shinohara, Daisuke Kaneko, Ikuko Nishi-mura y Asahi Matsuyama, "Fermented Soymilk Increases Volun-tary Wheel Running Activity and Sexual Behavior in Male Rats", *Applied Physiology, Nutrition, and Metabolism*, vol. 35, núm. 6, diciembre de 2010, pp. 749-754. Consultado en <www.ncbi.nlm. nih.gov/pubmed/21164545>.

[27] Terri Coles, "Kefir Benefits: 12 Things to Know About This Yo-gurt-Like Food", *Huffington Post*, 12 de septiembre de 2013. Consultado en <www.huffingtonpost.ca/2013/09/12/kefir-bene fits_n_ 3914818.html>.

28 *Idem.*

29 *Idem.* Cox, *The Essential Book of Fermentation...*, p. 21.

30 H. Maeda, X. Zhu, K. Omura, S. Suzuki y S. Kitamura, "Effects of an Exopolysaccharide (kefiran) on Lipids, Blood Pressure, Blood Glucose, and Constipation", *Biofactors*, vol. 22, núm. 1-4, 2004, pp. 197-200. Consultado en <www.ncbi.nlm.nih.gov/pubmed/15 630283>.

31 A. M. de Oliveira Leite, J. T. Silva, V. M. F. Paschoalín, M. A. L. Miguel, R. S. Peixoto y A. S. Rosado, "Microbiological, Technological, and Therapeutic Properties of Kefir: A Natural Probiotic Beverage", *Brazilian Journal of Microbiology*, vol. 44, núm. 2, 30 de octubre de 2013, pp. 341-349. Consultado en <www.ncbi.nlm. nih.gov/pubmed/24294220>.

32 Y. P. Chen y M. J. Chen, "*Effects of Lactobacillus kefiranofaciens M1* Isolated from Kefir Grains on Germ-Free Mice", *Plos One*, vol. 8, núm. 11, 11 de noviembre de 2013, p. e78789. Consultado en <www.ncbi.nlm.nih.gov/pubmcd/24244362>.

33 Tetsu Sugimura, Kenta Jounai, Konomi Ohshio, Takaaki Tanaka, Masahiro Suwa y Daisuke Fujiwara, "Immunomodulatory Effect of *Lactococcus lactis JCM5805* on Human Plasmacytoid Dendritic Cells", *Clinical Immunology*, vol. 149, núm. 3, diciembre de 2013, pp. 509-518. Consultado en <www.ncbi.nlm.nih.gov/pub med/24239838>. M. C. Franco, M. A. Golowczyc, G. L. De Antoni, P. F. Pérez, M. Humen y M. de los Ángeles Serradell, "Administration of Kefir-Fermented Milk Protects Mice Against *Giardia intestinalis* Infection", *Journal of Medical Microbiology*, vol. 62, pt. 12, diciembre de 2013, pp. 1815-1822. Consultado en <www. ncbi.nlm.nih.gov/pubmed/24072759>.

34 H. L. Chen *et al.*, "Kefir Improves Fatty Liver Syndrome by Inhibiting the Lipogenesis Pathway in Leptin-Deficient ob/ob Knockout Mice", *International Journal of Obesity*, 16 de diciembre de 2013, Londres. Consultado en <www.ncbi.nlm.nih.gov/pubmed/ 24335764>.

35 M. Ghoneum y J. Gimzewski, "Apoptotic Effect of a Novel Kefir Product, PFT, on Multidrug-Resistant Myeloid Leukemia Cells via a Hole-Piercing Mechanism", *International Journal of Oncology*, vol. 4, núm. 3, marzo de 2014, pp. 830-837. Consultado en <www.ncbi.nlm.nih.gov/pubmed/24430613>.

36 G. R. Punaro *et al.*, "Kefir Administration Reduced Progression of Renal Injury in STZ-Diabetic Rats by Lowering Oxidative Stress", *Nitric Oxide*, vol. 37, 6 de enero de 2014, pp. 53-60. Consultado en <www.ncbi.nlm.nih.gov/pubmed/24406684>.

37 H. Watanabe, N. Kashimoto, J. Kajimura y K. Kamiya, "A Miso (Japanese Soybean Paste) Diet Conferred Greater Protection Aga-

inst Hypertension Than a Sodium Chloride Diet in Dahl Salt-Sensitive Rats", *Hypertension Research*, vol. 29, núm. 9, septiembre de 2006, pp. 731-738. Consultado en <www.ncbi.nlm.nih.gov/pubmed/17249529>.

[38] Hiromitsu Watanabe, "Beneficial Biological Effects of Miso with Reference to Radiation Injury, Cancer, and Hypertension", *Journal of Toxicologic Pathology*, vol. 26, núm. 2, junio de 2013, pp. 91-103. Consultado en <www.ncbi.nlm.nih.gov/pubmed/23914051>.

[39] K. Shiraki, K. Une, R. Yano, S. Otani, A. Mimeoka y H. Watanabe, "Inhibition by Long-Term Fermented Miso of Induction of Pulmonary Adenocarcinoma by Diisopropanolnitrosamine in Wistar Rats", *Hiroshima Journal of Medical Science*, vol. 52, núm. 1, marzo de 2003, pp. 9-13. Consultado en <www.ncbi.nlm.nih.gov/pubmed/12701648>.

[40] A. Ito, H. Watanabe y N. Basaran, "Effects of Soy Products in Reducing Risk of Spontaneous and Neutron-Induced Liver Tumors in Mice", *International Journal of Oncology*, vol. 2, núm. 5, mayo de 1993, pp. 773-776.

[41] Seiichiro Yamamoto *et al.*, "Frequent Miso Soup and Isoflavone Consumption Is Associated with a Reduced Risk of Breast Cancer in Japanese Women", *Journal of the National Cancer Institute*, vol. 95, núm. 12, 18 de junio de 2003, pp. 906-913. Consultado en <www.greenmedinfo.com/article/frequent-miso-soup-and-isoflavoneconsumption-associated-reduced-risk-breast>. Sayer Ji, "The Amazing Healing Properties of Fermented Foods", Green Med Info, 6 de abril de 2012. Consultado en <www.greenmedinfo.com/blog/amazing-healing-properties-fermented-foods>. T. Gotoh, K. Yamada, A. Ito, H. Yin, T. Kataoka y K. Dohi, "Chemoprevention of N-Nitroso-N-Methylurea-Induced Rat Mammary Cancer by Miso and Tamoxifen, Alone and in Combination", *Japanese Journal of Cancer Research*, vol. 89, núm. 5, mayo de 1998, pp. 487-495. Consultado en <www.ncbi.nlm.nih.gov/pubmed/9685851>. Watanabe, "Beneficial Biological Effects of Miso with Reference to Radiation Injury, Cancer, and Hypertension". Margie King, "Miso Protects Against Radiation, Cancer, and Hypertension", Green Med Info, 20 de agosto de 2013, consultado en <www.greenmedinfo.com/blog/miso-protects-against-radiation-cancer-and-hypertension>.

[42] M. Tolonen, M. Taipale, B. Viander, J. M. Pihlava, H. Kornonen y E. L. Ryhänen, "Plant-Derived Biomolecules in Fermented Cabbage", *Journal of Agricultural Chemistry*, vol. 50, núm. 23, 6 de noviembre de 2002, pp. 6798-6803. Consultado en <www.ncbi.nlm.nih.gov/pubmed/12405778>.

43 Alison Evert, "Phytochemicals", Medline Plus, 5 de mayo de 2011. Consultado en <www.nlm.nih.gov/medlineplus/ency/imagepages/19303.htm>.

44 F. Breidt, Jr., y J. M. Caldwell, "Survival of *Escheria coli O157:H7* in Cucumber Fermentation Brines", *Journal of Food Science*, vol. 76, núm. 3, abril de 2011, pp. 198-203. Consultado en <www.ncbi.nlm.nih.gov/pubmed/21535844>.

45 "Shigellosis", Centers for Disease Control and Prevention. Consultado en <www.cdc.gov/nczved/divisions/dfbmd/diseases/shigellosis>.

46 H. Chon y B. Choi, "The Effects of a Vegetable-Derived Probiotic Lactic Acid Bacterium on the Immune Response", *Microbiology and Immunology*, vol. 54, núm. 4, abril de 2010, pp. 228-236. Consultado en <www.ncbi.nlm.nih.gov/pubmed/20377751>.

47 V. K. Bajpai, S. C. Kang y K. H. Baek, "Microbial Fermentation of Cabbage by a Bacterial Strain of *Pectobacterium atrosepticum* for the Production of Bioactive Material Against Candida Species", *Journal de Mycologie Medicale*, vol. 22, núm. 1, marzo de 2012, pp. 21-29. Consultado en <www.ncbi.nlm.nih.gov/pubmed/23177810>.

48 A. W. Nichols, "Probiotics and Athletic Performance: A Systematic Review", *Current Sports Medicine Reports*, vol. 6, núm. 4, julio de 2007, pp. 269-273. Consultado en <www.ncbi.nlm.nih.gov/pubmed/17618005>.

49 Dawei Gao, Zhengrong Gao y Guanghua Zhu, "Antioxidant Effects of *Lactobacillus plantarum* via Activation of Transcription Factor Nrf2", *Food and Function*, vol. 4, núm. 6, 4 de junio de 2013, p. 982. Consultado en <www.ncbi.nlm.nih.gov/pubmed/23681127>.

50 Y. H. Ju *et al.*, "Estrogenic Effects of Extracts from Cabbage, Fermented Cabbage, and Acidified Brussels Sprouts on Growth and Gene Expression of Estrogen-Dependent Human Breast Cancer (MCF-7) Cells", *Journal of Agricultural Food Chemistry*, vol. 48, núm. 10, octubre de 2000, pp. 4628-4634. Consultado en <www.ncbi.nlm.nih.gov/pubmed/11042710>.

51 "Sauerkraut", German Food Guide. Consultado en <www.germanfoodguide.com/sauerkraut.cfm>.

52 H. C. Mei *et al.*, "Immunomodulatory Activity of *Lactococcus lactis A17* from Taiwan Fermented Cabbage in OVA-Sensitized BALB/c Mice", *Evidence-Based Complementary and Alternative Medicine*, núm. 8, 7 de marzo de 2013, pp. 1-11. Consultado en <www.ncbi.nlm.nih.gov/pubmed/23401710>.

53 J. Ge *et al.*, "Paracin 1.7, a Bacteriocin Produced by *Lactobacillus paracasei HD1.7* Isolated from Chinese Cabbage Sauerkraut, a Traditional Chinese Fermented Vegetable Food", *Wei Sheng Wu*

Xue Bao, vol. 49, núm. 5, mayo de 2009, pp. 609-616. Consultado en <www.ncbi.nlm.nih.gov/pubmed/19637568>.

54 C. Y. Wang, P. R. Lin, C. C. Ng e Y. T. Shyu, "Probiotic Properties of *Lactobacillus* Strains Isolated from the Feces of Breast-Fed Infants and Taiwanese Pickled Cabbage", *Anaerobe*, vol. 16, núm. 6, diciembre de 2010, pp. 578-585. Consultado en <www.ncbi.nlm.nih.gov/pubmed/20951815>.

55 Z. Yu, X. Zhang, S. Li, C. Li, D. Li y Z. Yang, "Evaluation of Probiotic Properties of *Lactobacillus plantarum* Strains Isolated from Chinese Sauerkraut", *World Journal of Microbiology and Biotechnology*, vol. 29, núm. 3, marzo de 2013, pp. 489-498. Consultado en <www.ncbi.nlm.nih.gov/pubmed/223117677>.

56 Ross Grant, "Fermenting Sauerkraut Foments a Cancer Fighter", *Health Scout New Reporter*, 24 de octubre de 2002. Consultado en <www.lifeclinic.com/ams/healthnews/article_view.asp?story=509840>.

57 Sandor Ellix Katz, *Pura fermentación. Todo el sabor, el valor nutricional y el arte que encierra la elaboración de alimentos vivos*, White River Junction, Vermont, Chelsea Green, 2003, p. 50.

58 Jinhee Cho, Dongyun Lee, Changnam Yang, Jonhin Jeon, Jeongho Kim y Hongui Han, "Microbial Population Dynamics of Kimchi, a Fermented Cabbage Product", *FEMS Microbiology Letters*, vol. 257, núm. 2, abril de 2006, pp. 262-267. Consultado en <www.ncbi.nlm.nih.gov/pubmed/16553862>.

59 Kun-Young Park, Ji-Kang Jeong, Yong-Eun Lee y James W. Daily, "Health Benefits of Kimchi (Korean fermented vegetables) as a Probiotic Food", *Journal of Medicinal Food*, vol. 17, núm. 1, enero de 2014, pp. 6-20. Consultado en <www.ncbi.nlmn.ih.gov/pubmed/24456350>.

60 M. K. Park *et al.*, "*Lactobacillus plantarum DK119* as a Probiotic Confers Protection Against Influenza Virus by Modulating Innate Immunity", *Plos One*, vol. 8, núm. 10, 4 de octubre de 2013, p. e75368. Consultado en <www.ncbi.nlm.nih.gov/pubmed/24124485>.

61 *Idem.*

62 I. H. Jung, M. A. Jung, E. J. Kim, M. J. Han y D. H. Kim, "*Lactobacillus pentosus var. plantarum C29* Protects Scopolamine-Induced Memory Deficit in Mice", *Journal of Applied Microbiology*, vol. 113, núm. 6, diciembre de 2012, pp. 1498-1506. Consultado en <www.ncbi.nlm.nih.gov/pubmed/22925033>.

63 T. J. Won *et al.*, "Oral Administration of *Lactobacillus* Strains from Kimchi Inhibits Atopic Dermatitis in NC/Nga Mice", *Journal of Applied Microbiology*, vol. 110, núm. 5, mayo de 2011, pp. 1195-1202. Consultado en <www.ncbi.nlm.nih.gov/pubmed/21338447>.

64 "Kombucha Culture Instructions", Sproutmaster. Consultado en
    <www.sproutmaster.com/Article-Kombucha.pdf>.
65 I. Vina, P. Semjonovs, R. Linde e I. Denina, "Current Evidence
    on Physiological Activity and Expected Health Effects of Kom-
    bucha Fermented Beverage", *Journal of Medicinal Food*, vol. 17,
    núm. 2, febrero de 2014, pp. 179-188. Consultado en <www.ncbi.
    nlm.nih.gov/pubmed/24192111>.
66 S. Bhattacharya, R. Gachhui y P. C. Sil, "Effect of Kombucha, a
    Fermented Black Tea in Attenuating Oxidative Stress Mediated
    Tissue Damage in Alloxan Induced Diabetic Rats", *Food and
    Chemical Toxicology*, vol. 60, octubre de 2013, pp. 328-340.
    Consultado en <www.ncbi.nlm.nih.gov/pubmed/23907022>.
67 Fardin Barati *et al.*, "Histopathological and Clinical Evaluation of
    Kombucha Tea and Nitrofurazone on Cutaneous Full-Thickness
    Wounds Healing in Rats: An Experimental Study", *Diagnostic
    Pathology*, vol. 8, núm. 1, 17 de julio de 2013, p. 120. Consultado
    en <www.ncbi.nlm.nih.gov/pubmed/23866960>.

Apéndice: *Investigaciones de vanguardia*

1 S. Hempel *et al.*, "Probiotics for the Prevention and Treatment
   of Antibiotic-Associated Diarrhea: A Systematic Review and Meta-Analysis", *Journal of the American Medical Association*, vol.
   307, núm. 18, 9 de mayo de 2012, pp. 1959-1969. Consultado en
   <www.ncbi.nlm.nih.gov/pubmed/22571464>.
2 G. Ayala, W. I. Escobedo Hinojosa, C. F. de la Cruz Herrera e
   I. Romero, "Exploring Alternative Treatments for *Helicobacter
   pylori* Infection", *World Journal of Gastroenterology*, vol. 20,
   núm. 6, 14 de febrero de 2014, pp. 1450-1469. Consultado en
   <www.ncbi.nlm.nih.gov/pubmed/24587621>.
3 E. Lönnermark *et al.*, "Intake of *Lactobacillus plantarum* Reduces Certain Gastrointestinal Symptoms during Treatment
   with Antibiotics", *Journal of Clinical Gastroenterology*, febrero de 2010. Consultado en <http://www.ncbi.nlm.nih.gov/pub-
   med/19727002>.
4 M. Shu *et al.*, "Fermentation of Propionibacterium Acnes, a Com-
   mensal Bacterium in the Human Skin Microbiome, as Skin Probiotics against Methicillin-Resistant *Staphylococcus aureus*", *Plos
   One*, 2013. Consultado en <http://www.ncbi.nlm.nih.gov/pub-
   med/23405142>.
5 Ananya Mandal, "What Are Cytokines?", *News Medical*, 17 de
   mayo de 2014. Consultado en <www.news-medical.net/health/
   What-are-Cytokines.aspx>.

[6] Logan, *The Brain Diet...*, p. 114.

[7] G. S. Jensen *et al.*, "A Double-Blind Placebo-Controlled Randomized Pilot Study: A Consumption of a High-Metabolite Immunogen from Yeast Culture Has Beneficial Effects on Erythrocyte Health and Mucosal Immune Protection in Healthy Subjects", *Open Nutritional Journal*, vol. 2, 2008, pp. 68-75.

[8] Nina Lincoff, "Gut Bacteria May Cause Inflammation in Rheumatoid Arthritis", Healthline News, 8 de noviembre de 2013. Consultado en <www.healthline.com/health-news/arthritis-gut-bac teria-may-trigger-ra-110813>.

[9] Logan, *The Brain Diet...*, p. 115.

[10] P. Hlivak *et al.*, "One Year Application of Probiotic Strain *Enterococcus faecium* M-74 Decreases in Serum Cholesterol Levels", *Bratislavske Lekarske Listy*, 2005. Consultado en <www.ncbi. nlm.nih.gov/pubmed/16026136>.

[11] M. L. Jones, "Cholesterol Lowering and Inhibition of Sterol Absorption by *Lactobacillus reuteri* NCIMB 30242: A Randomized Controlled Trial", *European Journal of Clinical Nutrition*, noviembre de 2012. Consultado en <www.ncbi.nlm.nih.gov/22990854>.

[12] A. J. Nauta *et al.*, "Relevance of Pre- and Postnatal Nutrition to Development and Interplay between the Microbiota and Metabolic and Immune Systems", *American Journal of Clinical Nutrition*, agosto de 2013. Consultado en <www.ncbi.nlm.nih.gov/ pubmed/23824726>.

[13] T. Poutahidis *et al.*, "Probiotic Microbes Sustain Youthful Serum Testosterone Levels and Testicular Size in Aging Mice", *Plos One*, 2 de enero de 2014. Consultado en <www.ncbi.nlm.nih.gov/pubmed/24392159>.

[14] "Yogurt", Wikipedia. Consultado en <http://en.wikipedia.org/ wiki/Yogurt>.

[15] L. Varga, J. Süle y P. Nagy, "Short Communication: Survival of the Characteristic Microbiota in Probiotic Fermented Camel, Cow, Goat, and Sheep Milks during Refrigerated Storage", *Journal of Dairy Science*, vol. 97, núm. 4, abril de 2014, pp. 2039-2044.

[16] Y. Kim *et al.*, "Fermentation of Soy Milk via *Lactobacillus plantarum* Improves Dysregulated Lipid Metabolism in Rats on a High Cholesterol Diet", *PLos One*, vol. 9, núm. 2, 10 de febrero de 2014, p. e88231. Consultado en <www.ncbi.nlm.nih.gov/pub med/24520358>.

[17] M. Kobayashi, R. Hirahata, S. Egusa y M. Fukuda, "Hypocholesterolemic Effects of Lactic Acid-Fermented Soymilk on Rats Fed a High Cholesterol Diet", *Nutrients*, vol. 4, núm. 9, septiembre de 2012, pp. 1304-1316. Consultado en <www.ncbi.nlm.nih.gov/ pubmed/23112918>.

[18] Cristina Martínez Villaluenga et al., "Multifunctional Properties of Soy Milk Fermented by Enterococcus faecium Strains Isolated from Raw Soy Milk", Journal of Agricultural Food Chemistry, vol. 60, núm. 41, 17 de octubre de 2012, pp. 10235-10244. Consultado en <www.ncbi.nlm.nih.gov/pubmed/22978423>.

[19] S. S. Chiang y T. M. Pan, "Antiosteoporotic Effects of Lactobacillus-Fermented Soy Skim Milk on Bone Mineral Density and the Microstructure of Femoral Bone in Ovariectomized Mice", Journal of Agricultural Food Chemistry, vol. 59, núm. 14, 27 de julio de 2011, pp. 7734-7742. Consultado en <www.ncbi.nlm.nih.gov/pubmed/21668014>.

[20] Cox, The Essential Book of Fermentation..., p. 22.

[21] H. Maeda, Zhu, Omura, Suzuki y Kitamura, "Effects of an Exopolysaccharide (kefiran) on Lipids, Blood Pressure, Blood Glucose, and Constipation".

[22] H. L. Chen et al., "Kefir Improves Fatty Liver Syndrome by Inhibiting the Lipogenesis Pathway in Leptin-Deficient ob/ob Knockout Mice".

[23] A. Ito, Watanabe y Basaran, "Effects of Soy Products in Reducing Risk of Spontaneous and Neutron-Induced Liver Tumors in Mice".

[24] Yamamoto et al., "Frequent Miso Soup and Isoflavone Consumption Is Associated with a Reduced Risk of Breast Cancer in Japanese Women". Ji, "The Amazing Healing Properties of Fermented Foods".

[25] T. Gotoh, Yamada, Ito, Yin, Kataoka y Dohi, "Chemoprevention of N-Nitroso-N-Methylurea-Induced Rat Mammary Cancer by Miso and Tamoxifen, Alone and in Combination".

[26] Idem.

[27] Watanabe, "Beneficial Biological Effects of Miso with Reference to Radiation Injury, Cancer, and Hypertension".

[28] King, "Miso Protects Against Radiation, Cancer, and Hypertension".

[29] Tolonen, Taipale, Viander, Pihlava, Korhonen y Ryhanen, "Plant-Derived Biomolecules in Fermented Cabbage".

[30] Grant, "Fermenting Sauerkraut Foments a Cancer Fighter".

[31] Idem.

[32] Won et al., "Oral Administration of Lactobacillus Strains from Kimchi Inhibits Atopic Dermatitis in NC/Nga Mice".

[33] S. M. Lee, "Effects of Kimchi Supplementation on Blood Pressure and Cardiac Hypertrophy with Varying Sodium Content in Spontaneously Hypertensive Rats", Nutrition in Research and Practice, vol. 6, núm. 4, agosto de 2012, pp. 315-321. Consultado en <www.ncbi.nlm.nih.gov/pubmed/22977685>.

[34] F. Barati *et al.*, "Histopathological and Clinical Evaluation of Kombucha Tea and Nitrofurazone on Cutaneous Full-Thickness Wounds Healing in Rats: An Experimental Study", *Diagnostic Pathology*, vol. 8, núm. 1, 17 de julio de 2013, p. 120. Consultado en <www.ncbi.nlm.nih.gov/pubmed/23866960>.

[35] N. F. Fu *et al.*, "Clearance of Free Silica in Rat Lungs by Spraying with Chinese Herbal Kombucha", *Evidence-Based Complementary and Alternative Medicine*, núm. 7, 2013, pp. 1-9. Consultado en <www.ncbi.nlm.nih.gov/pubmed/24023583>.

[36] Y. Wang *et al.*, "Hepatoprotective Effects of Kombucha Tea: Identification of Functional Strains and Quantification of Functional Components", *Journal of the Science of Food and Agriculture*, vol. 94, núm. 2, 30 de enero de 2014, pp. 265-272. Consultado en <www.ncbi.nlm.nih.gov/pubmed/23716136>.

[37] Alan J. Marsh, Orla O'Sullivan, Colin Hill, R. Paul Ross y Paul D. Cotter, "Sequence-Based Analysis of the Bacterial and Fungal Compositions of Multiple Kombucha (tea fungus) Samples", *Food Microbiology*, vol. 38, núm. 4, abril de 2014, pp. 171-178. Consultado en <www.ncbi.nlm.nih.gov/pubmed/24290641>.

Agradecimientos

Gracias a mi maravillosa amiga y agente, Claire. Eres una verdadera visionaria y una agente excelente. Gracias por todo lo que haces para compartir mis libros con los lectores.

Gracias, Renee, por creer en este libro y por tus múltiples talentos editoriales.

Gracias, Kevin Mehring, por tu excelente sugerencia para el título.

Gracias al equipo de Da Capo por todo su esfuerzo en el diseño, la edición, el *marketing,* la promoción y la gestión del proyecto para hacer de *El milagro probiótico* lo que es y en lo que se convertirá.

Gracias a mis padres, Michael y Deborah Schoffro, por siempre creer en mí a lo largo de mi vida.

Gracias finalmente, pero no menos importante, a Curtis, mi maravilloso esposo y el amor de mi vida. Nunca puedo agradecerte lo suficiente por todo lo que haces por mí y por siempre tratarme como una reina.

Gracias a todos los que estuvieron involucrados en la realización de este libro.

El milagro probiótico de Michelle Schoffro Cook
se terminó de imprimir en febrero de 2016
en los talleres de
Litográfica Ingramex, S.A. de C.V.
Centeno 162-1, Col. Granjas Esmeralda, C.P. 09810 México, D.F.